UE 2
La cellule et les tissus

Biologie – Histologie
Embryologie

Chez le même éditeur

Dans la collection « Carnets de révision PACES »

UE 1 – *Atomes, biomolécules, génome, bioénergétique, métabolisme – Chimie*, Lecouvey M., Guénin E., Migianu-Griffoni E., Monteil M.
UE 1 – *Atomes, biomolécules, génome, bioénergétique, métabolisme – Biochimie*, Bourin M.-C.
UE 3 – *Organisation des appareils et des systèmes : bases physiques des méthodes d'exploration, aspects fonctionnels – Physique-Biophysique*, Ghomi M., Hernández B.
UE 3 – *Organisation des appareils et des systèmes : bases physiques des méthodes d'exploration, aspects fonctionnels – Physiologie,* Richalet J.-P., Bouchez-Buvry A., Lamberto C., Pham I., Vandewalle H.
UE 4 – *Évaluation des méthodes d'analyse appliquées aux sciences de la vie et de la santé – Statistique*, Ancelle T.
UE 7 – *Santé, société, humanité – Sciences humaines et sociales*, Ladner J., Gerardin P., Hecketsweiler P., Legrand E., Vidal L.
UE 7 – *Santé, société, humanité – Santé publique*, Tavolacci M.-P., Ladner J.
L'essentiel en anatomie générale – Introduction à la clinique (PACES), Kamina P.
Carnet d'anatomie (PACES), Kamina P. :
– tome 1 : *Anatomie générale – Membres*, 2e édition,
– tome 2 : *Tête, cou, dos*, 2e édition,
– tome 3 : *Thorax, abdomen, pelvis.*

Dans la collection « Sciences fondamentales »

Biochimie illustrée, Campbell P.N., Smith A.D.
Biologie cellulaire, Bassaglia Y., 2e édition.
Botanique. Biologie et physiologie végétales, Meyer S., Reeb C., Bosdeveix R., 2e édition.
Génétique moléculaire et évolutive, Harry M., 2e édition.
Histologie. L'essentiel, Fawcett D.W., Jensh R.P.
Immunologie médicale. L'essentiel, Roitt I., Rabson A.
Leçons d'embryologie humaine, Poirier J., Catala M., Poirier I., Baudet J., 4e édition.
Physiologie. L'essentiel, McGeown J.G.
Statistique. Épidémiologie, Ancelle T., 3e édition.

Hors collection

Vander, Sherman, Luciano – Physiologie humaine, les mécanismes du fonctionnement de l'organisme, Widmaier E.P., Raff H., Strang K.T., 6e édition.
Atlas d'anatomie, Gilroy A.-M., MacPherson B.R., Ross L.M.
Précis d'anatomie clinique, Kamina P. :
– tome 1 : *Anatomie générale – Membres*, 4e édition,
– tome 2 : *Tête, cou, dos*, 3e édition,
– tome 3 : *Thorax, abdomen*, 3e édition,
– tome 4 : *Organes urinaires et génitaux, pelvis, coupes du tronc*, 2e édition,
– tome 5 : *Neuro-anatomie.*
Atlas d'anatomie clinique, Kamina P.

Collection *Carnets de révision PACES*

UE 2
La cellule et les tissus
Biologie – Histologie
Embryologie

Olivier Oudar
Brigitte Martin-Pont, Nathalie Charnaux

Collection dirigée par J.-F. d'Ivernois

3e tirage

Maloine
www.maloine.fr
2012

Auteurs

Olivier Oudar, professeur des universités, Université Paris 13, UFR SMBM
Brigitte Martin-Pont, maître de conférences, praticien hospitalier, Université Paris 13, UFR SMBM
Nathalie Charnaux, professeur des universités, praticien hospitalier, Université Paris 13, UFR SMBM

Remerciements à Mme Angèle Travadel pour la réalisation de la figure 31.2.

Dépôt légal : janvier 2011 – ISBN : 978-2-224-03081-0
Imprimé en Espagne

Préface

Le nouveau programme de la première année des études de santé (PAES) est organisé en unités d'enseignement (UE) multidisciplinaires regroupées autour de thématiques qui abordent les champs de la biologie, de la médecine, de la santé et de la société.

Plus que jamais, l'étudiant qui veut réussir aux épreuves de sélection devra comprendre pour mieux apprendre et se concentrer sur les notions les plus importantes.

C'est pour l'aider le plus efficacement possible à atteindre ce but que les Éditions Maloine lui proposent une nouvelle collection totalement conçue en fonction du nouveau programme PAES.

Dans chacun des volumes de la collection, l'étudiant retrouvera l'essentiel de ce qu'il faut retenir pour chaque UE, sous forme de fiches de révision synthétiques et illustrées. Il pourra aussi vérifier l'acquisition de ses connaissances et se mettre au niveau, grâce à de nombreux QCM d'auto-évaluation avec leurs corrigés.

Les ouvrages de la collection ont été rédigés exclusivement par des universitaires, professeurs et maîtres de conférences, participant à l'enseignement et aux évaluations du PAES dans différentes facultés de médecine de France, ce qui constitue un gage de qualité scientifique et pédagogique.

Sommaire

PARTIE I – STRUCTURE GÉNÉRALE DE LA CELLULE

PARTIE II – INTÉGRATIONS DES SIGNAUX MEMBRANAIRES ET PROGRAMME FONCTIONNEL DE LA CELLULE

PARTIE III – STRUCTURE ET FONCTIONS DES TISSUS

PARTIE IV – MÉTHODES D'ÉTUDES DES CELLULES ET DES TISSUS

PARTIE V – BIOLOGIE DE LA REPRODUCTION

PARTIE VI – EMBRYOLOGIE DES QUATRE PREMIÈRES SEMAINES

I

Structure générale de la cellule

1

Généralités sur la cellule

DÉCOUVERTE DE LA CELLULE : LA THÉORIE CELLULAIRE

• Dès l'Antiquité, Aristote pense que les animaux et les plantes, si complexes soient-ils, sont formés de peu d'éléments qui se répètent.

• R. Hooke (1635-1703) publie en 1664 un livre intitulé *Micrographia* dans lequel il décrit des structures observées à l'aide d'un microscope rudimentaire.

• Cette découverte est suivie par les observations faites par A. Van Leeuwenhoeck (1632-1723), un Hollandais, véritable inventeur du microscope qui fit une description plus détaillée de cellules (spermatozoïdes et micro-organismes).

• Il faut attendre l'année 1839 pour qu'apparaisse la première véritable **théorie cellulaire** grâce aux observations d'un zoologiste, T. Schwann (1810-1882), et d'un botaniste, M. J. Schleiden (1804-1881).

• Selon leurs observations (et celles d'autres scientifiques du XIXe siècle), « la cellule est l'unité structurale et fonctionnelle des plantes et des animaux », qu'ils soient simples, comme les bactéries, ou complexes, comme les plantes ou les animaux supérieurs.

• La troisième grande étape vient avec un médecin allemand, Rudolf L. K. Virchow (1821-1902), qui, en 1855, suggère que toute cellule provient d'une autre cellule.

• Ceci est confirmé en 1861 par L. Pasteur (1822-1895), qui montre que rien ne peut croître spontanément. La **théorie de la génération spontanée** qui avait cours depuis des décennies est démentie par ses expériences.

• C'est ensuite, au cours de la seconde moitié du XIXe siècle et le début du XXe siècle, qu'ont été faites la plupart des descriptions des cellules et des tissus, grâce aux perfectionnements successifs des microscopes et des techniques de coloration : Zeiss (1816-1888), Golgi (1843-1926) et Cajal (1852-1934).

• Aujourd'hui, on définit la cellule comme « l'unité de base, métabolique et fonctionnelle qui porte toutes les caractéristiques de l'organisme ». Elle est entourée d'une membrane et est capable de se reproduire.

DIMENSIONS BIOLOGIQUES – ORDRE DE GRANDEUR

• Un organisme humain contient environ 100 000 milliards (10^{14}) de cellules.

• La plus grande est l'ovule (environ 100 μm), la plus petite le spermatozoïde (sans son flagelle, 2 μm). Les autres cellules de l'organisme se situent entre ces deux extrêmes (ex. : adipocyte : 80 μm, globule rouge : 7 μm). La taille moyenne est de l'ordre de 20 μm.

• Attention : certains neurones moteurs, si l'on tient compte de leur prolongement axonal, peuvent mesurer plusieurs dizaines de centimètres.

• Les cellules procaryotes sont parmi les plus petites : de l'ordre que 1 à 3 μm.

Ordre de grandeur des objets biologiques

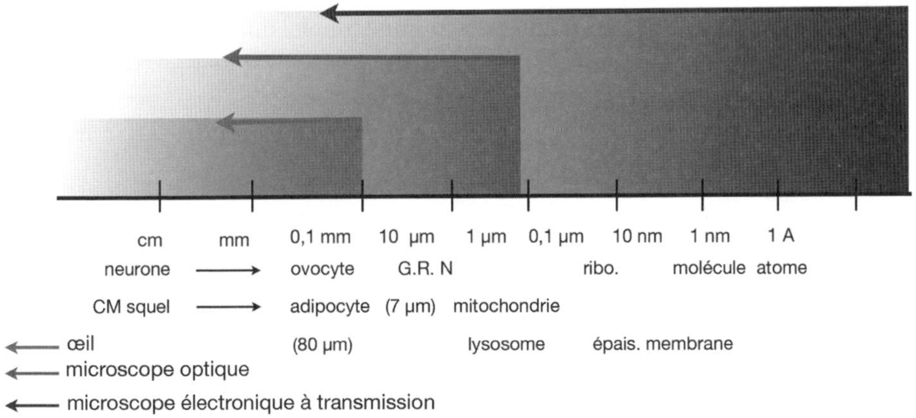

Fig. 1.1 – Relation dimensions/microscopes.

ORGANISATION DE LA CELLULE EUCARYOTE

• Les cellules animales présentent une structure relativement simple. On peut assimiler une cellule comme étant une vésicule aqueuse dans un milieu aqueux. L'avantage d'un tel système est qu'il confine les molécules dans un espace clos, ce qui augmente l'efficacité des réactions du métabolisme.

• La compartimentation engendre des problèmes liés à l'accumulation de substances dans un espace limité (osmose) et nécessite des échanges de métabolites et d'informations à l'intérieur de la cellule ou vis-à-vis de l'extérieur.

• La différenciation des différents compartiments permet à la cellule eucaryote d'effectuer simultanément des réactions chimiques incompatibles. Chaque organite est spécialisé dans une ou plusieurs voies métaboliques particulières.

• Elles contiennent un milieu intracellulaire appelé **cytoplasme**, limité par une membrane cytoplasmique et contenant un noyau lui-même entouré par une enveloppe nucléaire.

• Par convention, le cytoplasme est tout ce qu'il y a à l'intérieur de la cellule (entre la membrane et le noyau). Il est composé du cytosol (portion liquide du cytoplasme), des organites et d'inclusions cytoplasmiques.

• Les organites et les éléments appelés « inclusions cytoplasmiques » (le plus souvent des produits synthétisés par les cellules elles-mêmes) ne sont pas discernables à l'œil nu. Ils nécessitent l'utilisation d'un microscope électronique pour être observés et analysés.

• Les organites (réticulum endoplasmique, mitochondries, appareil de Golgi…) compartimentent le cytoplasme.

• Les organites sont de petites structures entourées de membrane remplissant des fonctions précises dans les cellules.

• On peut considérer qu'il y a quatre grands compartiments :
  – celui du traitement des protéines (réticulum endoplasmique rugueux, appareil de Golgi, vésicules de sécrétions) ;
  – celui des acides nucléiques, correspondant au noyau ;
  – le cytosol ;
  – les compartiments clos (mitochondries, chloroplastes, peroxysomes).

• Le cytosol est un liquide plus ou moins visqueux renfermant une grande variété de molécules organiques (protéines, glucides…) et inorganiques (électrolytes…).

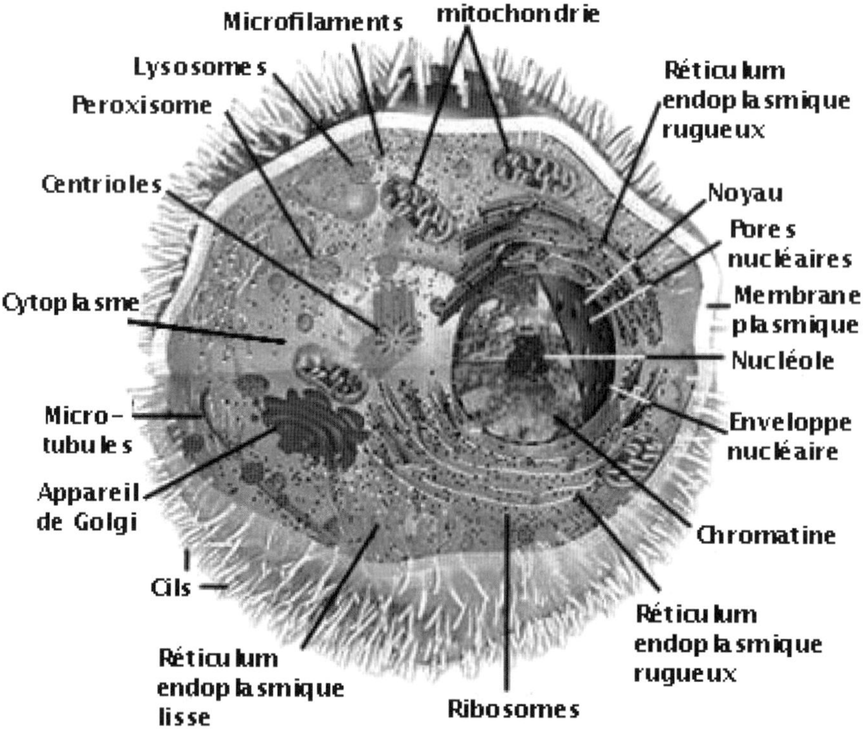

Fig. 1.2 – Organisation de la cellule eucaryote.

ORGANISATION DE LA CELLULE PROCARYOTE

• Les procaryotes sont de plus petite taille (*cf.* Tab. 1.1) et leur organisation est beaucoup plus simple que les eucaryotes. Il n'y a pas de compartimentation dans le cytoplasme et ils ne contiennent qu'une seule molécule d'ADN (un seul chromosome) qui est circulaire et fixé à la membrane. Ce chromosome porte le nom de nucléoïde bactérien.

• Toutes les réactions biochimiques se font dans le cytoplasme qu'elles soient des réactions du métabolisme des glucides, lipides et protéines ou qu'il s'agisse des mécanismes de la transcription et traduction.

• La membrane plasmique est entourée d'une paroi complexe faite de peptidoglycanes (sucres aminés) qui donne aux procaryotes leur rigidité et leur forme.

• Certaines bactéries peuvent aussi être entourées d'une capsule composée de polysaccharides ayant un rôle protecteur.

• Certains procaryotes peuvent, en outre, être dotés de flagelles (responsables de leur déplacement) ou de pilis (ce qui leur permet de s'accrocher aux cellules eucaryotes lors d'infection).

• Le métabolisme des procaryotes est le plus souvent simple et utilise des petites molécules elles-mêmes relativement simples.

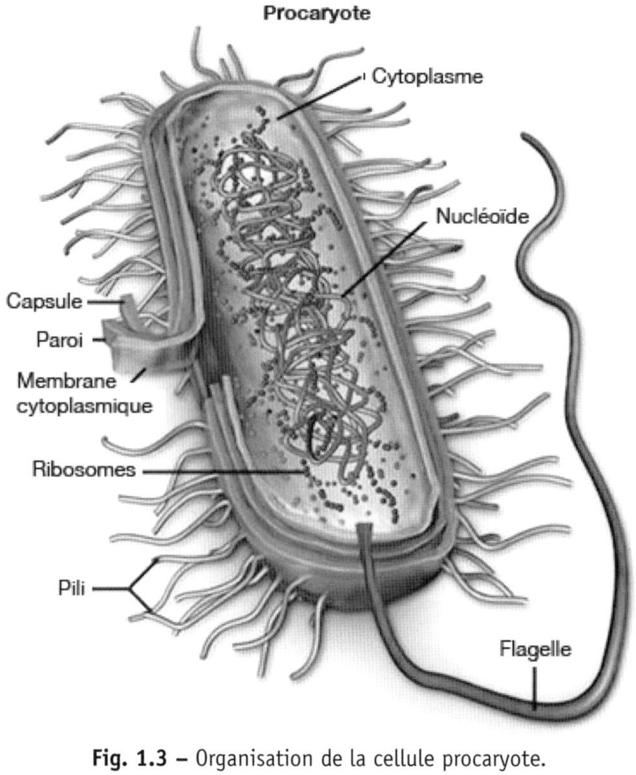

Fig. 1.3 – Organisation de la cellule procaryote.

COMPARAISON CELLULE EUCARYOTE/CELLULE PROCARYOTE

	Cellule eucaryote	Cellule procaryote
Membrane nucléaire	Oui	Non
Nombre de chromosomes	>1	1
Forme ADN	Linéaire	Circulaire
Histones	Oui	Non
Nucléole	Oui	Non
Compartimentation cellulaire	Oui	Non
Paroi cellulaire	cellule végétale	Oui
Taille ribosome cytoplasmique	80 S	70 S
ARN ribosomaux	18S, 28S, 5,8S, 5S	16S, 23S, 5S
Mitochondries	Oui	Non

Tab. 1.1 – Différences entre cellule eucaryote et cellule procaryote.

2

Membrane plasmique

LES MEMBRANES

LA MEMBRANE PLASMIQUE

• La membrane plasmique ou cytoplasmique est un assemblage de molécules, organisé en double feuillet séparant la cellule du milieu environnant.

• Elle délimite le cytoplasme cellulaire du milieu extérieur en constituant une barrière étanche mais capable de réguler les échanges entre l'intérieur et l'extérieur.

LES MEMBRANES CELLULAIRES

• Les membranes cellulaires forment un réseau qui permet de délimiter les différents compartiments et organites dans la cellule.

• Leurs organisations sont très proches de celle de la membrane plasmique mais leurs compositions diffèrent.

• Leurs épaisseurs sont d'environ 7,5 nm (peu variables).

• Ce sont des structures dynamiques du fait de leurs renouvellements permanents.

COMPOSITION DE LA MEMBRANE PLASMIQUE

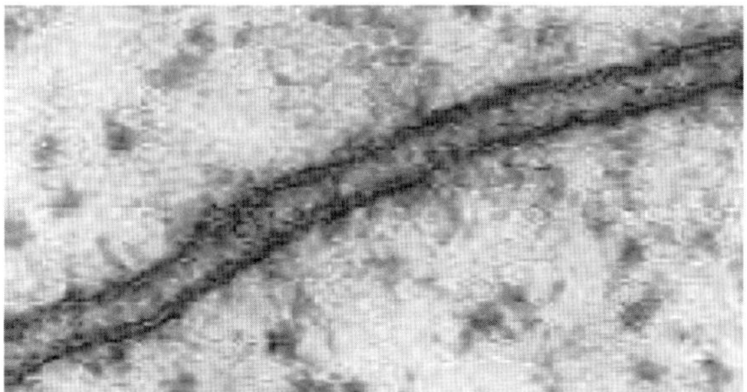

Fig. 2.1 – Micrographie électronique d'une membrane plasmique.

• Elle présente quelques caractéristiques principales. C'est une bicouche lipidique. Elle est asymétrique avec un versant extracellulaire portant des sucres associés à des protéines (glycoprotéines) ou associés à des lipides (glycolipides) : c'est le glycocalix (*cell coat*) qui sert de protection.

• Le versant intracellulaire qui est en contact avec le cytoplasme n'est presque jamais glycosylé.

• Cette asymétrie de composition correspond à une asymétrie de fonction. Elle est fondamentale et est à la base de nombreux processus biologiques.

• Cette asymétrie est en partie due à celle de répartition des lipides membranaires : la couche externe est constituée majoritairement de glycolipides, de cholestérol, de sphingomyéline et de phosphatidylcholine, tandis que la couche interne est constituée en majorité de cholestérol, de phosphatidylinositol, de phosphatidylsérine, et de phosphatidyléthanolamine.

• Elle est en continuité avec les compartiments endomembranaires.

• Une membrane est composée d'une bicouche de lipides, de protéines et de glucides.

• La part relative des différents constituants varie d'une part d'un type cellulaire à l'autre, d'autre part d'un type de membrane à un autre (plasmique ou organite).

• La membrane d'un globule rouge est composée de 40 % de lipides, 52 % de protéines et de 8 % de glucides (*cf.* Fig. 2.2).

• La membrane d'un organite est majoritairement constituée de protéines (70 %) et minoritairement de lipides (30 %).

LES LIPIDES MEMBRANAIRES

• Parmi les lipides, 55 % sont des phospholipides, 25 % du cholestérol et 20 % des sphingolipides et des glycolipides.

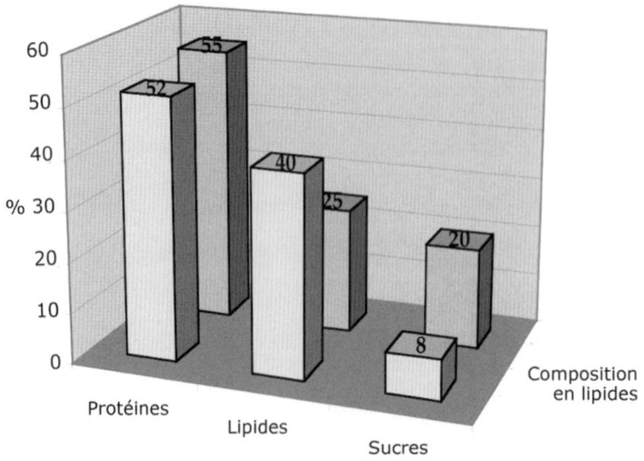

Fig. 2.2 – Composition de la membrane d'un globule rouge.

• Les lipides membranaires sont amphiphiles : ils ont une extrémité hydrophobe (non polaire) et une extrémité hydrophile (polaire). Cette propriété électrochimique est à la base de l'organisation en bicouche dans un milieu aqueux.

LES PHOSPHOLIPIDES

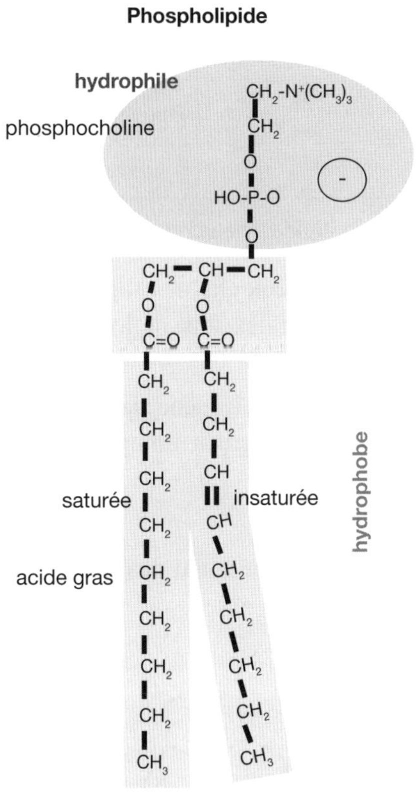

Fig. 2.3 – Structure d'un phospholipide (diacylphosphoglycérides).

• Les phospholipides résultent de l'estérification du glycérol par deux acides gras et un acide phosphorique.

• La diversité des phospholipides résulte de l'association d'un substituant avec des acides gras.

-H	Acide phosphatidique
$-CH_2-CH_2-NH_3^+$	Phosphatidyléthanolamine
$-CH_2-CH_2-N^+(CH_3)_3$	Phosphatidylcholine
CH_2 $CHOH-CH_2OH$	Phosphatidylglycerol
$-CH_2-CH-NH_3^+$ | COO^-	Phosphatidylserine
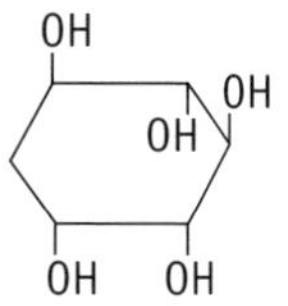	Phosphatidylinositol

Tab. 2.1 – Les principaux phospholipides membranaires.

• Les acides gras constituent les deux chaînes aliphatiques de la molécule et peuvent être soit saturées soit insaturées. Elles sont de longueur variable de 14 à 24 atomes de carbone.

• Ces deux chaînes se font face dans la bicouche : la partie polaire est orientée vers le cytoplasme ou le milieu extracellulaire, la partie non polaire vers le centre de la bicouche.

LE CHOLESTÉROL

• Le cholestérol représente environ un quart des lipides membranaires. Il possède un groupement polaire et un groupe stéroïde.

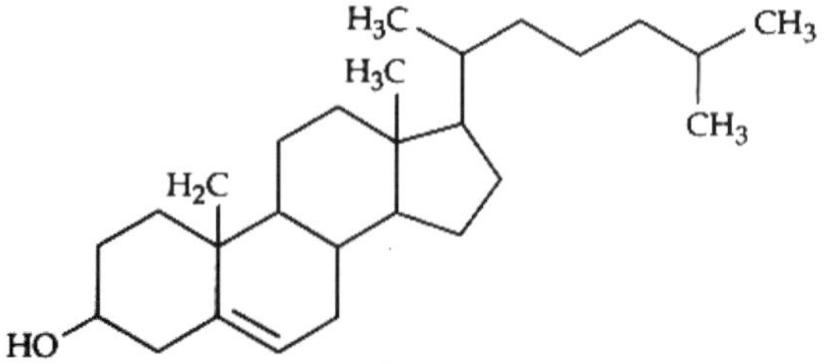

Fig. 2.4 – Structure du cholestérol.

• On retrouve du cholestérol en proportion variable dans toutes les membranes plasmiques et dans la membrane des organites.

• Les sphingolipides sont constitués d'une base commune (la sphingosine ou l'un de ses dérivés), amidifiée par un acide gras de longueur variable.

• Ce sont également des molécules amphiphiles.

LES SPHINGOLIPIDES

• Il y a trois grandes familles de sphingolipides : les céramides, les sphingophospholipides (sphingomyélines) et les sphingoglycolipides.

• Les sucres que portent les glycosphingolipides sont des motifs de reconnaissance impliqués dans des fonctions physiologiques, infectieuses ou pathologiques.

• Ces sphingolipides (comme le cholestérol) sont présents en grande quantité dans des microdomaines membranaires ou *rafts* qui interviennent dans des processus cellulaires comme la signalisation, la régulation du cholestérol ou et les trafics membranaires.

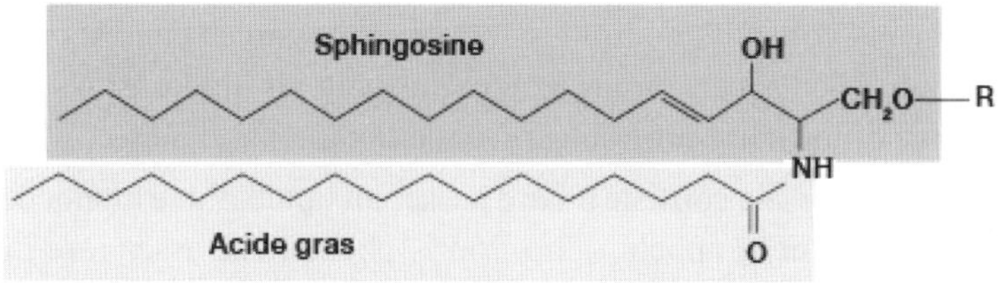

Fig. 2.5 – Structure d'un sphingolipide.

• Les glycolipides (diacylglycoglycérides) dérivent du glycérol par estérification du glycérol par deux acides gras. Peu fréquents dans le monde animal, ils sont par contre très abondants dans le monde végétal.

• On les retrouve essentiellement sur la face externe de la membrane plasmique.

• Les lipides peuvent spontanément former des couches mono- ou bimoléculaires.

• En solution aqueuse, les lipides s'organisent en petites sphères ou micelles (monocouches). Suivant les conditions physicochimiques, ils peuvent s'associer sous forme de sphères bimoléculaires ou liposomes.

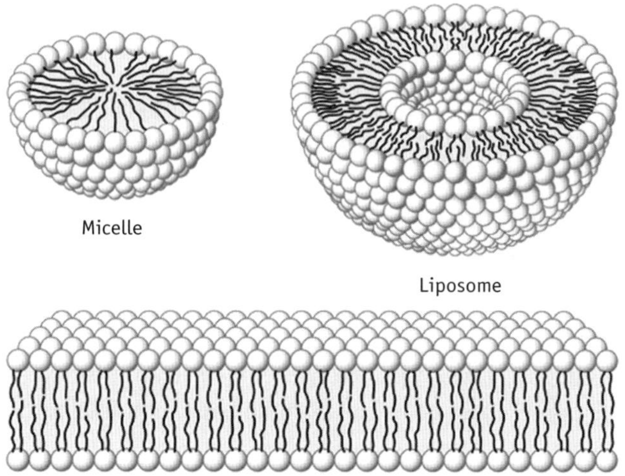

Fig. 2.6 – Micelle et liposome.

MOUVEMENTS DES LIPIDES DANS LA MEMBRANE

• Les lipides membranaires sont susceptibles de se mouvoir au sein de la membrane plasmique. Trois mouvements sont possibles : rotation, diffusion latérale et diffusion transversale.

• La rotation des lipides est aussi possible selon un axe perpendiculaire au plan de la membrane. De même, la torsion des chaînes aliphatiques est également possible dans certaines conditions.

• La diffusion latérale consiste au déplacement d'un lipide dans le même feuillet. C'est un mécanisme très fréquent et très rapide ($1 \mu m^2.s^{-1}$).

• Les mouvements collectifs de lipides sont aussi possibles dans les microdomaines (*rafts*). Ils sont fréquents mais moins rapides que pour les lipides isolés. Ceci est également à l'origine d'une autre propriété de la membrane : la fluidité.

• La diffusion transversale consiste à faire passer un lipide d'une monocouche à l'autre au cours d'un phénomène appelé « flip-flop », phénomène assez rare intervenant au cours du renouvellement de la membrane. Ce phénomène est lent (plusieurs heures à plusieurs jours).

LES PROTÉINES MEMBRANAIRES

• Les protéines membranaires constituent la moitié du poids sec de la membrane plasmique. Le poids moléculaire des protéines membranaires varie de 20 à 125 kDa.

• Les protéines sont orientées dans la membrane plasmique : soit les deux extrémités sont du même côté (intracellulaire ou extracellulaire) ; soit une extrémité vers un côté, l'autre extrémité vers l'autre versant de la membrane. Ceci est dû aux possibilités d'interactions (faibles) avec les lipides.

• On subdivise les protéines membranaires en deux classes : les protéines intrinsèques (ou intégrées) et extrinsèques (périphériques).

• Les protéines intrinsèques (70 % des protéines membranaires) sont soit ancrées sur une des deux faces de la membrane, soit elles traversent entièrement la membrane (transmembranaires).

• L'ancrage des protéines se fait de deux manières principales, soit par l'intermédiaire d'un glycophosphatidylinositol (GPI) toujours sur le feuillet externe par une liaison covalente, soit par une longue chaîne hydrocarbonée qui s'encastre dans le feuillet interne cytosolique.

• La chaîne carbonée est accrochée aux protéines par une réaction d'isoprénylation. Cela concerne de nombreuses protéines comme par exemple la tyrosine kinase src, la petite protéine G ras et les lamines.

• Les parties hydrophobes des protéines transmembranaires s'intercalent entre les queues des lipides membranaires.

• Ces régions sont organisées soit en hélice alpha soit en feuillet bêta.

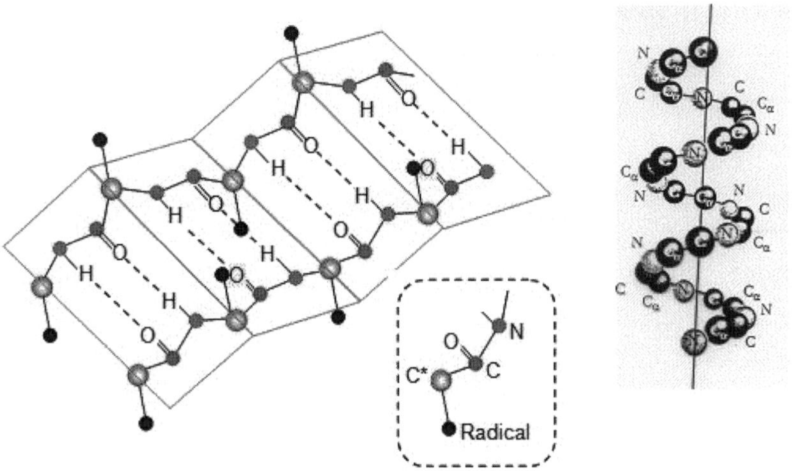

Fig. 2.7 – Organisation des protéines transmembranaires en hélice alpha ou feuillet bêta.

- Suivant le nombre de ces régions hydrophobes, ces protéines traversent une fois (bitopique) ou plusieurs fois la membrane (polytopique, de 2 à plus de 12 fois).
- L'organisation en hélice est plus fréquente qu'en feuillet (essentiellement retrouvée dans des pores aqueux de type porine mitochondriale).

LES PROTÉINES EXTRINSÈQUES

- Les protéines extrinsèques sont par définition en dehors de la membrane plasmique, soit du côté cytoplasmique, soit du côté extracellulaire.
- Elles sont liées à la membrane par des liaisons faibles (électrostatiques), soit au groupement polaire des lipides membranaires, soit aux régions hydrophiles des protéines intrinsèques.
- Du côté externe, ces protéines sont le plus souvent glycosylées avec des chaînes polysaccharidiques plus ou moins longues et ramifiées.
- Ces sucres constituent le glycocalix qui est plus ou moins épais selon les cellules (1,5 nm pour un globule rouge, 200 nm pour un entérocyte).

FONCTION DES PROTÉINES INTRINSÈQUES-EXTRINSÈQUES

- Les rôles de ces protéines membranaires sont très variés : elles interviennent dans le transport membranaire, la réception d'informations, la reconnaissance et l'adhésion cellulaire, la liaison avec les protéines de la matrice extracellulaire, la fixation de substances médicamenteuses, de toxines et de virus.
- Le mouvement de protéines d'un feuillet à l'autre de la membrane n'a jamais été observé.
- La diffusion rotationnelle des protéines est possible tout comme la diffusion latérale (mouvement des protéines au sein d'un même feuillet).

LA MEMBRANE PLASMIQUE : UNE MOSAÏQUE FLUIDE

• La membrane plasmique est considérée comme une mosaïque fluide selon le modèle proposé par Singer et Nicholson (1972).

• La fluidité de la bicouche lipidique dépend de la température. Il existe une température de transition en deçà de laquelle la membrane a une structure ordonnée (gel visqueux). Au-dessus de cette température de transition, la membrane plasmique a une structure désordonnée (fluide).

• Cette température de transition se situe entre 10 °C et 40 °C.

• La température agit sur l'agitation moléculaire : les chaînes hydrocarbonées des lipides sont flexibles et animées d'un mouvement de balancier. Si la température augmente, l'agitation augmente et les mouvements de balancier sont plus amples, la membrane est plus fluide.

• La température de transition dépend de la composition lipidique : rapport entre le nombre de phospholipides à acides gras saturés/insaturés. Les acides gras saturés augmentent la température de transition, les acides gras insaturés la diminuent.

• Le cholestérol n'étant présent que dans un seul feuillet de la membrane, son noyau stéroïde limite le mouvement de balancier des chaînes aliphatiques et a tendance à rigidifier la membrane.

• La membrane plasmique est 100 à 1 000 fois plus visqueuse que l'eau.

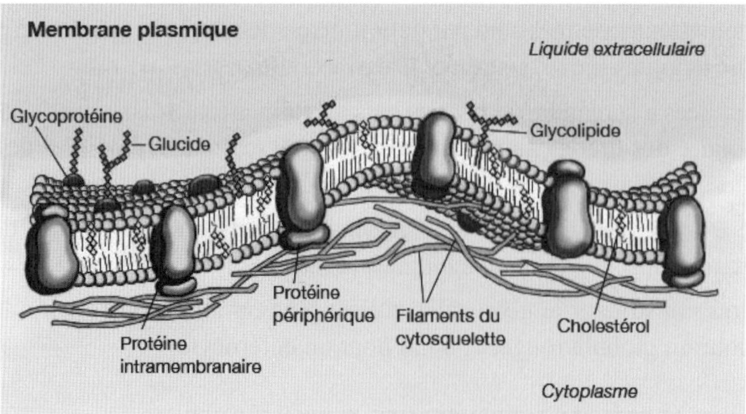

Fig. 2.8 – Modèle de la mosaïque fluide selon Singer et Nicholson (1972).

• Le renouvellement de la membrane plasmique est permanent.

• Les apports de membranes à la membrane plasmique se font soit à partir de membrane néosynthétisée, soit grâce aux vésicules d'exocytose compensant les pertes dues à l'endocytose ou à la phagocytose.

3

Transports transmembranaires

• Pour assurer ses besoins en énergie et ses fonctions, la cellule prélève à l'extérieur les substances nécessaires à son métabolisme.

• De même, pour permettre la sortie des sécrétions et déchets qu'elle produit, la cellule fait appel à des mécanismes d'échanges ou transports transmembranaires.

• Ces transports sont contrôlés par la cellule en fonction des besoins. Ce qui est vrai pour la membrane plasmique l'est aussi à l'intérieur de la cellule entre les différents compartiments, les organites et le cytoplasme.

• La membrane plasmique est considérée comme semiperméable et sélective.

• Seules les molécules liposolubles peuvent traverser la membrane librement, les molécules hydrosolubles doivent faire appel à des systèmes de transport. Sans ces mécanismes, ces molécules n'entreraient pas suffisamment rapidement pour satisfaire les besoins de la cellule.

• Ces passages sont constitués par des protéines intégrées dans la membrane cytoplasmique.

• On classe ces mécanismes de transport en deux catégories selon leurs besoins énergétiques pour fonctionner :
  – ceux qui ne nécessitent pas d'énergie sont dits « passifs » ;
  – ceux qui nécessitent de l'énergie sont dits « actifs ».

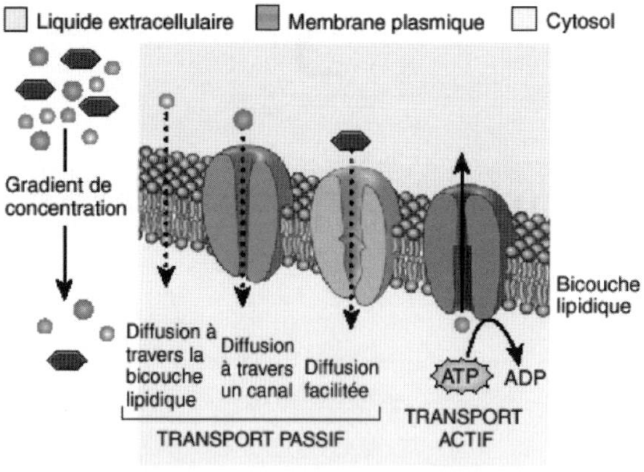

(a) Mécanismes de transport actif et passif

Fig. 3.1 – Les différents modes de transports.

LES TRANSPORTS PASSIFS

• Parmi les transports passifs, on trouve la diffusion à travers la bicouche lipidique qui ne nécessite pas de molécules de transport (transport non assisté), la diffusion à travers un canal et la diffusion passive facilitée.

LA DIFFUSION SIMPLE

• Lors de la diffusion, les molécules de solutés et de solvant sont toujours en mouvement (énergie cinétique). Elles tendent à occuper un maximum d'espace.

• Les molécules se déplacent du milieu où elles sont fortement concentrées vers le milieu où elles le sont moins (gradient de concentration).

• La vitesse de déplacement des molécules est directement proportionnelle à la température du milieu : plus la température est élevée, plus les molécules se déplacent vite.

• Lorsque les molécules ont atteint un équilibre de concentration, alors il y a autant de déplacement dans un sens que dans l'autre.

• Les facteurs qui influencent la vitesse de diffusion à travers la membrane plasmique sont : le gradient de concentration de la substance, la température, la taille des molécules, la surface de diffusion, la distance par rapport à la membrane (loi de Fick).

• Lors de la diffusion passive simple, le soluté franchit la bicouche lipidique sans interaction spécifique avec un composé membranaire. Le soluté se dissout dans la membrane grâce à son affinité variable avec la phase lipidique hydrophobe. Elle suit les lois énoncées ci-dessus.

LA DIFFUSION PASSIVE FACILITÉE

• Dans le cas de la diffusion passive facilitée, pour les molécules hydrosolubles, le transport fait appel à des protéines intégrées dans la membrane : il s'agit de protéines « transporteurs » ou « perméases ».

• Ce mécanisme permet un passage beaucoup plus rapide que le précédent et possède les caractéristiques suivantes :

– le transporteur est spécifique de la substance à transporter ;

– le nombre de transporteurs dans la membrane est limité, le phénomène est donc saturable ;

– ce transport peut être inhibé par une molécule très voisine (compétition).

• Les transporteurs sont des protéines transmembranaires dont la chaîne traverse plusieurs fois la membrane.

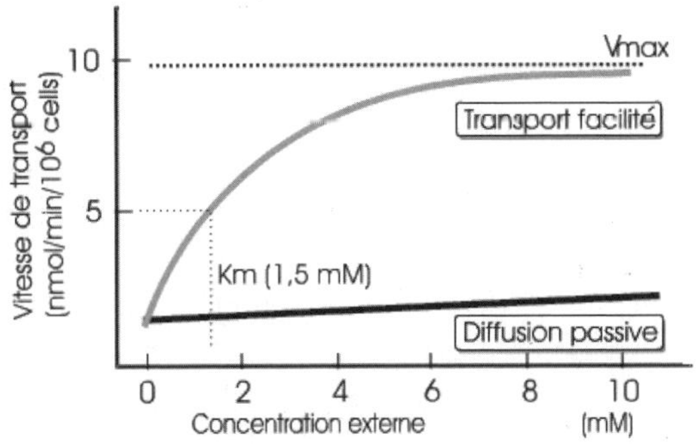

Fig. 3.2 – Variation de la vitesse de diffusion. Comparaison diffusion simple et facilitée.

• Le transporteur possède un site de fixation spécifique au soluté, 1re étape du transport.

• Ce transporteur possède deux états conformationnels différents : il s'ouvre vers un des deux compartiments puis change d'état et s'ouvre vers l'autre compartiment.

• Le site de fixation n'est jamais accessible aux deux compartiments en même temps.

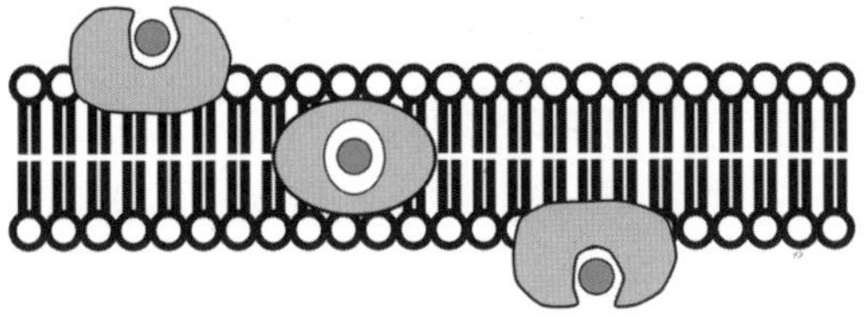

Fig. 3.3 – Mécanisme de transport d'un soluté par diffusion passive facilitée.

• Les molécules sont transportées individuellement (quelques centaines à quelques milliers par seconde).

CAS PARTICULIER DE L'EAU : L'OSMOSE

• Cas particulier de l'eau : l'eau, malgré son caractère très polaire, diffuse à travers la bicouche lipidique. Cependant le degré de perméabilité à l'eau est très variable.

• Les globules rouges et les cellules des tubules proximaux du rein sont très perméables à l'eau.

• Les lois de l'osmose décrivent les mouvements d'eau à travers une membrane semiperméable.

• Les membranes plasmiques peuvent être assimilées à des membranes semiperméables.

• La pression osmotique est la force qui permet à l'eau de traverser la membrane plasmique. Elle est fonction de la température et de l'osmolarité de la solution.

• On peut la calculer par la formule : π = **R.T.C** (où R est la constante des gaz parfaits ($J.mol^{-1}.°K^{-1}$), T la température (°K), et C l'osmolarité de la solution ($osmole.l^{-1}$).

• L'eau utilise des canaux aqueux spécifiques, les aquaporines. Ces canaux s'ouvrent et se ferment en fonction des besoins de la cellule. Ils fonctionnent différemment des transporteurs vus précédemment et ressemblent aux canaux ioniques avec un pore polaire au centre du canal.

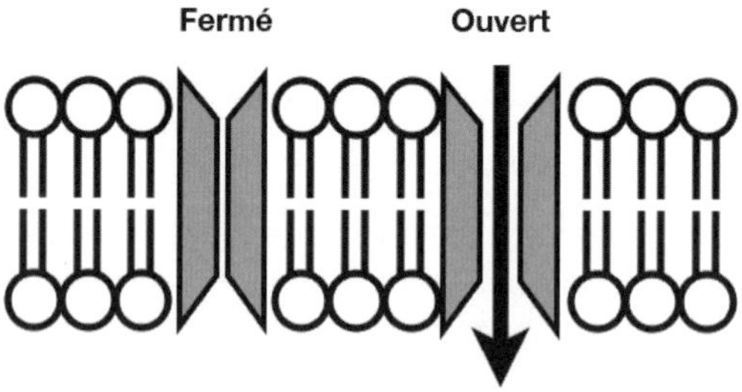

Fig. 3.4 – Mécanisme de diffusion facilitée par canal aqueux.

• En fonction du mode de transport, on classe les transporteurs en trois catégories :
– uniport (un seul type de molécule dans un seul sens) ;
– symport (deux molécules transportées en même temps, dans le même sens)
– antiport (deux molécules transportées, dans le sens contraire).

LES TRANSPORTS ACTIFS – LES ATPases

• Les échanges ioniques à travers les membranes biologiques se font *via* des systèmes de transport actif primaire et secondaire, appelés canaux ioniques.

• Les canaux ioniques ont trois propriétés essentielles :
– un transfert rapide (10^6 à 10^8 ions par milliseconde) ;
– une grande sélectivité (capables de différencier Na^+ et K^+) ;
– le contrôle de leur ouverture se fait soit par fixation d'un ligand soit à cause d'une variation de différence de potentiel.

• Il existe deux types de canaux ioniques : les canaux ioniques ligands-dépendants ou voltage-dépendants.

• Dans le cas des canaux ioniques ligands-dépendants soit le canal ionique et le récepteur ne font qu'un, soit le canal ionique est couplé à un récepteur.

• Les transports qui nécessitent de l'énergie pour fonctionner sont appelés « transports actifs ». Ils fonctionnent le plus souvent par hydrolyse de l'ATP.

• Ces transports actifs permettent le transport de molécules ou ions contre leur gradient de concentration ou contre leur gradient électrique.

• Ces transports sont effectués par des ATPases membranaires qui couplent le transport actif de très nombreux ions (ATPase ionique) et de solutés organiques (Trafic ATPase ou transporteurs ABC) à l'hydrolyse d'ATP. Dans certaines cellules, le tiers de l'ATP consommé est dû à ces transporteurs.

• Il existe trois types d'ATPases ioniques : types F, P et type V.

• Les ATPases de type F sont des protons-ATPases (H^+-ATPase) responsables de la formation de l'ATP dans les mitochondries.

• Les ATPases de type V sont aussi des H^+-ATPases mais ne fonctionnent que dans les vésicules intracytoplasmiques (ex. : acidification des endosomes).

• Les ATPases de type P couplent l'hydrolyse d'ATP au transport d'ions variés à travers la membrane plasmique ou d'organites intracellulaires (H^+,Ca^{++}, Na^+/K^+).

• La P-ATPase la mieux connue est la Na^+/K^+-ATPase qui permet la sortie de trois ions Na^+ contre l'entrée de deux ions K^+ en présence de Mg^{++} et permet de maintenir le potentiel électrique transmembranaire (maintien du gradient de concentration de Na^+ et K^+ de part et d'autre de la membrane plasmique des cellules animales).

• Ce maintien du gradient est indispensable pour le fonctionnement des canaux voltage-dépendants.

• Les transports actifs peuvent être primaires ou secondaires.

• Les transports actifs primaires résultent de couplage direct entre une réaction chimique et un transfert d'ion (ou inversement). C'est le cas de l'ATP synthase dans la mitochondrie ou de la Na^+/K^+-ATPase.

• Les transports actifs secondaires résultent de couplage indirect entre deux transferts de molécules : le transfert d'un ion dans le sens de son gradient entraîne le transfert d'un autre ion (ou d'une molécule) dans le sens contraire de son gradient.

• Ces transports sont de deux types :
  – symport (cotransport actif secondaire), où les deux molécules sont transférées dans le même sens ;
  – antiport (contre-transport actif secondaire), où les deux molécules sont transférées en sens contraire.

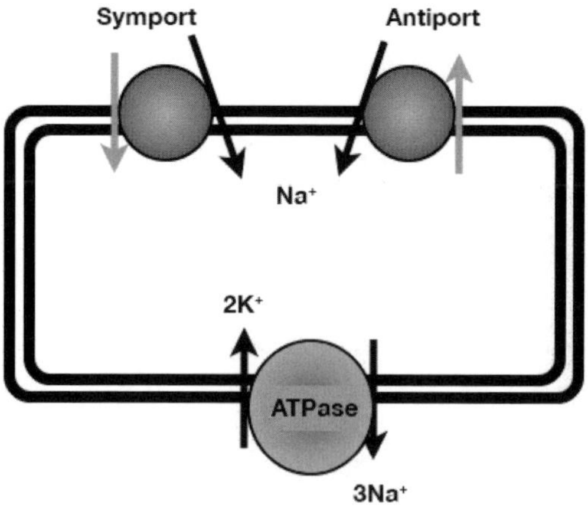

Fig. 3.5 – Les transports actifs primaires et secondaires.

4

Système endomembranaire

• Le système endomembranaire intervient dans deux voies : une voie exportatrice et une voie importatrice.

• Au cours de la voie exportatrice ont lieu des phénomènes de synthèses, de sécrétion et d'exocytose. Elle est assurée par le réticulum endoplasmique, l'appareil de Golgi et ses dérivés.

• Au cours de la voie importatrice (et/ou lytique) ont lieu des mécanismes de digestion intracellulaire. Elle est assurée par le réticulum endoplasmique, l'appareil de Golgi, le système endosomal et les lysosomes.

LE RÉTICULUM ENDOPLASMIQUE

• Le réticulum endoplasmique existe sous deux formes fonctionnellement différentes :
  – le réticulum endoplasmique rugueux (REG ou RER) qui porte des ribosomes sur sa surface hyaloplasmique ;
  – le réticulum endoplasmique lisse (REL) qui ne porte pas de ribosomes sur sa surface.

• Le réticulum endoplasmique est morphologiquement variable selon le type cellulaire. Il est organisé sous forme de réseaux de membranes. Il peut prendre la forme de fins tubules contournés, de vésicules globulaires ou de sacs aplatis.

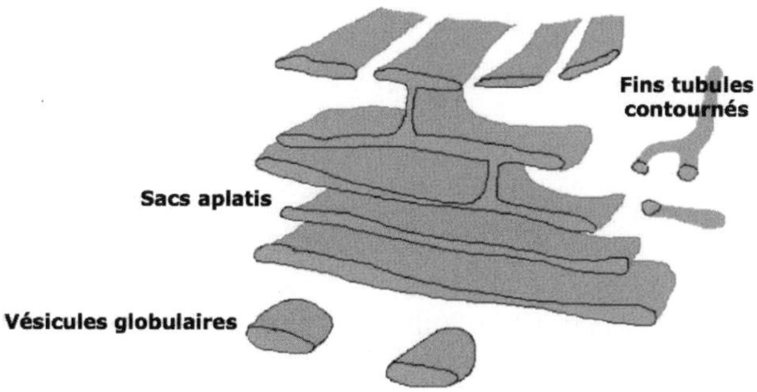

Fig. 4.1 – Les différents aspects du réticulum endoplasmique.

• Le réticulum endoplasmique est l'organite prépondérant dans la plupart des cellules eucaryotes. Ses membranes comptent pour près de la moitié des membranes cellulaires.

L'APPAREIL DE GOLGI

• L'appareil de Golgi est constitué par plusieurs éléments appelés dictyosomes. Chaque dictyosome comprend un empilement de quatre à huit saccules aplatis en forme de disque avec des extrémités formant des ampoules élargies.

• L'appareil de Golgi est très abondant dans les cellules sécrétrices comme les cellules mucines de l'intestin.

• Pour chaque dictyosome, on peut observer :
  – une face de formation « cis » tournée vers le réticulum endoplasmique avec lequel il établit des interrelations par un système vésiculaire ;
  – un compartiment médian comportant plusieurs saccules empilés ;
  – une face de maturation « trans » orientée vers l'appareil de Golgi.

• L'appareil de Golgi peut se prolonger par le réseau transgolgien (RTG) d'où partent de multiples vésicules.

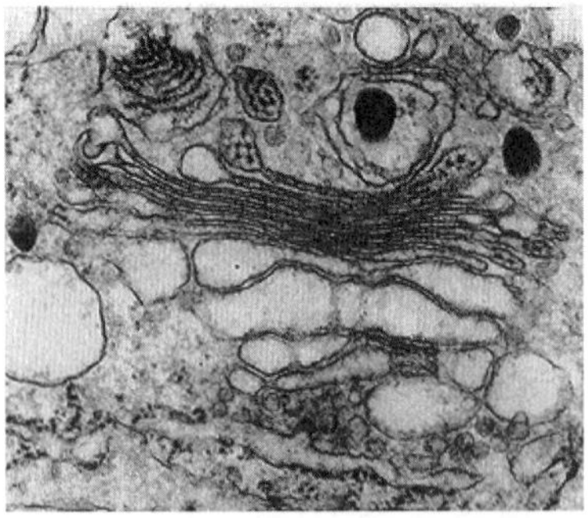

Fig. 4.2 – L'appareil de Golgi.

LES LYSOSOMES

• Les lysosomes sont des organites très hétérogènes. Leur taille varie de 0,05 à 0,5 µm (mais peut atteindre exceptionnellement 1 à 2 µm).

• Ce sont des sacs contenant des enzymes : des hydrolases fonctionnant à pH acide (compris entre 4 et 5).

• Les enzymes sont capables de dégrader la plupart des macromolécules biologiques. Plus de 50 enzymes différentes ont été mises en évidence à ce jour dans les lysosomes.

• Ces enzymes sont enfermées grâce à une membrane, elle-même protégée par un revêtement intérieur glycoprotéique (LAMP 1 & 2 pour *Lysosome-Associated Membrane Protein* 1 & 2).

• La membrane des lysosomes contient aussi des H^+-ATPases permettant de maintenir un pH interne acide et de nombreuses molécules de transport pour permettre la sortie des produits de digestion.

• On distingue trois types de lysosomes selon l'origine des produits à dégrader : les phagolysosomes (phagocytose), les lysosomes proprement dits et les autophagolysosomes (autophagie).

LES ENDOSOMES

• Les endosomes sont des vésicules issues de phénomènes d'endocytose. Il en existe deux sortes : les endosomes précoces et les endosomes tardifs.

• Les endosomes précoces sont retrouvés en périphérie de la cellule et proviennent de vésicules d'endocytose internalisées. Ils servent de compartiments de tri. Leur pH interne est voisin de 7.

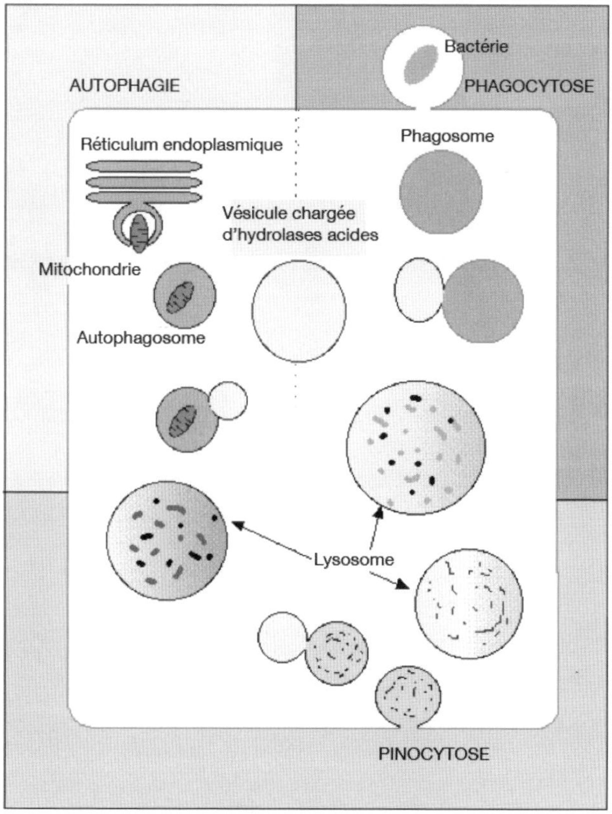

Fig. 4.3 – Le système endosomal.

• Les endosomes tardifs sont retrouvés plus vers le centre des cellules. Ils proviennent de la maturation des endosomes précoces. Leur maturation résulte d'une acidification grâce à des pompes H^+-ATPases membranaires. Le pH passe de 7 à 5,5 dans ces endosomes.

• Ils recevront les hydrolases acides provenant de l'appareil de Golgi grâce au transport vésiculaire (vésicules chargées d'hydrolases acides).

• L'acidification permet d'une part la dissociation des ligands de leurs récepteurs mais aussi le fonctionnement des hydrolases acides lorsque la fusion a eu lieu avec les vésicules chargées d'hydrolases acides.

5

Trafic intracellulaire

LE TRANSPORT INTRACELLULAIRE

• Le maintien de l'individualité des cellules et de la compartimentation cellulaire nécessite des mouvements de molécules et de vésicules qui constituent ce qu'on appelle couramment le trafic intracellulaire.

• Les mécanismes qui assurent et régulent les transports des macromolécules dans la cellule sont nombreux et variés. Ils utilisent des signaux qui permettent aux macromolécules d'être reconnues et transportées.

• Ces signaux permettent aussi l'assemblage des complexes protéiques, de gérer le tri et le transport des macromolécules : des protéines (chaperonnes) surveillent la spécificité de ces événements.

• Une protéine néosynthétisée peut être :
– une protéine membranaire (cytoplasmique ou endomembranaire) ;
– une protéine cytosolique ;
– une protéine appartenant à un compartiment clos ;
– une protéine sécrétée.

LA SYNTHÈSE DES PROTÉINES

• Quel que soit le devenir des protéines, leur synthèse (traduction) commence dans le cytosol (sauf pour quelques protéines mitochondriales et des chloroplastes).

• Cette synthèse nécessite l'ensemble des classes d'acides ribonucléiques (ARN) :
– les ARN messagers (ARNm) porteurs du code de la séquence protéique (codon) ;
– les ARN ribosomaux (ARNr) intégrés dans une ribonucléoprotéine (ribosome) ;
– les ARN de transfert (ARNt) qui servent d'adaptateur (lien entre codon et acides aminés).

L'ARN de transfert (ARNt)

• Les ARNt font environ 80 paires de bases et présentent une structure tertiaire en forme de trèfle.

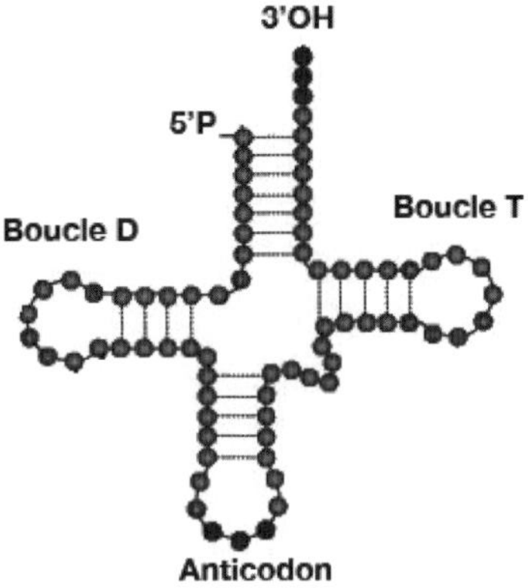

Fig. 5.1 – Structure de l'ARN de transfert (ARNt).

• Une de ses extrémités (3') peut lier un acide aminé (chaque acide aminé a son ARNt spécifique).

• Une des boucles du « trèfle » contient une séquence de trois bases (anticodon) qui pourra s'apparier avec les bases d'un codon porté par l'ARNm.

La traduction

• La synthèse protéique se déroule en trois étapes principales : l'initiation, l'élongation et la terminaison.

• L'initiation permet l'assemblage du ribosome sur l'ARNm et nécessite de nombreux facteurs protéiques d'initiation (au moins six facteurs différents *eIF*). Elle commence sur l'extrémité 5' de l'ARNm.

• La petite sous-unité ribosomale associée à ces facteurs et à l'aminoacyl-ARNt vient « lire » l'ARNm et le scanne. Lorsqu'il trouve un codon *start* (méthionine), ils sont rejoints par la grande sous-unité ribosomale. Ces mécanismes consomment de l'énergie sous forme d'hydrolyse de GTP.

• Une fois complet, le ribosome couvre deux codons avec deux sites : un site P (peptidyl) et un site A (aminoacyl).

• À la fin de l'initiation, chaque site se retrouve en face d'un codon : le site P porte le methionyl-ARNt, le site A est libre.

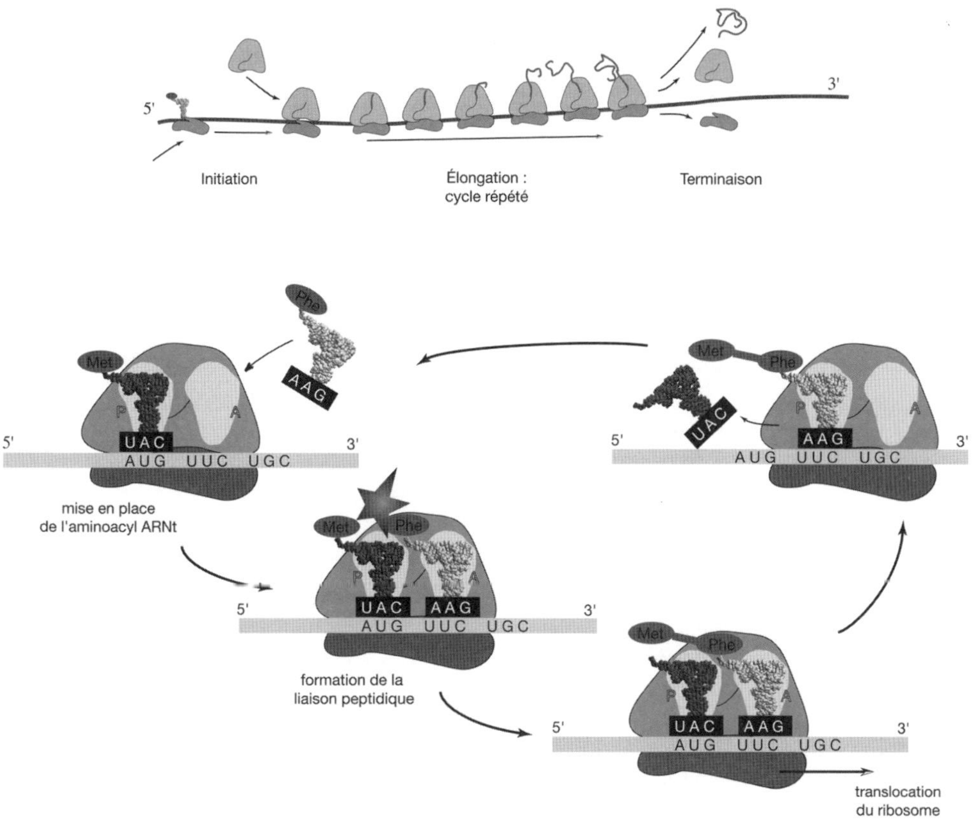

Fig. 5.2 – Les étapes de la traduction.

• L'élongation commence par l'arrivée d'un aminoacyl-ARNt sur le site A libre (il est déterminé par son anticodon qui est complémentaire du codon porté par l'ARNm en face du site A libre).

• L'appariement est vérifié par des protéines ou facteurs d'élongations (eEF) et consomme de l'énergie (GTP).

• Lorsque le bon aminoacyl-ARNt est en place, alors il se forme une liaison peptidique entre l'extrémité carboxyl (COOH) du peptide porté par le peptidyl-ARNt du site P et le groupement amide (NH_2) de l'acide aminé porté par l'aminoacyl-ARNt.

• Il se forme alors un nouveau peptidyl-ARNt (avec un acide aminé en plus) sur le site A alors que le site P ne porte plus que l'ARNt.

• Ensuite le ribosome se déplace d'un codon vers l'extrémité 3'. Cette étape nécessite un facteur d'élongation et du GTP. Cette translocation libère l'ARNt et fait passer le peptidyl-ARNt du site A au site P, le site A se retrouvant à niveau libre pour accueillir un nouvel aminoacyl-ARNt. Et ainsi de suite, ce cycle est répété autant de fois jusqu'à l'étape de terminaison.

• Lorsque le site A du ribosome se retrouve en face d'un codon « stop » (UAA, UAG ou UGA), comme il n'y a pas d'ARNt correspondant à ces codons dans le cytoplasme, et qu'il existe un facteur de terminaison capable de reconnaître ces séquences, ce facteur vient se fixer et provoque l'hydrolyse de la liaison entre l'ARNt et le peptidyl-ARNt, libérant ainsi la protéine néosynthétisée.

• Le mécanisme de la traduction est semblable chez les eucaryotes et les procaryotes ; seuls les facteurs qui interviennent diffèrent.

	Procaryote	**Eucaryote**
	INITIATION	
Ribosome	70S (50S [ARNr 23S et 5s] + 30S [ARNr 16S])	80S (60S [ARNr 28S, 5,8S et 5S] + 40S [ARNr 18S])
ARNm	Codon AUG + séquence de Shine-Delgarno reconnue par l'ARN16S du ribosome	Codon AUG
Facteurs d'initiation	Trois IF (Initiation Factor)	Une dizaine d'eIF (eucaryotic Initiation Factor)
Site	Souvent multiples sur un ARNm (ARN polycistronique). Assemblage d'un ribosome sur chaque site	Coiffe méthylée de l'extrémité 5', puis glissement de la sous-unité 40S vers le codon AUG
	ÉLONGATION	
Facteurs d'élongation	Trois EF (Elongation Factor)	Trois eEF (eucaryotic Elongation Factor)
	TERMINAISON	
Facteurs de libération	Deux RF (Releasing Factor)	Un eRF (eucaryotic Releasing Factor)

Tab. 5.1 – Différences entre la traduction chez les eucaryotes et les procaryotes.

TRI DES PROTÉINES NÉOSYNTHÉTISÉES

• Une fois synthétisées, les protéines sont prises en charge par des protéines chaperonnes qui contrôlent leur intégrité (famille des *Heat Shock Protein* Hsp 70) et permettent leur repliement (Hsp 60).

• Si les protéines néosynthétisées présentent des défauts, alors elles seront prises en charge par le système du protéasome : système protéasique cytosolique.

• Ce mécanisme de synthèse est valable pour toutes les protéines. Le cytosol est le siège de la synthèse de la totalité de ses propres protéines (enzymes, éléments du cytosquelette), de la majorité des protéines mitochondriales (matricielles et membranaires), de la totalité des protéines contenues dans le nucléoplasme, des protéines extrinsèques de la face cytosolique.

Synthèse et transport vers l'appareil de Golgi

• La synthèse des protéines membranaires, des protéines des compartiments endomembranaires et des protéines sécrétées commence dans le cytoplasme puis dans le REG.

• Ces protéines suivent un transport vectoriel s'effectuant depuis le RER vers l'appareil de Golgi, puis vers l'exocytose ou les différents compartiments.

• Les protéines destinées à être incorporées dans les membranes ou à être exportées possèdent une séquence signal d'environ 10 à 25 acides aminés hydrophobes du côté N-terminal.

• Cette séquence est reconnue par un complexe ribonucléoprotéique, la SRP (*Signal Recognition Particle*). Constituée de six polypeptides et d'un ARN, cette particule est capable d'hydrolyser du GTP.

• La SRP se fixe sur la séquence signal dès qu'elle sort du ribosome provoquant un arrêt de la traduction.

• Cette SRP est reconnue par un récepteur situé dans la membrane du REG. Ce récepteur capte l'ensemble ribosome/ARNm/SRP et permet son interaction avec le translocon, un complexe protéique membranaire.

• Ce translocon forme un canal complexe (protéines Sec61) permettant le passage de la protéine en cours de synthèse dans la lumière du REG. Ce mécanisme consomme de l'énergie sous forme d'hydrolyse de GTP. L'hydrolyse de GTP permet le départ de la SRP et son recyclage ainsi que la reprise de la traduction qui se poursuit dans la lumière du REG.

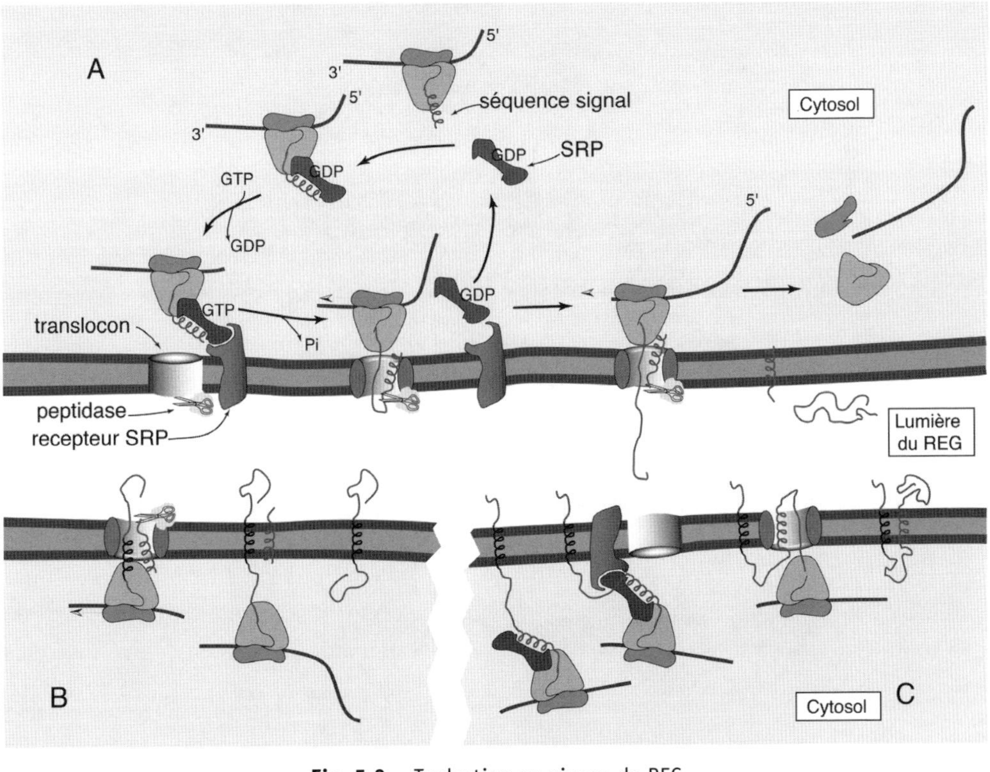

Fig. 5.3 – Traduction au niveau du REG.

• Lors de l'entrée de la séquence signal, celle-ci s'associe avec la bicouche lipidique par l'intermédiaire d'une protéine du translocon (TRAM *protein*), le reste de la protéine pénètre à l'intérieur sous forme d'une boucle.

• Cette séquence signal est ensuite coupée par une signal-peptidase (élimination du signal d'adressage). La protéine ainsi libérée est prise en charge par des protéines chaperonnes spécifiques intraluminales (BiP, proche des Hsp 70 cytoplasmiques).

Insertion dans la membrane du réticulum

• Les protéines intégrées à la membrane possèdent des séquences spécifiques hydrophobes appelées « séquences de transfert » (de départ de transfert ou d'arrêt de transfert) leur permettant de s'intégrer à la membrane pendant leur synthèse.

• Ces séquences font de 20 à 25 acides aminés, très hydrophobes, organisées en hélice alpha.

• Les séquences d'arrêt de transfert bloquent la translocation, laissant ainsi un segment transmembranaire.

• Selon le nombre de ces séquences dans la protéine, on peut obtenir des protéines à un (bitopique) ou plusieurs segments transmembanaires (polytopique). De même, selon la localisation de ces séquences, l'orientation des protéines est différente (Nter du côté cytosolique ou luminal).

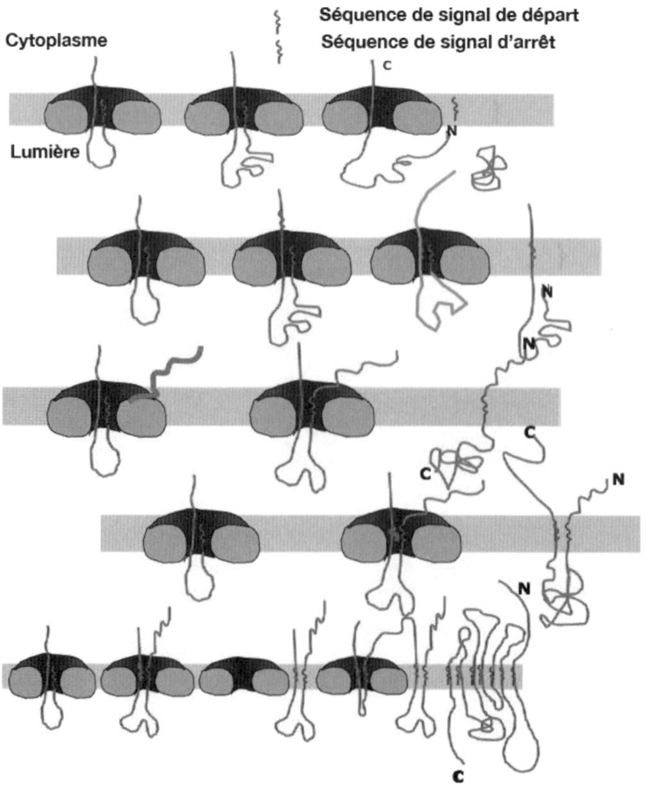

Fig. 5.4 – Intégration des protéines dans la membrane.

• Les protéines synthétisées au sein du REG vont ensuite cheminer vers leur destination finale par l'intermédiaire de vésicules.

Modifications co- et post-traductionnelles

• Lors de leur synthèse ou de leur cheminement, les protéines vont subir des modifications co- ou post-traductionnelles.

• Ces modifications sont très nombreuses et sont indispensables pour l'acquisition de leur structure tridimensionnelle et leur fonction.

• Ces modifications touchent aussi bien la formation de ponts disulfures intra- ou interchaînes, le repliement, des clivages protéolytiques, l'accrochage de lipides (isoprénylation), l'addition de polysaccharides (glycosylation).

• Des protéines de la famille des Hsp 70 interviennent dans le repliement des protéines, et participent à leur assemblage éventuel. Elles participent aussi au transfert des protéines vers les différents compartiments.

• L'ancrage des protéines par un lipide se fait de deux manières : ancrage par un glycérophosphatidylinositol (GPI) ou par addition d'une longue chaine hydrocarbonée (isoprénylation). La première est co-traductionnelle, la seconde post-traductionnelle.

Co-traductionnelle	Post-traductionnelle
Glypation (ancre GPI)	
Myristoylation	
	Palmitoylation
	Isoprénylation
N-Glycosylation	N-Glycosylation
	acétylation
	ubiquination

Tab. 5.2 – Principales modifications co- et posttraductionnelles.

• La glycosylation peut être de deux types : la O-glycosylation et la N-glycosylation. La O-glycosylation a lieu dans l'appareil de Golgi par addition successive d'oses les uns après les autres sur les groupements hydroxyle d'acides aminés sérine ou thréonine. Les résidus sont le plus souvent de quelques sucres (cinq à six oses, sauf dans le cas des protéoglycanes).

• La N-glycosylation commence sur la face cytosolique du REG par constitution d'un précurseur oligosaccharidique commun (deux N-acétylglucosamines et cinq mannoses) sur un lipide membranaire, le dolichol.

• Après basculement du dolichol vers la lumière du REG, cet oligosaccharide est complété par quatre mannoses et trois glucoses.

• Cet oligosaccharide complexe est ensuite transféré en bloc par une oligosaccharidyl transférase sur un résidu asparagine de la protéine en cours de synthèse (-Asn-X-Ser- ou -Asn-X-Thr-)

• Cet oligosaccharide est immédiatement élagué par des enzymes présentes sur la face luminale de la membrane du REG puis par des enzymes à la face luminale de l'appareil de Golgi.

• La structure définitive des oligosaccharides est acquise par addition d'oses (fucose, galactose, N-acétylneuraminate) dans les compartiments médian et trans de l'appareil de Golgi grâce à des transférases (galactosyl transférases, fucosyl transférases).

• Ces deux types de glycosylation ne sont pas exclusifs : une même protéine peut porter des sites de O-glycosylation et des sites de N-glycosylation.

• Le passage des protéines du REG vers l'appareil de Golgi a été démontré par les expériences de Palade (1975, *cf.* partie IV). Ces transports passent par des flux de membranes entre les différents compartiments.

• À partir du REG bourgeonnent des vésicules contenant soit les protéines membranaires soit les protéines luminales. Ces vésicules vont ensuite fusionner avec la face de formation de l'appareil de Golgi (face cis).

• Un tri peut être effectué pendant cette partie du transfert permettant soit le maintien soit le retour des protéines qui interviennent dans le REG (enzymes de la glycosylation, chaperonnes).

• Ceci est dû à la présence d'une séquence particulière du côté C-terminal (KDEL) reconnue par un récepteur spécifique présent dans cette région.

LE TRANSPORT VÉSICULAIRE

• La formation des vésicules de transport se fait souvent grâce à des complexes protéiques qui forcent la membrane à bourgeonner. Ce manteau reconnaît des signaux portés par les protéines à transporter, les concentre dans des régions membranaires et déforme la membrane.

• Deux types principaux de complexes sont bien connus aujourd'hui : les manteaux de clathrine et les manteaux de coatomère (qui peuvent aussi intervenir dans les mécanismes d'endocytose).

LE TRANSPORT CLATHRINE-DÉPENDANT

• La clathrine est un complexe protéique de 180 kDa constitué de trois longues chaînes polypeptidiques et de courtes chaînes qui constituent trois pieds : les triskélions.

• En milieu aqueux, ces molécules, associées à de la β-adaptine, peuvent s'associer spontanément pour former des sortes de corbeille à mailles hexagonales et pentagonales (8 hexagones et 12 pentagones).

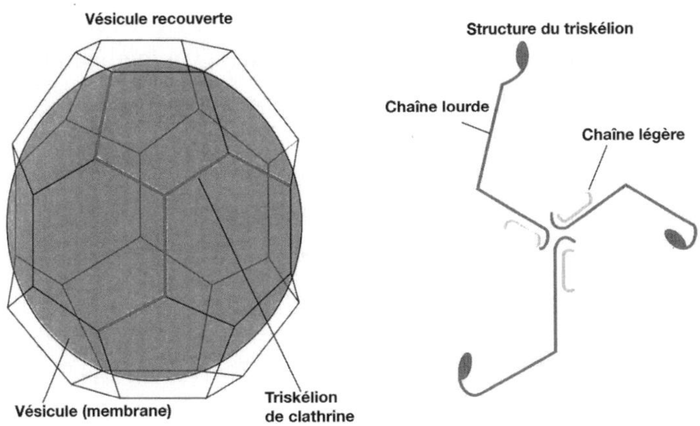

Fig. 5.5. La clathrine.

• La spécificité de reconnaissance des protéines transportées est due aux molécules β-adaptine capables de reconnaître des séquences spécifiques en acides aminés.

• Les coatomères fonctionnent de façon similaire. Ils assurent la reconnaissance, le regroupement et finalement l'incorporation des protéines dans les vésicules.

• Il existe à ce jour deux complexes dans cette famille : les COP I et COP II (*Coat Protein* I et II) qui interviennent lors de transferts différents.

• COP I intervient dans le transfert de l'appareil de Golgi vers le REG (rétrograde), tandis que COP II intervient dans l'autre sens (antérograde).

• Une fois détachée de son compartiment donneur, la vésicule se déshabille grâce à des protéines de type GTPases (famille ARF) ou ATPases (chaperonne Hsp 70), donc avec consommation d'énergie.

• La vésicule transite dans la cellule à l'aide du cytosquelette grâce à des protéines adaptatrices comme la CLIP 170 (microtubule).

• L'adressage des vésicules dans les cellules eucaryotes demeure un vaste champ d'investigation. De nombreuses questions persistent. Néanmoins quelques éléments sont désormais connus.

ADRESSAGE DES VÉSICULES

• Les principaux éléments connus sont les SNAREs et les molécules de la famille Rab (GTPases).

• Les SNAREs sont des protéines transmembranaires avec un long domaine cytoplasmique. Chaque vésicule des différents compartiments porte des SNAREs différentes.

• Les SNAREs portées par le compartiment donneur (v-SNARE) sont capables de s'associer avec une SNARE du compartiment accepteur ou compartiment cible (t-SNARE, pour *target*). Cette association permet de rapprocher les membranes avant leur fusion.

• Des molécules de la famille Rab (GTPases de la famille Ras) serviraient de système de contrôle de l'association des v-SNARE/t-SNARE avant validation de la fusion.

• La fusion proprement dite nécessiterait l'intervention d'une protéine sensible au N-éthylmaléimide NSF (NEM *Sensitive Fusion Protein*) à activité ATPasique et d'autres protéines solubles comme les SNAPs (*Soluble NSF Attachment Protein*).

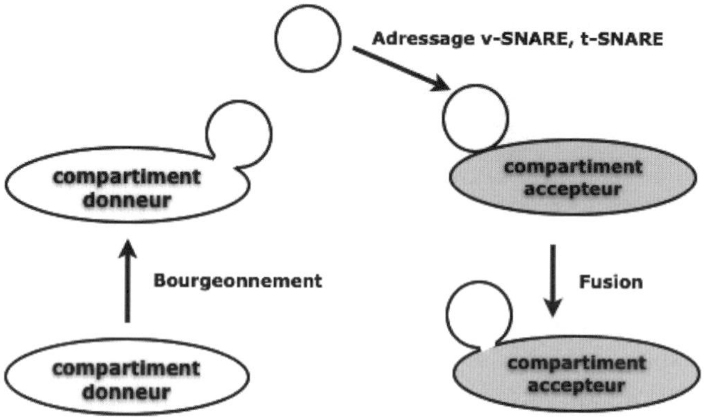

Fig. 5.6 – Mécanisme de reconnaissance des vésicules.

• Le réseau transgolgien (TGN) est considéré comme le centre de tri fondamental à partir duquel trois voies principales peuvent être suivies par les protéines : la voie de sécrétion constitutive, la voie de sécrétion régulée et la voie endosomale/lysosomale.

• Ces trois voies existent simultanément dans les cellules animales plus ou moins développées selon les types cellulaires.

• La voie de sécrétion constitutive correspond à la voie suivie par les protéines sécrétées à l'extérieur de la cellule en permanence et sans stockage préalable. C'est une voie probablement par défaut d'étiquetage.

• La voie de sécrétion régulée correspond à une voie passant par un stockage des protéines dans des vésicules ou grains de sécrétion puis suivi par une exocytose. Dans cette voie, il semblerait que ce soient des séquences oligosaccharidiques qui servent d'étiquetage pour cet adressage.

LA VOIE ENDOSOMALE/LYPOSOMALE

• La voie endosomale/lysosomale est la voie empruntée par les hydrolases acides. Ces enzymes possèdent toutes une étiquette qui est un mannose-6-phosphate (M6P). Des récepteurs spécifiques au M6P localisés sur la membrane du REG concentrent ces enzymes et des vésicules recouvertes de clathrine se forment contenant ces hydrolases.

• Ces vésicules vont ensuite fusionner avec les vésicules du système endosomal, qui contiennent les substrats à dégrader. Le pH acide qui règne dans les endosomes provoque le décrochage des enzymes de leur récepteur, permettant un recyclage des récepteurs qui retournent vers l'appareil de Golgi.

• Les enzymes lysosomales sont ensuite libérées dans la lumière des vésicules où elles subissent une maturation par perte du groupement phosphate de leur M6P. Ces enzymes sont maintenant actives et ces vésicules prennent alors le nom de lysosome.

• L'entrée de molécules peut se faire par transporteurs membranaires sans modification de la membrane ou par modification de la membrane : l'endocytose.

L'ENDOCYTOSE

• Cela concerne l'entrée de toutes sortes de substances dissoutes ou non, de débris cellulaires, de liquides ou même de microorganismes entiers.

• Toutes les cellules eucaryotes présentent une activité endocytotique plus ou moins importante selon le type cellulaire. Cela conduit à une internalisation de la membrane plasmique (un macrophage est capable d'endocyter jusqu'à 200 % de sa surface membranaire en une heure).

• Cette internalisation est due à des mouvements de petite amplitude de la membrane plasmique aboutissant à la formation de vacuoles ou vésicules (selon la taille) qui contiennent le matériel à importer.

• L'endocytose regroupe plusieurs mécanismes principaux comme la pinocytose, la potocytose et la phagocytose.

• Selon la taille des molécules à importer, la nature d'un éventuel revêtement des vésicules et du processus d'endocytose lui-même, on distingue : la pinocytose dite à « vésicules lisses » et la pinocytose à récepteurs à vésicules recouvertes (manteau de clathrine).

LA PINOCYTOSE À VÉSICULES LISSES ET/OU RECOUVERTES

• La pinocytose dite à « vésicules lisses » est due à l'invagination de la membrane plasmique en vésicule de 150 nm.

• Par définition, ces vésicules sont lisses (sans manteau) et ne sont pas très spécifiques. Elles assurent un transport « en vrac » le plus souvent de liquide contenant les solutés.

• Ces vésicules livrent leur contenu au système endosomal.

• Dans certains types cellulaires, ces vésicules traversent toute la cellule et vont fusionner avec l'autre face (c'est la transcytose, fréquente dans les cellules endothéliales).

• À l'inverse, la pinocytose à récepteurs et à vésicules recouvertes est hautement spécifique.

• Elle s'effectue à partir de régions spécialisées de la surface cellulaire ou puits recouverts. Dans ces régions, la membrane plasmique est recouverte sur sa face cytosolique d'un matériel protéique, la clathrine.

• La clathrine est associée à la membrane par l'intermédiaire d'un adaptateur, l'adaptine, elle-même associée à un récepteur membranaire.

• Ces vésicules ont un diamètre compris entre 50 et 100 nm mais peuvent être plus volumineuses (jusqu'à 150 nm).

• C'est l'auto-assemblage des molécules de clathrine qui « force » la membrane à se déformer et constituer ce phénomène d'internalisation.

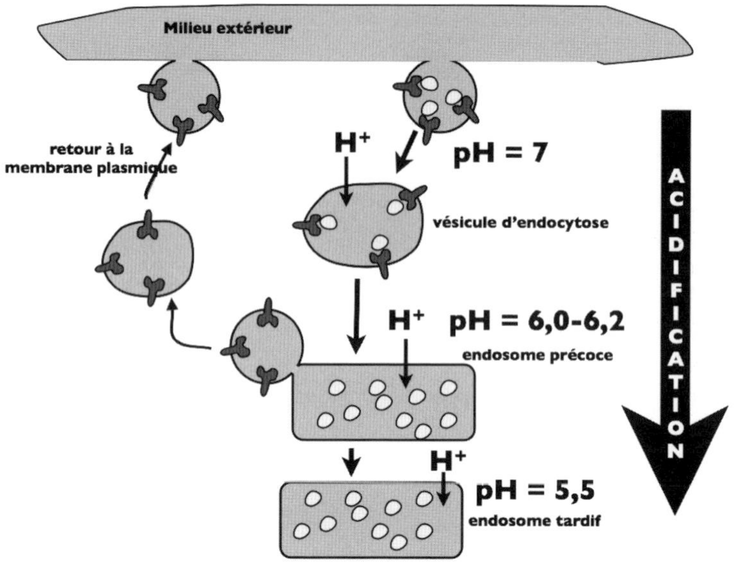

Fig. 5.7 – Endocytose par récepteur (et manteau de clathrine).

• Très rapidement après l'internalisation, la vésicule est découverte (protéines chaperonnes) et les récepteurs sont recyclés à la membrane plasmique.

• Ce phénomène permet l'internalisation de nombreuses molécules aussi variées que la transferrine, les lipoprotéines de basse densité (LDL) et les complexes majeurs d'histocompatibilité de classe I ou II (CMH I ou II).

La potocytose – Les cavéolines

• La potocytose est un mécanisme qui permet l'internalisation de molécules par l'intermédiaire de récepteurs dans des régions spécialisées de la membrane plasmique où on retrouve des structures protéiques sous la membrane : les cavéolines.

• Les vésicules formées sont des cavéoles et correspondent à des microdomaines membranaires riches en cholestérol (4 à 30 %) et sphingomyéline (jusqu'à 95 %) (*raft*).

• Elles sont plus petites que les autres vésicules d'endocytose (environ 50 nm) et on en retrouve en grand nombre dans les cellules endothéliales, les cellules musculaires striées squelettiques et les pneumocytes.

• La macropinocytose est un cas particulier d'endocytose de solutés. Elle aboutit à la formation de macropinosomes, vésicules non recouvertes de taille très variable (0,5 nm à 200 nm).

La phagocytose

• La phagocytose est l'ensemble des phénomènes qui aboutissent à la formation des phagosomes, vésicules de grande taille. Elle est caractéristique des cellules phagocytaires : leucocytes et macrophages.

LE RENOUVELLEMENT DES MEMBRANES

• Une partie des pertes de membrane liées à l'endocytose est compensée par une biosynthèse de phospholipides membranaires dans le réticulum endoplasmique lisse (REL).

• Cette biosynthèse se fait par élongation à partir d'acides gras simples ($COO^- - [CH_2]_n - CH_3$) présents dans le cytosol (donc sur la face cytosolique du REL).

• Les dérivés CoA d'acides gras sont associés à un glycérol-3-phosphate pour donner un acide phosphatidique qui s'implante dans la membrane du REL.

• L'acide phosphatidique est ensuite transformé en diacylglycérol sur lequel est ensuite ajouté un radical (dépendant du phospholipide : une choline pour un phosphatidylcholine grâce à une choline phosphotransférase).

• Les phospholipides néoformés sont transférés du feuillet cytoplasmique (où ils sont formés) au feuillet luminal par des flipases, protéines intégrées à la membrane du REL qui catalysent la translocation.

• Ce rôle du REL est fondamental car c'est la seule source de membranes cellulaires et car il permet de maintenir l'asymétrie lipidique de la membrane qui ne sera plus modifiée ultérieurement.

• Le REL intervient aussi dans la synthèse des hormones stéroïdes grâce au cytochrome P450 qui, associé à un complexe de transporteur d'électrons, est capable d'hydroxyler la prégnénolone (produit à partir du cholestérol dans la mitochondrie) en œstrogène, progestérone ou androgène.

• Le REL participe aussi à la détoxication des molécules exogènes par hydroxylation de celles-ci. L'hydroxylation les rend plus hydrosolubles et donc plus facilement transportables à l'intérieur de la cellule.

6

Cytosol

L'autre possibilité de trafic intracellulaire pour des molécules est de traverser le cytoplasme ou le cytosol à l'aide ou non du cytosquelette.

COMPOSITION DU CYTOSOL

• Le cytosol est très riche en eau et contient de nombreuses substances chimiques : molécules simples issues de la dégradation de molécules endocytées, des ions, des inclusions lipidiques, du glycogène (stockage des sucres dans les cellules animales), des enzymes, des nucléotides et des acides nucléiques et des complexes macromoléculaires : le cytosquelette.

• Selon les interactions chimiques entre ces différents éléments, la constitution du cytoplasme peut varier (plus ou moins visqueux). Lorsque les interactions sont fortes, le cytosol est plutôt visqueux, à l'inverse lorsqu'elles sont faibles, le cytosol est plutôt fluide.

• La consistance peut varier d'une région à l'autre de la cellule et peut aussi varier dans le temps. Ces modifications de consistance peuvent être à l'origine du mouvement de molécules et d'organites.

FONCTIONS DU CYTOSOL

LES PROTÉINES DE CHOC THERMIQUE

• Outre que le cytosol est le site de synthèse de nombreuses protéines, il est aussi le siège de leurs modifications (repliement, adressage, dégradation).

• Le repliement/depliement et l'adressage des protéines sont dus aux protéines de choc thermique (protéines chaperonnes, Hsp). Ces molécules sont capables de déplier des protéines pour leur permettre d'entrer dans un organite clos (mitochondrie, peroxysome), soit de reconnaître des séquences spécifiques et de les diriger vers certains compartiments.

• Les Hsp sont capables de fixer de l'ATP et possèdent une activité ATPasique, deux propriétés indispensables à leur fonctionnement.

• Ces protéines appartiennent à un ensemble de protéines dont les poids moléculaires varient entre 10 et 110 kDa.

• Le cytosol est aussi le siège de la protéolyse, nécessaire à la survie cellulaire pour permettre un renouvellement indispensable des protéines cellulaires (*turn over*).

• On estime que, chez l'homme, 2 % du poids protéique total du corps sont remplacés chaque jour (soit environ 50 g pour un adulte).

LA DÉGRADATION DES PROTÉINES – LE PROTÉASOME

• Trois voies sont possibles pour la dégradation des protéines : dégradation par la voie ubiquitine-protéasome, la voie lysosomale et l'autodestruction par les caspases (apoptose).

• La voie ubiquitine-protéasome est le mécanisme principal de dégradation des protéines de toutes les cellules humaines.

• Il est aujourd'hui établi que la dégradation des protéines par la voie ubiquitine-protéasome joue un rôle majeur dans la réparation de l'ADN, le contrôle de l'expression des gènes, la régulation de la progression du cycle cellulaire, l'apoptose ou la réponse immunitaire.

• La dégradation des protéines par la voie ubiquitine-protéasome est réalisée en deux étapes successives :

– dans un 1er temps, les protéines devant être dégradées sont sélectionnées par des enzymes spécifiques, les ubiquitine-ligases, qui leur ajoutent une « étiquette » caractéristique, une chaîne de poly-ubiquitine ;

– dans un 2e temps, les protéines ubiquitinées sont reconnues et dégradées par la voie du protéasome.

• Le protéasome est un vaste complexe rassemblant de nombreuses activités protéases, qui élimine les protéines ubiquitinées en les transformant en petits peptides inactifs.

• L'ubiquitine est constituée d'une chaîne polypeptidique de 76 acides aminés et de poids moléculaire 8,4 kDa.

• Ce système est utilisé aussi bien par les archæbactéries, que les levures, les plantes et les animaux (d'où le nom d'ubiquitine).

• Ce processus d'ubiquitination est effectué par trois complexes enzymatiques différents : E1, *ubiquitin-activating enzyme*, E2, *ubiquitin-conjugating enzyme* et E3, *ubiquitine-ligase*.

• La procédure d'ubiquitination nécessite de l'énergie sous forme d'hydrolyse d'ATP.

• Le protéasome est composé de deux grandes unités : une particule 20 S et une autre constituée de deux sous-unités régulatrices PA28 (11 S) ou PA700 (19 S) : les activateurs du protéasome.

• Ce protéasome est présent dans les cellules sous forme de cylindre ou « tunnel » dans lequel les protéines ubiquitinées passent et sont découpées en plus petits peptides (sept à neuf acides aminés).

• Avant d'entrer dans le protéasome, les résidus ubiquitine sont hydrolysés et les molécules d'ubiquitine sont recyclées afin de servir d'étiquetage pour d'autres protéines.

• Il existe des signaux qui contrôlent la durée de vie des protéines. La nature du 1er acide aminé et la présence de courtes séquences spécifiques peuvent servir de signaux de dégradation.

• Par exemple, la séquence PEST (**P**roline, Acide glutamiqu**E**, **S**érine et **T**hréonine) est présente dans de nombreuses protéines dont la durée de vie est particulièrement courte (inférieur à deux heures).

• Une autre séquence de neuf acides aminés (D-box, *Destruction box*) est présente dans des protéines comme les cyclines sert aussi de signal de dégradation de ces protéines.

• Des acides aminés sont considérés comme plutôt stabilisants (METhionine, GLYcine), ou au contraire déstablisants (IsoLEUcine, LEUcine). Leurs proportions dans les protéines auraient une influence sur la durée de vie des protéines.

7

Cytosquelette

• Le cytosquelette est un ensemble de polymères protéiques dynamique qui constitue l'armature de la cellule et sa charpente. Il lui donne sa forme et soutient le cytoplasme.

• Une partie du cytosquelette est en perpétuel remaniement, l'autre est stabilisée par des protéines associées.

• Compte tenu de sa plasticité, le cytosquelette remplit de nombreuses fonctions dans les cellules : la constitution du fuseau de division lors de la mitose, le trafic des organites et des vésicules, la protection de la membrane plasmique, la mobilité cellulaire (migration, invasion), la contraction musculaire, l'adhésion cellulaire.

• La répartition du cytosquelette est ubiquitaire dans le monde animal : toutes les cellules possèdent des éléments du cytosquelette. De même, la répartition du cytosquelette est ubiquitaire dans les cellules.

• On en trouve en périphérie des cellules, dans tout le cytosol où il est synthétisé et dans le noyau où il organise le nucléoplasme.

• Le cytosquelette est constitué de filaments non spécifiques communs à toutes les cellules : les microfilaments d'actine (∅ 6 à 8 nm) et des microtubules (∅ 25 nm) et des filaments spécifiques à certaines cellules : les filaments intermédiaires (∅ 11 nm).

• Deux types de monomères protéiques sont à la base de la constitution des éléments du cytosquelette :
  – des protéines globulaires pour les microfilaments d'actine et les microtubules ;
  – des protéines filamenteuses pour les filaments intermédiaires.

• Les éléments du cytosquelette existent sous trois états différents en équilibre les uns avec les autres :
  – sous forme de monomères libres après leur synthèse ou provenant de la dépolymérisation des polymères ;
  – sous forme de polymères « instables » dans lesquels les phénomènes de polymérisation/dépolymérisation se produisent à une fréquence élevée ;
  – sous forme de polymères « stabilisés » grâce à des interactions avec des protéines associées ou avec d'autres éléments du cytosquelette.

• Les polymères du cytosquelette peuvent interagir avec des molécules protéiques associées, entre eux et avec des constituants cellulaires (membrane plasmique ou membranes des organites).

LES MICROFILAMENTS D'ACTINE

STRUCTURE DE L'ACTINE

• Les filaments d'actine (∅ 6 à 8 nm) forment des structures dynamiques plus ou moins stables grâce à des protéines associées (ABP pour *Actin Binding Protein*).

• Il existe trois classes d'actine actuellement connues : l'α-actine, la β-actine et la γ-actine.

• L'α-actine est présente dans les cellules musculaires striées squelettiques et cardiaques et dans les cellules musculaires lisses. La β-actine et la γ-actine sont présentes dans les cellules non musculaires.

• L'actine humaine est codée par au moins six gènes (un seul chez la levure) et a un poids moléculaire de 43 kDa. La partie variable ne concerne que 30 acides aminés sur les 375 qui constituent l'actine.

• L'actine est présente dans toutes les cellules sous deux formes : l'actine G (globulaire) et l'actine F (fibrillaire).

• L'actine G a une forme d'haltère compacte et aplatie avec un sillon central dans lequel une molécule d'ATP ou d'ADP peut se fixer. Au même endroit, il y a aussi un site de fixation pour du Mg^{++}.

• La polymérisation de l'actine G aboutit à la formation d'un filament d'actine F dans lequel les nucléotides associés à l'actine sont dirigés vers l'extérieur du filament.

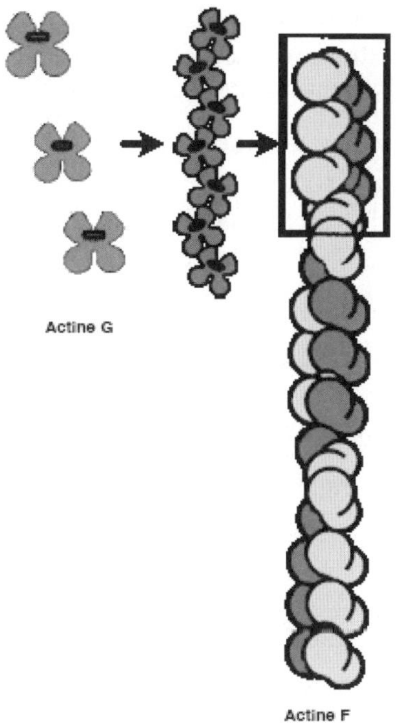

Fig. 7.1 – Actine G – Actine F.

POLYMÉRISATION DE L'ACTINE

• La polymérisation de l'actine commence par une « phase de nucléation » qui dépend de la présence de Mg^{++}, de K^{+}, d'ATP et de la concentration en actine G dans le cytoplasme. Cette phase nécessite aussi un catalyseur le complexe ARP2/3.

• Cette phase consiste en la formation d'un trimère d'actine qui agit comme site de nucléation qui est ensuite prolongé par addition successive de monomères, des deux côtés du trimère.

• Les monomères s'associent très rapidement les unes aux autres, ce qui a pour conséquence de diminuer la quantité d'actine libre dans le cytoplasme.

• Lorsqu'une concentration critique (phase ou concentration critique) est atteinte, les molécules d'actine G s'associent à la même vitesse qu'elles se dissocient.

• Lors de la polymérisation, une molécule d'ATP se fixe sur une molécule d'actine G. L'ATP est hydrolysé en ADP ce qui induit la polymérisation. L'ADP reste fixée sur la molécule d'actine. Elle ne la quittera que lors de la dépolymérisation.

• Les deux extrémités ne sont pas équivalentes : l'extrémité « positive » ou « + » permet une polymérisation beaucoup plus importante qu'à l'autre extrémité dite « négative » ou « – ».

• À l'extrémité « + », l'addition d'actine G se fait à environ 1 000 molécules d'actine G par seconde tandis qu'à l'extrémité « – », la polymérisation se fait de 5 à 10 fois moins vite (voire dans certains cas, quasiment pas).

• Certaines substances sont susceptibles d'affecter la polymérisation/dépolymérisation comme les cytochalasines (extraites de moisissures) qui, en se fixant sur les extrémités « + », empêchent la fixation de nouvelles molécules d'actine G et inhibent la polymérisation.

• Les phalloïdines (extraites des amanites phalloïdes) inhibent la dépolymérisation des microfilaments d'actine en se fixant sur les côtés des filaments et empêchant ainsi le départ des molécules d'actine du filament.

LES PROTÉINES ASSOCIÉES À L'ACTINE

• Les filaments d'actine sont associés à des protéines diverses qui interviennent dans de nombreux phénomènes : la polymérisation/dépolymérisation, la stabilisation des filaments, l'organisation en faisceau et en réseau, la contractilité et leur association aux membranes.

• On peut les classer en six grands groupes en fonction de leurs rôles.

Contrôles polymérisation /dépolymérisation	Thymosine	Blocage polymérisation
	Profiline	Favorise polymérisation
	ARP 2/3	Favorise polymérisation
	Caldesmon	Stabilisation de MF
Organisation des MF	tropomyosine	Stabilisation des MF
	α-actinine	Faisceaux larges
	Fimbrine	Faisceaux serrés
	Villine	Faisceaux serrés
	Filamine	Réseaux
Destruction des MF	Gelsoline	Fragmentation des MF
Contraction	Myosine II	
Mouvements vésicules/organites	Myosine I, V, ...	
Attachement à la membrane	Spectrine/dystrophines	

Tab. 7.1 – Rôles des ABP.

• Cas particuliers des myosines. Les myosines sont une famille de molécules (18 classes) qui ont des caractéristiques structurales communes : elles ont toutes une activité ATPasique au niveau de leur tête globulaire et possèdent des sites de phosphorylation et des sites de fixation à l'actine ; elles possèdent toutes une queue plus ou moins longue (courte pour la myosine I, longue pour la myosine II).

• Elles existent sous deux états : inactif non phosphorylé, actif phosphorylé.

• Dans les cellules musculaires, les microfilaments d'actine (filaments fins) sont associés à de la myosine II (filaments épais).

• Dans le cas de la myosine II, la phosphorylation permet son auto-assemblage en filament bipolaire. Une fois phosphorylé et assemblé, l'hydrolyse de l'ATP par les têtes de myosine permet le déplacement de ces têtes le long des microfilaments d'actine.

• La contraction musculaire (raccourcissement des sarcomères) résulte du glissement des microfilaments d'actine par rapport aux filaments bipolaires de myosine, phénomène déclenché par l'hydrolyse d'ATP.

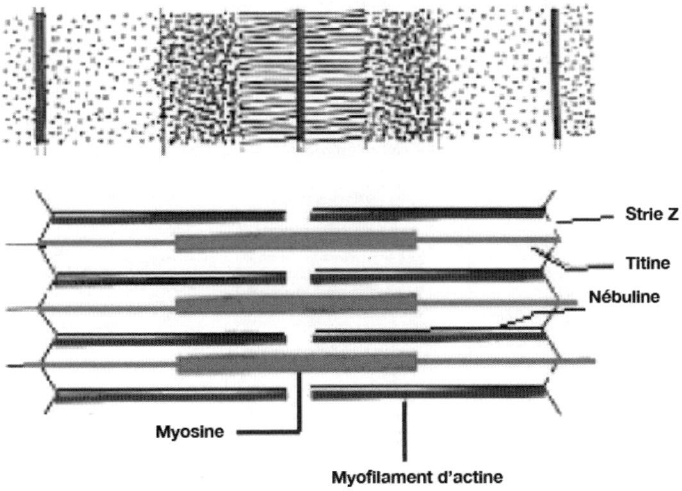

Fig. 7.2 – Organisation d'un sarcomère.

• Les microfilaments d'actine sont attachés par l'intermédiaire d'ABP telles que la protéine capZ (protéine de coiffage à l'extrémité « + »), de l'α-actinine (extrémité « + ») et de tropomoduline qui stabilise l'extrémité « – ».

• La contraction musculaire est due à l'augmentation du Ca^{++} intracellulaire (sortie du sarcoplasme). Le Ca^{++} se fixe à la troponine (18 kDa) et à la tropomyosine (35 kDa), elles-mêmes associées aux microfilaments d'actine.

• En absence de Ca^{++}, la tropomyosine empêche la tête de myosine d'interagir avec les filaments d'actine et en présence de Ca^{++}, et sous influence de la troponine, la tropomyosine se déplace légèrement, permettant ainsi l'interaction entre actine et myosine.

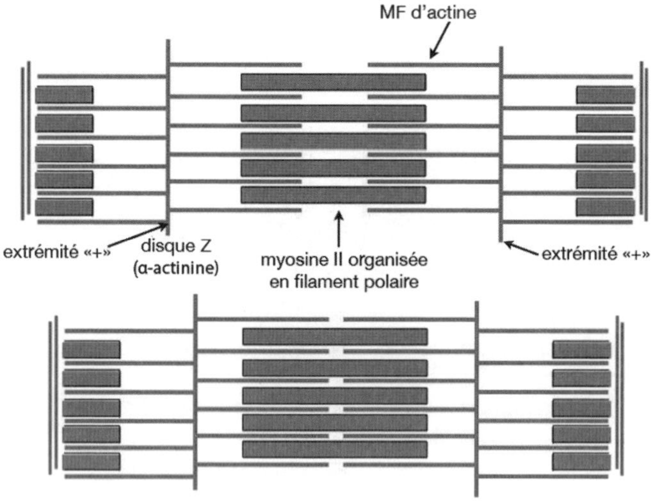

Fig. 7.3 – Contraction musculaire.

• D'autres myosines comme la myosine I (110 kDa) servent au transport vésiculaire.

• La queue de la myosine I se fixe sur l'organite ou sur la vésicule à transporter tandis que sa tête se fixe sur le microfilament d'actine. Le transport s'effectue de l'extrémité « – » vers l'extrémité « + », donc vers la membrane plasmique.

• Les microfilaments d'actine et les protéines associées sont présents dans les cellules sous trois formes d'organisation : le cortex cellulaire, les systèmes contractiles dans les cellules non musculaires et les systèmes contractiles dans les cellules musculaires.

• Le cortex cellulaire est constitué de microfilaments d'actine situés sous la membrane plasmique. Ils peuvent être organisés soit en faisceaux serrés (dans les fins prolongements cytoplasmiques = microvillosités), soit encore sous forme de réseaux lâches de microfilaments d'actine non orientés.

• Dans le 1er cas, les microfilaments d'actine sont orientés (extrémité « + » côté membranaire).

• Dans le cas de l'organisation des systèmes contractiles des cellules non musculaires, les microfilaments d'actine sont en faisceaux larges (fibres de stress), ancrés dans des domaines spécifiques de la membrane plasmique appelés « points de contacts focaux » dans lesquels sont concentrés des intégrines.

• Enfin, dans le cas des cellules musculaires, les microfilaments d'actine sont associés à de nombreuses ABP soit sous forme de sarcomères (cellules striées squelettiques et cardiaques) soit différemment dans les cellules musculaires lisses.

• En plus de la contraction musculaire, les microfilaments d'actine jouent aussi des rôles dans la migration cellulaire (*cf.* adhésion cellulaire), l'organisation de la matrice extracellulaire, la cytodiérèse, le maintien de l'intégrité des tissus et dans l'armature des microvillosités.

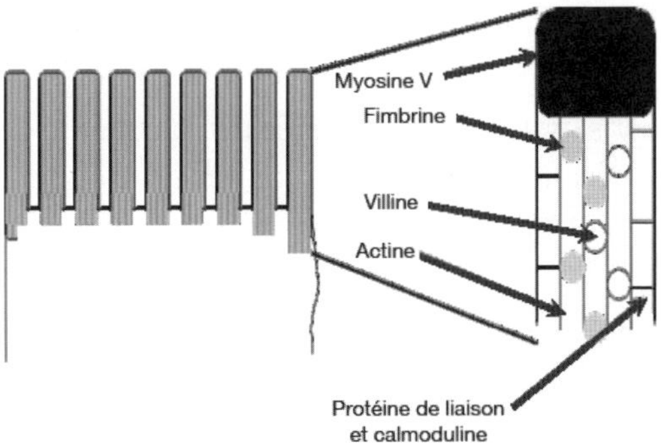

Fig. 7.4 – Organisation d'une microvillosité.

LES MICROTUBULES

STRUCTURE DES MICROTUBULES

• Ce sont de longs polymères rigides (∅ 25 nm) faits d'hétérodimères de tubuline α (110 kDa) et β (120 kDa). Comme les microfilaments d'actine, ils sont orientés avec une extrémité « + » proche de la membrane plasmique et une extrémité « – » orientée vers le centre des cellules.

• Leur assemblage/désassemblage se fait par addition/soustraction de dimères d'αβ-tubuline et d'hydrolyse de GTP.

• Les dimères d'αβ-tubuline s'alignent pour former des protofilaments et 13 protofilaments s'associent pour former un microtubule.

• Chaque molécule de tubuline à un site de fixation pour le GTP ou du GDP sur l'extrémité Nter.

• La tubuline α ne peut fixer que du GTP, tandis que la tubuline β peut fixer soit du GTP soit du GDT.

• Dans un microtubule la polymérisation et la dépolymérisation se produisent simultanément aux deux extrémités mais à des vitesses différentes (3 à 4 fois plus vite du côté « + » que du côté « – »).

• Si la polymérisation est plus rapide que la dépolymérisation, alors le microtubule s'allonge. Si c'est l'inverse, alors le microtubule se raccourcit.

POLYMÉRISATION DES MICROTUBULES

• La polymérisation des microtubules nécessite la présence de Mg^{++}, du GTP et une température de 37 °C. Elle commence par une phase de latence (nucléation), qui est suivie par une phase d'élongation.

• La phase de nucléation nécessite la présence de γ-tubuline et un complexe de protéines associées (γ-TURC ainsi que des GTPases de type Ran).

• La polymérisation commence par la formation d'une amorce grâce au matériel péricentriolaire.

• La vitesse de polymérisation est conditionnée par la quantité de tubuline libre. Au fur et à mesure de la polymérisation, le pool de tubuline libre diminue, la vitesse d'élongation décroit jusqu'à égaler la vitesse de dissociation pour atteindre une concentration critique de tubuline.

• Il reste toujours en moyenne 50 % de tubuline libre dans les cellules en interphase.

• Comme seule la tubuline β a une activité GTPasique sur la longueur d'un microtubule, on a une alternance de β-GDP et d'α-GTP.

• Certaines drogues sont susceptibles d'inhiber la polymérisation des microtubules ou au contraire de les stabiliser : la colchicine ou le nocodazole provoque un raccourcissement (dépolymérisation) des microtubules tandis que le taxol favorise la polymérisation des microtubules et diminue ainsi considérablement la quantité de tubuline libre dans les cellules.

• Dans les cellules, on peut trouver des microtubules sous deux formes : labiles ou stabilisés.

• Les microtubules labiles sont des microtubules libres et instables subissant en permanence des phases de polymérisation/dépolymérisation (durée de vie d'un microtubule environ 10 minutes).

• Les microtubules stables sont des microtubules qui s'intègrent dans des structures complexes comme les centrioles ou les axonèmes des cils et des flagelles.

LE CENTROSOME

• Le centrosome est une structure au centre de la cellule généralement située près du noyau. Les centrosomes sont des MTOC (Centre Organisateur des MicroTubules). Ils existent dans toutes les cellules susceptibles de se diviser.

• Ils interviennent dans la nucléation des microtubules, dans la formation des fuseaux de division mitotique et dans la formation des cils et des flagelles (corpuscules basaux).

• Chez les vertébrés, les centrosomes sont constitués de deux centrioles : un complet et un immature (ou en croissance).

• Les deux centrioles sont perpendiculaires l'un par rapport à l'autre et baignent dans un matériel péricentriolaire.

• Chaque centriole est un cylindre de 0,15 à 0,25 μm de diamètre et de 0,3 à 0,7 μm de longueur.

• La paroi du centriole est constituée de neuf triplets, chacun des triplets étant formé de trois microtubules (A, B et C). Les microtubules A et B d'une part et les microtubules B et C d'autre part ont une paroi commune (trois ou quatre protofilaments en commun).

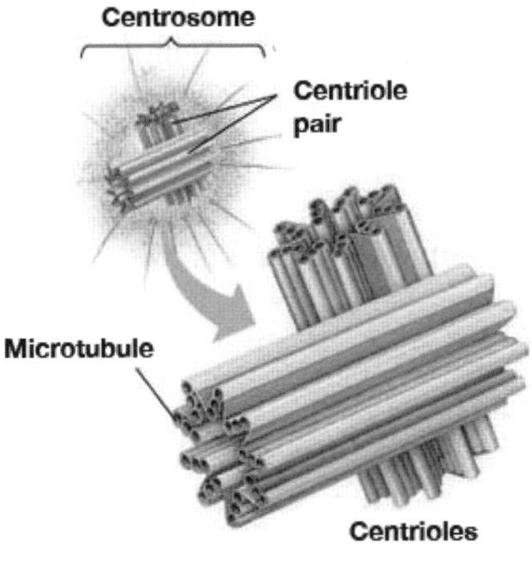

Fig. 7.5 – Organisation du centrosome.

• La paroi de chaque microtubule est composée de protofilaments (13 pour le microtubule A). Les triplets sont réunis par des liens denses de nexine (entre les microtubules A et C).

• Dans le cas du centriole « immature », du côté distal, la partie centrale est occupée par des lignes denses radiaires fixées sur les microtubules A (dispositif en « roue de charrette »).

• Pendant l'interphase, les deux centrioles ne se comportent pas de la même manière :
 – le centriole « mature » reste au centre de la cellule et contrôle la nucléation des microtubules centrosomaux ;
 – le centriole « immature » est plus mobile et contrôle la polymérisation des microtubules non centrosomaux.

LES FILAMENTS INTERMÉDIAIRES

STRUCTURE DES FILAMENTS INTERMÉDIAIRES

• Les filaments intermédiaires (plus de 60 membres, ∅ 11 nm) sont des polymères de protéines fibreuses, résistants aux détergents et aux solutions salines faibles et fortes.

• Chaque monomère est constitué de trois domaines : un domaine central composé d'acides aminés hydrophobes en hélice α ; une extrémité Nter et COOHter de longueur variable portant des sites de phosphorylation et de O-glycosylation.

• La polymérisation des filaments intermédiaires se fait par étapes successives : formation de dimères, deux dimères superenroulés s'associent de manière antiparallèle pour former un tétramère (protofilament ; ∅ 3 nm).

• Les tétramères se mettent bout à bout, d'abord sous forme d'octamères, puis s'ajoutent à un filament intermédiaire en cours d'élongation et huit protofilaments forment le filament intermédiaire de 11 nm de diamètre.

• Les composants des filaments intermédiaires se trouvent rarement sous forme de monomères.

• L'assemblage et le désassemblage sont des processus lents (plusieurs minutes, comparativement à la polymérisation/dépolymérisation des microfilaments d'actine et de microtubules, quelques secondes).

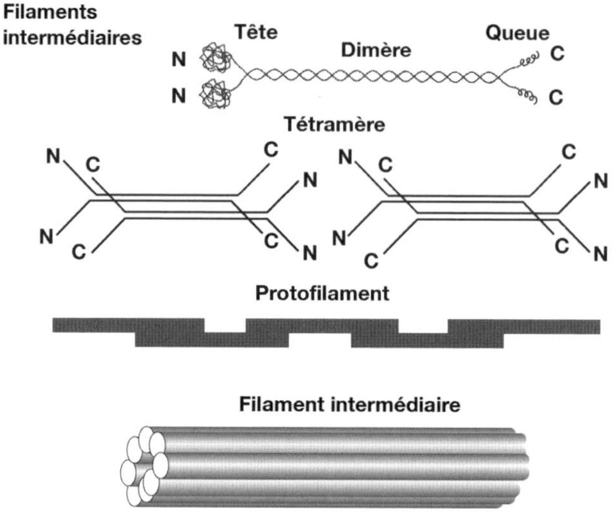

Fig. 7.6 – Assemblage des filaments intermédiaires.

LES DIFFÉRENTES CLASSES DE FILAMENTS INTERMÉDIAIRES

• Il existe quatre-cinq grandes classes de filaments intermédiaires :
- les lamines ;
- la famille de la vimentine et des protéines associées ;
- les cytokératines (deux classes) ;
- les neurofilaments et protéines associées.

Type	Sous-unités	Spécificité d'expression
I	Kératines acides	Épithélium
II	Kératines neutres/basiques	Épithélium
III	Desmine	Muscles
	GFAP (glial fibrillary acidic protein)	Astrocytes
	Vimentine	Différents précurseurs embryonnaires Cellules mésenchymateuses

…/…

	Périphérine	Neurones
IV	Neurofilaments : NFl,m,h	Neurones
	Internexine	Neurones
V	Lamines	Noyau
VI	Nestine	Cellules souches neuroépithéliales
Autres	Filensine, phakinine	Cristallin

Tab. 7.2 – Les différents filaments intermédiaires.

• Les lamines sont localisées dans toutes les cellules nucléées (noyau). Elles sont codées par quatre gènes et ont un poids moléculaire de 65 à 75 kDa. Elles assurent le maintien de l'intégrité de l'enveloppe nucléaire. Leur phosphorylation par le MPF (*Mitosis Promoting Factor*) entraîne la désagrégation de l'enveloppe nucléaire en début de mitose.

• La famille de la vimentine et des protéines associées contient quatre membres :
  – la vimentine (54 kDa) est la plus largement distribuée (cellules mésenchymateuses, fibroblastes) ;
  – la desmine (53 kDa) est présente dans les cellules musculaires lisses et striées. Elle relie les myofibrilles à la membrane plasmique ;
  – la GFAP (*Glial Fibrillary Acidic Protein*) (50 kDa) est présente dans le système nerveux central et périphérique ;
  – la périphérine (57 kDa) est présente dans les neurones pendant le développement embryonnaire et au cours de phénomènes de régénération.

• Les cytokératines sont localisées dans les cellules épithéliales (marqueurs de cellules épithéliales). Elles appartiennent à deux groupes : le groupe des cytokératines acides (type I) (40 à 60 kDa) et les cytokératines basique ou neutres (de type II) (50 à 70 kDa). Selon le stade de différentiation, les cytokératines sont différentes.

• Les neurofilaments existent sous trois formes (NF-L, M et H) (60 à 150 kDa). Ils sont présents dans les neurones du système nerveux central et périphérique. Ils s'associent aux microtubules et participent à la constitution de l'axe des prolongements (axone et dendrite).

• Il existe aussi d'autres molécules comme la nestine (240 kDa, cellules souches neuroépithéliales), de l'α-internexine (66 KDa, dans les neurones), mais en moindre quantité.

• Les cellules eucaryotes nucléées possèdent toutes des filaments intermédiaires appartenant à au moins deux familles différentes (dont une étant les lamines).

• Les filaments intermédiaires peuvent aussi être associés à d'autres protéines notamment dans les structures jonctionnelles (desmosomes).

• Les filaments intermédiaires jouent aussi des rôles dans le maintien de l'intégrité cellulaire et des tissus, dans l'organisation de l'enveloppe nucléaire et dans la formation des divers tissus comme les ongles, les cheveux et couche cornée de la peau.

• Les filaments intermédiaires ont aussi un rôle dans la régulation du fonctionnement des organites et des protéines associées aux organites.

• Il existe des protéines associées aux filaments intermédiaires : les IFAPs. Environ 15 protéines associées aux filaments intermédiaires ont été mises en évidence à ce jour dont les LAPs, l'émerine et les filagrines.

8

Mitochondries et peroxysomes

LA PRODUCTION D'ÉNERGIE DANS LA CELLULE

• L'énergie dans la cellule est dévolue à des nucléotides triphosphates susceptibles de stocker temporairement de l'énergie dans leurs liaisons (ATP, GTP).

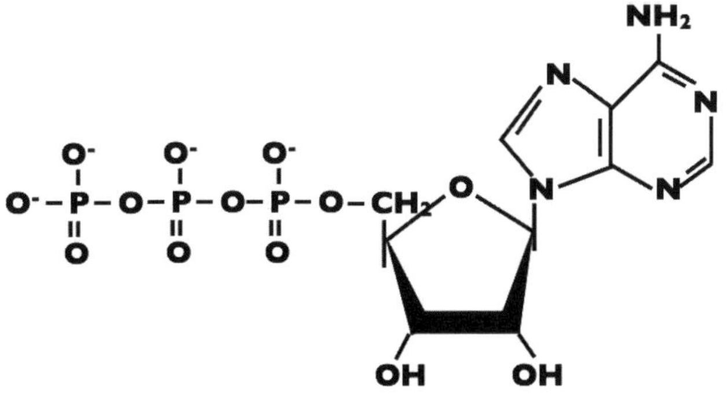

Fig. 8.1 – Schéma ATP.

• Ce sont les mitochondries dans les cellules animales qui génèrent la plus grande partie de l'énergie utilisable à partir de la dégradation catabolique des lipides et des glucides. Dans les cellules végétales, ce sont les chloroplastes qui captent l'énergie solaire pour générer l'ATP.

LA GLYCOLYSE

• Il existe une voie universelle de production d'ATP : la glycolyse.

• La glycolyse est une suite de réactions qui convertit le glucose en pyruvate avec production d'ATP.

• Toutes les réactions de la glycolyse ont lieu dans le cytosol et s'effectuent par étapes sans libération brutale de l'énergie contenue dans les liaisons des produits de réaction.

• Le bilan de la glycolyse est modeste (quatre ATP produits et deux ATP consommés), mais une grande quantité d'énergie demeure dans les liaisons des produits de la glycolyse (pyruvate et NADH pour Nicotinamide Adénine Dinucléotide sous forme réduite).

• En présence d'oxygène les produits de la glycolyse (pyruvate et NADH) sont utilisés par la mitochondrie (le pyruvate est dégradé et le NADH régénéré en NAD).

• En absence d'oxygène, le NADH est régénéré en NAD dans la fermentation lactique et/ou alcoolique.

• Ces fermentations ne produisent pas d'ATP mais permettent de régénérer le NADH et ainsi la poursuite de la glycolyse.

• En aérobie, le NADH est une source d'énergie supplémentaire car il donnera ses électrons à la chaîne de transports d'électrons qui en réduisant l'oxygène en eau permet la production d'ATP supplémentaires en grande quantité.

• Dans les cellules eucaryotes, le pyruvate entre dans la mitochondrie où il est transformé en acétyl-CoenzymeA après déshydrogénation et décarboxylation.

• L'acétyl-CoA entre dans le cycle de Krebs (cycle du citrate) qui permet la formation de NADH et de $FADH_2$ qui céderont leurs électrons à la chaîne respiratoire (production d'ATP).

• En dehors des glucides, les triglycérides sont une autre source de production de l'énergie. Ils sont transformés en acides gras dans le cytoplasme, puis activés en présence d'ATP pour former des acyl-AMP qui réagissent avec des coenzymesA (formation d'acyl-CoA).

• Les acylCoA entrent dans la mitochondrie grâce à la carnitine, puis dans la matrice mitochondriale subissent des réactions de β-oxydations (hélice de Lynen).

• À chaque tour de spire de l'hélice, l'acyl-CoA perd deux atomes de carbone et permet la formation de NADH et $FADH_2$ (source d'ATP supplémentaires).

LA CHAÎNE RESPIRATOIRE

• Les électrons disponibles dans les coenzymes seront transférés à l'oxygène moléculaire dans une série de réactions couplées : la chaîne respiratoire = phosphorylation oxydative = oxydation phosphorylante.

• Ces réactions se font dans la membrane interne de la mitochondrie où sont localisés les complexes enzymatiques nécessaires à ces réactions.

• Le complexe I (NADH déshydrogénase) catalyse le transfert d'électrons entre le NADH matriciel et l'ubiquinone (CoQ).

• Le complexe II (succinate déshydrogénase) transfère les électrons du $FADH_2$ matriciel vers l'ubiquinone.

• Les électrons sont ensuite transférés au complexe III (complexe b-c1, cytochrome b et c).

• Les cytochromes réduits fournissent les électrons au dernier complexe qui catalyse le transfert d'électrons jusqu'à l'O_2 moléculaire par l'intermédiaire du complexe IV (cytochrome oxydase).

• L'oxygène est l'accepteur final, sa réduction se fait sur la face interne de la membrane interne de la mitochondrie : il se forme une molécule d'eau.

• Pour les complexes I, III et IV, la quantité d'énergie libérée par les transferts d'électrons est utilisée pour permettre le passage de protons de l'espace matriciel à l'espace intermembranaire.

• La membrane interne étant imperméable aux ions, les protons ne peuvent retourner dans la matrice mitochondriale et il se crée alors un gradient de protons entre ces deux espaces avec apparition d'une différence de potentiel électrochimique.

• Les ATP synthases de la membrane interne réduisent ces gradients de protons en faisant passer des protons vers la matrice. Ceci s'accompagne de la formation d'une molécule d'ATP (une par proton qui retourne dans l'espace matriciel).

• L'ATP synthase est constitué de deux parties distinctes F_0 et F_1. F_0 est membranaire (canal à proton), tandis que F_1 est périphérique. F_1 possède l'activité catalytique capable de transformer un ADP en ATP.

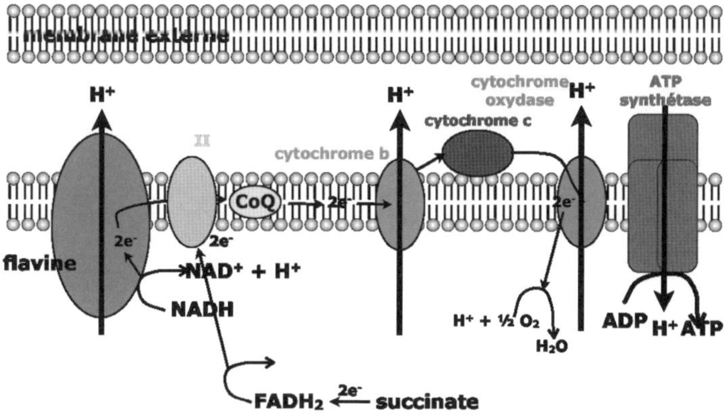

Fig. 8.2 – La chaîne respiratoire.

• Le bilan de la respiration est de 38 molécules d'ATP formées à partir de la dégradation d'une molécule de glucose.

LA MITOCHONDRIE

• Les mitochondries sont des organites bimembranaires présentes dans toutes les cellules eucaryotes.

• Ce sont des organites semi-autonomes capables de se diviser mais ils ne peuvent subsister en dehors d'un environnement cellulaire.

• Le nombre de mitochondrie par cellule est variable de quelques unes à plusieurs centaines.

• Ce sont des organites ovoïdes d'environ 1 à 2 µm de longueur pour 0,5 à 1 µm de largeur (du même ordre qu'une bactérie).

• Les deux membranes limitent un espace intermembranaire de composition différente du cytosol et de la matrice mitochondriale.

• Leur aspect est très variable d'un type cellulaire à un autre (plutôt allongées ou au contraire plus ronde).

• Les mitochondries sont associées à des microtubules par l'intermédiaire de kinésines et sont donc susceptibles de se déplacer dans les cellules.

• Leur nombre varie selon les types cellulaires et l'activité des cellules : très nombreuses dans les cellules qui consomment beaucoup d'énergie (cellules sécrétrices, cellules des tubules rénaux).

LES MEMBRANES MITOCHONDRIALES

• La membrane interne fait saillie (crêtes mitochondriales) dans la matrice mitochondriale et porte les complexes de la chaîne respiratoire et les molécules d'ATPsynthases. La longueur et le nombre des crêtes mitochondriales sont fonction de l'activité cellulaire.

• La composition des deux membranes est différente : la membrane externe est très voisine de la membrane plasmique mais contient plus de porines. Elle contient en outre des récepteurs d'importation pour les protéines mitochondriales (Tom pour *Translocase of the Outer Membrane*).

• De nombreux autres récepteurs ou complexes d'importation sont aussi présents sur la membrane interne.

• La composition de la membrane interne est très différente de la membrane plasmique. Plus riche en protéines (80 %) et moins riche en lipides (20 %). Elle contient en autre de la cardiolipine comme la membrane des bactéries.

• Elle est très imperméable d'où l'existence de très nombreux transporteurs. Elle contient aussi les différents complexes de la chaîne respiratoire et les ATPSynthases.

LA MATRICE MITOCHONDRIALE

• La matrice mitochondriale est très complexe : elle contient beaucoup de métabolites et d'enzymes intervenant dans la dégradation de substrats comme le pyruvate (cycle du citrate, hélice de Lynen).

• La matrice contient aussi des acides nucléiques : des molécules d'ADN mitochondrial et des mitoribosomes. Elle contient en outre toutes les enzymes nécessaires à la réplication, à la transcription et à la traduction du génome mitochondrial.

L'ADN MITOCHONDRIAL

• L'ADN mitochondrial (1-5 ‰ de l'ADN cellulaire total) est associé à des histones mitochondriales et est fixé sur la membrane interne.

• Chez l'homme, le génome mitochondrial ne dépasse pas 16 kb et est circulaire (comme le nucléole bactérien).

• Il peut y avoir plusieurs copies d'ADN dans une seule mitochondrie (5 à 10 copies). Compte tenu du nombre de mitochondries dans une cellule, le nombre de copies d'ADN mitochondrial peut atteindre 1 000 copies/cellule.

• L'ADN du noyau et l'ADN mitochondrial ne peuvent pas s'hybrider : ils ne contiennent pas la même information. Le nombre de gènes portés par le génome mitochondrial est limité : 13 séquences protéiques (dont cytochrome oxydase, NADH déshydrogénase), ARNr 16 S et 12 S et les 22 ARNt.

• Certains complexes enzymatiques sont codés en partie par le génome mitochondrial et en partie par le génome nucléaire (coopération).

• Des mutations de ce génome ont pu être mises en évidence en relation avec des pathologies humaines (neuropathie optique de Leber, maladie de Parkinson ou d'Alzheimer). Les troubles ne seront pas les mêmes si la mutation touche une seule copie d'ADN mitochondrial ou toutes les copies.

• La transmission de ces mutations se fait par la mère puisqu'au moment de la fécondation les mitochondries du spermatozoïde n'entrent pas dans l'ovule.

• Outre leur fonction dans la production d'énergie, les mitochondries ont de multiples autres fonctions (synthèse de lipides comme les hormones stéroïdes, apoptose, stockage du Ca^{++}).

LE PEROXYSOME

• Les peroxysomes sont des organites en général de plus petite taille que les mitochondries (au maximum 1 µm) et sont présents dans toutes les cellules eucaryotes.

• Ils ne sont limités que par une seule membrane et renferment une matrice assez dense.

• Ils contiennent de nombreuses enzymes et tout particulièrement des peroxydases qui assurent une oxydation de nombreux substrats endogènes et exogènes.

• Deux types d'enzymes sont présents dans les peroxysomes : des oxydases qui utilisent l'O_2 comme accepteur d'électron pour l'oxydation de substrats (formation de peroxyde d'hydrogène H_2O_2, puissant oxydant) et des peroxydases qui utilisent le peroxyde d'hydrogène pour oxyder des substrats.

• Ces enzymes peroxysomales permettent aux cellules des réactions d'oxydation d'une grande variété de substrats (dégradation des acides aminés, dégradations des bases puriques).

• Les réactions d'oxydation dans les peroxysomes dégagent de l'énergie qui n'est pas transformée en ATP mais sous forme de chaleur.

• Les peroxysomes interviennent aussi dans la biosynthèse de certains lipides comme le cholestérol et le dolichol ainsi que de certains phospholipides.

9

Structure et organisation fonctionnelle du noyau cellulaire

• L'apparition du noyau au cours de l'évolution est un événement majeur qui a permis le passage des procaryotes aux eucaryotes en introduisant un nouveau compartiment.

• L'apparition de ce nouveau compartiment conduit à ce que la réplication (doublement de la quantité d'ADN) et la transcription (synthèse des ARNs) se déroulent dans un compartiment différent de celui de la traduction (synthèse des protéines).

STRUCTURE DU NOYAU

• Le noyau est limité par une citerne du réticulum endoplasmique rugueux interrompue par des pores nucléaires qui permettent les échanges entre le noyau et le cytoplasme.

• Le noyau n'est pas homogène : il contient un nucléoplasme compartimenté et limité par l'enveloppe nucléaire, les chromatines, le nucléole (zones de transcription des ARNr) et des corps de Cajal (zones de régulation et d'assemblage des snARN).

L'ENVELOPPE NUCLÉAIRE

• L'enveloppe nucléaire est une citerne spécialisée du REG. C'est une structure complexe impliquée dans les échanges nucléocytoplasmiques et dans l'organisation du contenu nucléaire, dans le maintien de la forme du noyau, dans la réplication et dans le transport des ARN.

• L'épaisseur totale de l'enveloppe fait environ 35 nm.

• La membrane externe peut être recouverte de quelques ribosomes. Composée de 70 % de protéines et 30 % de lipides, elle contient des enzymes (glucose-6-phosphatase, transporteurs d'électrons).

• L'espace périnucléaire sert de lieu de stockage du Ca^{++} et à une épaisseur de 10 à 20 nm. Cet espace est en continuité avec la lumière du réticulum endoplasmique.

• La membrane interne est semblable à la membrane externe mais avec des activités enzymatiques moindres. Elle contient des protéines spécifiques jouant un rôle dans la fixation des lamines et des histones, protéines associées à l'ADN des fibres nucléosomiques.

• Cette membrane contient aussi des canaux calciques qui permettent le passage des ions Ca^{++} de l'espace périnucléaire vers le nucléoplasme où résident de multiples enzymes Ca^{++}-dépendantes.

LES PORES NUCLÉAIRES

Structure des pores nucléaires

• Les pores nucléaires sont des structures complexes (∅ 120 nm) que l'on trouve dans tous les noyaux. Ils interviennent dans la régulation des échanges cytonucléoplasmiques.

• Ce sont des structures dynamiques susceptibles de s'assembler et de se désassembler selon les activités cellulaires.

• Le poids moléculaire du complexe est très élevé de l'ordre de 125 000 kDa. Il possède une symétrie d'ordre 8.

• Les pores nucléaires sont composés de huit rayons disposés autour d'un tunnel central. Ces rayons sont soudés à deux anneaux, l'un nucléaire, l'autre cytoplasmique.

• L'ensemble est maintenu dans l'enveloppe nucléaire où les deux membranes se fondent l'une dans l'autre.

• De l'anneau cytoplasmique partent des filaments protéiques orientés perpendiculairement à la surface (filaments cytosoliques). Les deux anneaux sont reliés à un transporteur central par huit bras radiaires.

• Un 3e anneau plus petit est situé dans le nucléoplasme. Il est aussi relié à l'anneau nucléoplasmique par des bras radiaires.

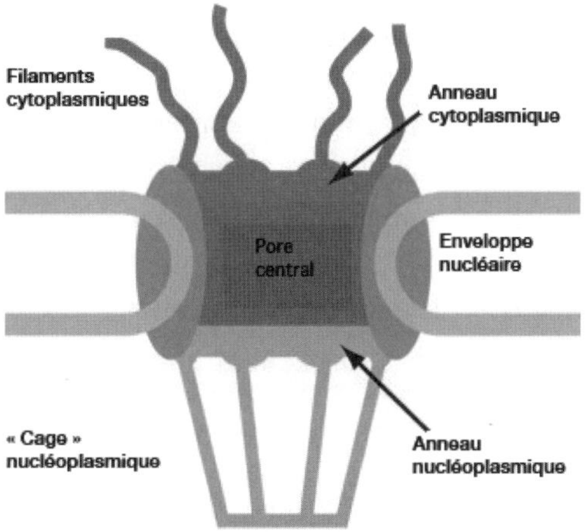

Fig. 9.1 – Schéma d'un pore nucléaire.

Mécanisme de transports vers et hors du noyau

• La principale fonction des pores nucléaires est de contrôler les échanges nucléoplasmiques aussi bien dans un sens que dans l'autre.

• Deux types de transports à travers les pores sont concernés : des transports passifs et des transports actifs.

• Les ions et les petites molécules dont le poids moléculaire est inférieur à 40-60 kDa entrent passivement dans le noyau par les canaux latéraux.

• Les molécules dont le poids moléculaire dépasse 60 kDa entrent par transports actifs par le tunnel central.

• Que ce soit par transport actif ou passif, les transports à travers les pores se font dans les deux sens : importation et exportation.

• Les protéines qui sont destinées à entrer dans le noyau possèdent des séquences d'adressage nucléaire (séquence NLS pour *Nuclear Localization Signal*).

• Ces séquences d'environ quatre à huit acides aminés sont chargées positivement et sont susceptibles d'être reconnues par des importines dans le cytoplasme (ou caryopherine).

• Les importines (deux sous-unités α et β) forment un complexe capable de traverser le pore nucléaire par interactions successives avec les nucléoporines.

• Une fois dans le noyau, le complexe se dissocie et les importines repassent dans le cytoplasme pour y être recyclées.

• Les mécanismes d'exportation (NES pour *Nuclear Export Signal*) sont similaires et ont été mis en évidence grâce à l'étude de systèmes viraux (VIH).

LA MATRICE NUCLÉAIRE

• La matrice nucléaire est constituée des lamines nucléaires, libres ou fixées à l'enveloppe nucléaire, des protéines fibrillaires disposées en réseaux sous-membranaires associées au petit anneau nucléoplasmique et un réseau plus profond dans le nucléoplasme contenant des protéines dont les protéines NuMA.

• Chez les mammifères, il existe trois lamines différentes : les lamines A, B et C. Elles sont codées par trois gènes LMN A pour les lamines A et C (épissage alternatif) et LMN B1 pour la lamine B1 et LMN B2 pour la lamine B2.

• Toutes les cellules de vertébrés expriment au moins un type de lamine B qui est associée aux sites de réplication de l'ADN (phase d'élongation).

• La lamine A est exprimée dans toutes les cellules différenciées.

• Les lamines forment la lamina, dont l'épaisseur est variable (entre 15 et 60 nM) selon les types cellulaires, sur la face nucléoplasmique de l'enveloppe nucléaire.

• Les lamines sont reliées à l'enveloppe nucléaire par l'intermédiaire de protéines : LAP 1, LAP 2 et émerine.

• Les lamines sont phosphorylées au moment de la mitose (par le MPF). Les lamines A et C deviennent solubles, tandis que les lamines B restent associées à la membrane nucléaire.

• Cette solubilisation des lamines provoque un désassemblage de la lamina et ensuite une désagrégation de l'enveloppe nucléaire.

• Lors de la télophase, les lamines sont déphosphorylées et l'enveloppe nucléaire se reforme.

• Les lamines sont aussi présentes dans la nucléoplasme sous forme de structures tubulaires stables alors que la lamina est dynamique.

• Elles constituent un réseau de fibres qui sont associées à toutes les protéines de la machinerie nucléaire.

• On retrouve, en outre, dans le nucléoplasme de l'actine (β-actine) associée à des ABP (protéine 4.1, profiline, thymosine, nuclear myosine I). Cet ensemble constitue le nucléosquelette qui a un rôle fondamental dans la répartition des chromosomes dans le noyau en interphase sous formes de « territoires chromosomiques ».

• Les gènes actifs sont situés à la périphérie de ces territoires.

ORGANISATION FONCTIONNELLE DU NOYAU CELLULAIRE : LA CHROMATINE

• Dans les cellules eucaryotes, le matériel génétique est organisé en une structure complexe constituée d'ADN et de protéines.

• Cette structure est appelée la chromatine. Environ deux mètres d'ADN dans chaque cellule doivent être contenus dans un noyau de quelques µm de diamètre. Ceci nécessite un très grand degré de compaction qui ne doit cependant pas empêcher l'ADN d'être rapidement accessible afin de permettre son interaction avec les machineries protéiques régulant les fonctions de la chromatine lors de la réplication, la réparation et la transcription.

• L'organisation dynamique de la « structure chromatinienne » influence toutes les fonctions du génome.

• L'unité fondamentale de la chromatine est appelée le nucléosome qui est composé d'ADN et d'histones.

• Il constitue le 1er niveau de compaction de l'ADN dans le noyau. Cette structure est régulièrement répétée pour former le nucléofilament qui peut être plus ou moins compact.

• Le niveau de condensation le plus élevé est atteint dans le chromosome métaphasique. Dans un noyau interphasique, la chromatine est organisée en territoires fonctionnels.

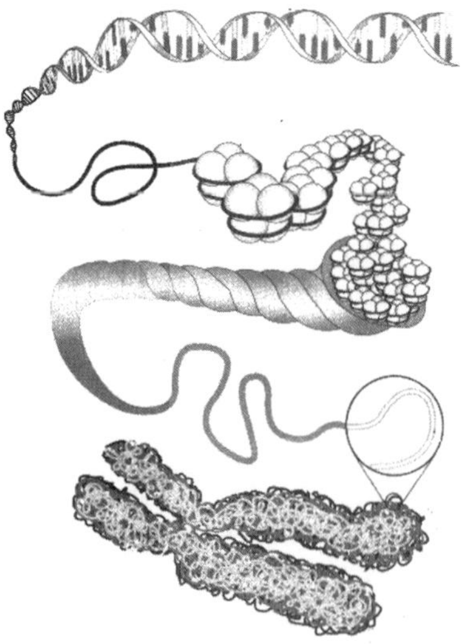

Fig. 9.2 – Du nucléosome au chromosome.

• Il existe deux grands types d'organisation de la chromatine : l'euchromatine et l'hétérochromatine.

L'HÉTÉROCHROMATINE

• L'hétérochromatine est une structure qui ne change pas d'état de condensation au cours du cycle cellulaire, tandis que l'euchromatine apparaît décondensée pendant l'interphase.

• L'hétérochromatine est localisée principalement en périphérie du noyau et du nucléole, tandis que l'euchromatine est répartie à l'intérieur du nucléoplasme.

• On distingue deux types d'hétérochromatine :
  – l'hétérochromatine constitutive, qui contient peu de gènes, formée principalement de séquences répétées et dont les plus grandes régions sont situées à proximité des centromères et des télomères ;
  – l'hétérochromatine facultative, qui contient des régions codantes pouvant adopter les caractéristiques structurale et fonctionnelle de l'hétérochromatine.

• L'hétérochromatine facultative contient des séquences d'ADN non transcrites dans la cellule observée mais qui sont transcrites dans d'autres types cellulaires (différenciation).

L'EUCHROMATINE

• L'euchromatine correspond aux fibres génétiquement actives, c'est-à-dire à des régions qui sont en cours de réplication ou de transcription.

• Ces régions sont le siège de transcription d'ARNm, d'ARNt et d'un ARN ribosomal, l'ARNr 5S.

• Les autres ARN ribosomaux sont transcrits à partir d'une région spécifique, le nucléole.

LE NUCLÉOLE

• Le nucléole contient la partie du chromosome appelé organisateur nucléolaire (NOr) et contient les gènes des ARN ribosomaux.

• Il est présent en G1, S et G2 mais disparaît en mitose.

• Le nucléole contient 200 gènes d'ARNr localisés chez l'homme sur cinq chromosomes (13, 14, 15, 21 et 22).

• Les gènes des ARNr codent pour un pré ARN-45S d'où dériveront après maturation les ARNr 18S, 5,8S, et 28S (l'ARNr 5S provenant de gènes extranucléolaires). Ces ARNr associés à des protéines vont constituer la petite et la grande sous-unité ribosomale.

• Une hypertrophie des nucléoles peut être observée suite à des intoxications par des agents toxiques, suite à des radiations ou suite à des infections par des adénovirus.

• La coloration spécifique (*chromosome painting*) de chaque chromosome par des fluorochromes différents (une couleur par chromosome) a pu montrer dans une cellule *in vivo* que les chromatines ne se mélangent pas et que chaque chromosome occupe un territoire bien défini dans le noyau.

10

Chromosomes et caryotype

LE CHROMOSOME

• Le chromosome, porteur de l'information génétique, n'est pas visible en tant que tel pendant la mitose.

• La chromatine se condense progressivement au cours de la division cellulaire pour prendre une apparence caractéristique en forme de X à deux bras courts et deux bras longs, reliés par un centromère.

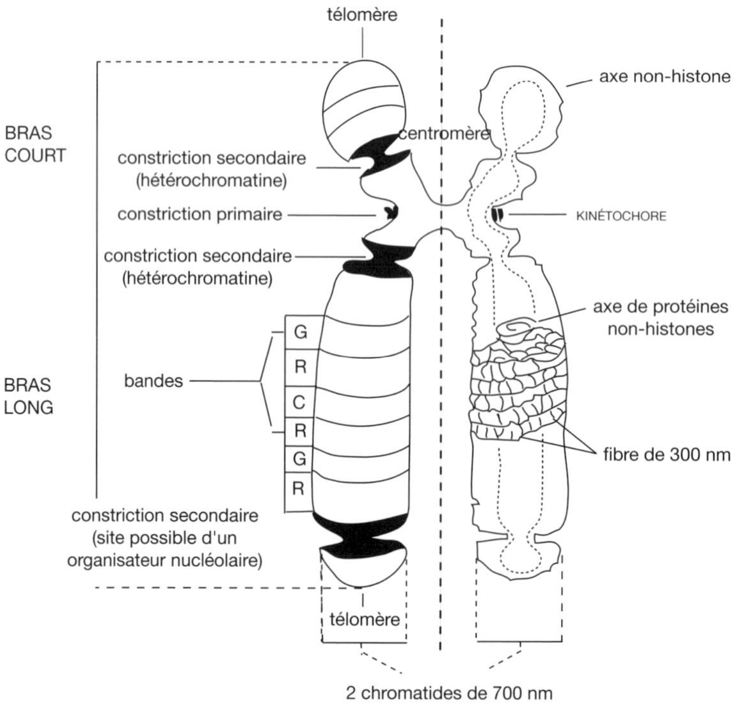

Fig. 10.1 – Chromosome métaphasique.

• À ce stade, chaque chromosome est constitué de deux chromatides.

• Le chromosome métaphasique comporte trois régions principales caractérisées par des séquences nucléotidiques spécifiques : le centromère et les deux extrémités ou télomères.

LE CENTROMÈRE

• Le centromère correspond à un étranglement du chromosome appelé aussi constriction primaire.

• Il sépare le segment chromosomique en deux bras de longueur égale ou non et correspond aux sites d'accrochage bipolaire des chromosomes au fuseau de division.

• Certains chromosomes (chez l'homme) possèdent aussi des zones de constriction secondaires faites d'hétérochromatine.

LES TÉLOMÈRES

• Les télomères correspondent aux extrémités des chromosomes. Leur longueur est contrôlée par des enzymes : les télomérases.

• Ces régions sont indispensables pour maintenir l'intégrité du matériel génétique pendant le cycle cellulaire, elles protègent les extrémités d'attaques par des nucléases.

• Elles participent aussi à la constitution des compartiments nucléaires en se liant à l'enveloppe nucléaire ou à des éléments de la matrice nucléaire.

• La longueur des télomères résulte d'un équilibre entre un raccourcissement lors de chaque mitose et leur réallongement par les télomérases.

• Ils sont constitués de répétitions d'un motif de six paires de bases (le même chez tous les vertébrés) (TTAGGG).

• La réplication de cette extrémité est tout à fait particulière et nécessite une télomérase qui agit comme une rétrotranscriptase.

• Cette enzyme contient une petite molécule d'ARN dont une partie de sa séquence est complémentaire au motif TTAGGG.

• Ce petit ARN sert de « moule » pour l'ajout de répétitions à l'extrémité 3' par des cycles répétés d'élongation et de translocation.

• L'activité télomérasique est limitée dans les cellules somatiques conduisant à un raccourcissement progressif des chromosomes à chaque génération (sénescence cellulaire).

LE CARYOTYPE

• Le nombre et la forme des chromosomes (caryotype) sont les mêmes pour tous les individus d'une espèce donnée.

• Dans l'espèce humaine il y a 46 chromosomes (22 paires d'autosomes et une paire de chromosomes sexuels X et Y).

• Le classement des chromosomes repose sur la taille, la position du centromère et la position des différentes bandes.

• Les chromosomes sont classés en sept catégories de A à G :
- les chromosomes de la bande A sont grands et centromèriques ;
- ceux de la bande B sont submétacentriques ;
- ceux de la bande C forment un groupe assez hétérogène ;
- ceux de la bande D sont les chromosomes acrocentriques « grands » ;
- ceux de la bande E sont en forme de croix ;
- ceux de la bande F sont centromèriques « petits » ;
- ceux de la bande G sont acrocentriques « petits ».

• Les maladies chromosomiques (différentes des maladies génétiques) sont des altérations de la formule chromosomique normale. Cette altération peut porter sur tout ou partie d'un chromosome.

• Les anomalies chromosomiques peuvent porter soit sur le nombre de chromosome (au moins un chromosome complet absent ou en trop, monosomie/trisomie) soit sur la structure du chromosome (fragment chromosomique absent et/ou en trop délétion ou monosomie partielle).

• La translocation est le transfert d'un segment de chromosome à un autre chromosome.

• Elle peut être équilibrée (sans perte ni gain de matériel génétique) ou déséquilibrée (avec perte ou gain de matériel génétique).

11

Matrice extracellulaire

Le tissu conjonctif est constitué de matrice extracellulaire synthétisée par les cellules et constituée de substance fondamentale et de fibres.

FONCTIONS DE LA MATRICE EXTRACELLULAIRE

- Les rôles de la matrice extracellulaire sont multiples.
- Elle a un rôle mécanique de soutien et de cohésion des différents tissus constituant un organe.
- Elle a une fonction de nutrition, d'échange et de défense.
- De par son abondance et sa composition, elle détermine les propriétés physiques d'un tissu.
- Elle permet le stockage de facteurs de croissance.

COMPOSITION DE LA MATRICE EXTRACELLULAIRE

- La matrice extracellulaire est constituée de polysaccharides, glycosaminoglycannes et protéoglycannes (qui, en piégeant de l'eau, constituent un gel hydraté de remplissage de la matrice), d'édifices fibreux volumineux (les fibres de collagène et les fibres élastiques, constituées de protéines et/ou glycoprotéines) et de glycoprotéines (jouant un rôle fondamental dans les phénomènes d'adhérence existant entre les trois constituants de la matrice et entre celle-ci et les cellules : fibronectine, laminine...).
- La matrice extracellulaire contient des polysaccharides qui sont des macromolécules, polymères d'oses et de dérivés d'oses libres ou associés à des protéines pour former des protéoglycannes.
- Les glycosaminoglycannes sont des molécules à longues chaînes polysaccharidiques non ramifiées, polymères d'un disaccharide généralement formé d'un sucre aminé (N-acétylglucosamine ou N-acétylgalactosamine) et un acide uronique (acide D-glucuronique ou acide L-iduronique) (sauf le keratane sulfate composé de galactose).

• Un ou les deux sucres peuvent contenir un ou plusieurs résidus sulfate.

• Ils possèdent plusieurs caractéristiques : ils sont chargés négativement, ils ont une structure étirée (liaison β-osidique), ils sont organisés sous forme de gel (immobilisation de l'eau induisant un gonflement et une résistance à la pression).

• L'acide hyaluronique ou hyaluronate est composé de 25 000 à 50 000 résidus (acide D-glucuronique, N-acétyl D-glucosamine), présente des charges négatives (COO-) et des résidus non sulfatés.

• Ce glycosaminoglycanne ne rentre pas dans la composition des protéoglycannes mais peut être associé à des protéines par des liaisons non covalentes.

• Les GAG sulfatés sont associés à des protéines par liaisons covalentes, ils portent le nom de protéoglycannes.

• Ils sont de différents types : chondroïtine sulfate, dermatane sulfate, kératine sulfate, héparane sulfate et possèdent des caractéristiques communes.

• Ce sont des chaînes protéiques portant de nombreux glycosaminoglycannes liés de façon covalente.

• Les chaînes polysaccharidiques sont assemblées au corps protéique au niveau de l'appareil de Golgi. Dans un 1er temps, un tétrasaccharide composé de xylose, galactose et d'acide glucuronique est attaché à un résidu sérine du core protéique (amorce). Dans un 2e temps, les sucres spécifiques du GAG sont ajoutés à cette amorce.

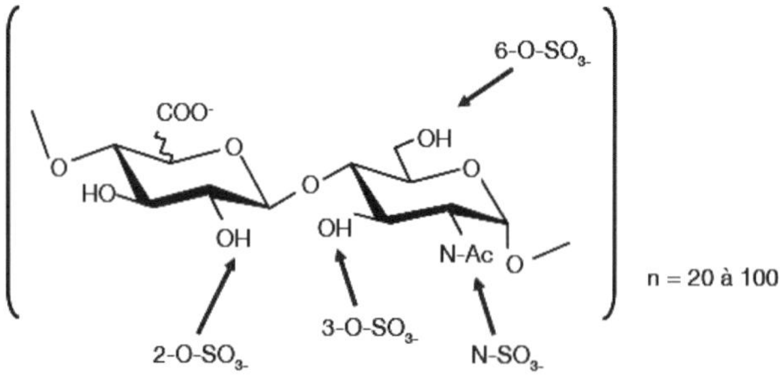

Fig. 11.1 – Glycoaminoglycannes sulfatés.

• Les protéoglycannes s'associent fréquemment en agrégats volumineux.

• C'est le cas de l'aggrégane qui est un protéoglycanne, constituant majeur du cartilage.

• Il a une masse moléculaire d'environ 3.10^6 daltons et possède plus de 100 chaînes de glycosaminoglycannes (une chaîne tous les 20 acides aminés).

• Dans le cartilage, il existe sous forme d'agrégat, comprenant environ 100 monomères d'aggréganes reliés de manière non covalente à une molécule d'acide hyaluronique.

• Dans la matrice extracellulaire, ils sont en interaction avec les autres constituants de la matrice (fibres de collagène, les glycoprotéines) et le milieu liquidien.

• Le processus de gonflement des polysaccharides par capture d'eau, par celle d'ions (cations) en raison des charges négatives portées par les glycosaminoglycannes, confère aux tissus conjonctifs leur résistance aux forces de compression.

• Les protéoglycannes ancrés dans les membranes plasmiques jouent le rôle de récepteurs membranaires pour d'autres molécules constitutives de la matrice extracellulaire, ou pour des molécules libres qui y circulent.

• Le 2e constituant majeur de la matrice extracellulaire est des molécules ou assemblages fibreux tels que les collagènes et l'élastine.

LES COLLAGÈNES

• Les collagènes sont ubiquitaires. Ce sont les polypeptides les plus abondants chez les vertébrés supérieurs.

• Il existe au moins 20 formes de collagènes caractérisées aujourd'hui par un domaine en triple hélice constitué de triplets d'acides aminés (Glycine-X-Y).

• Les collagènes sont divisés en deux groupes : les collagènes non fibrillaires et les collagènes fibrillaires.

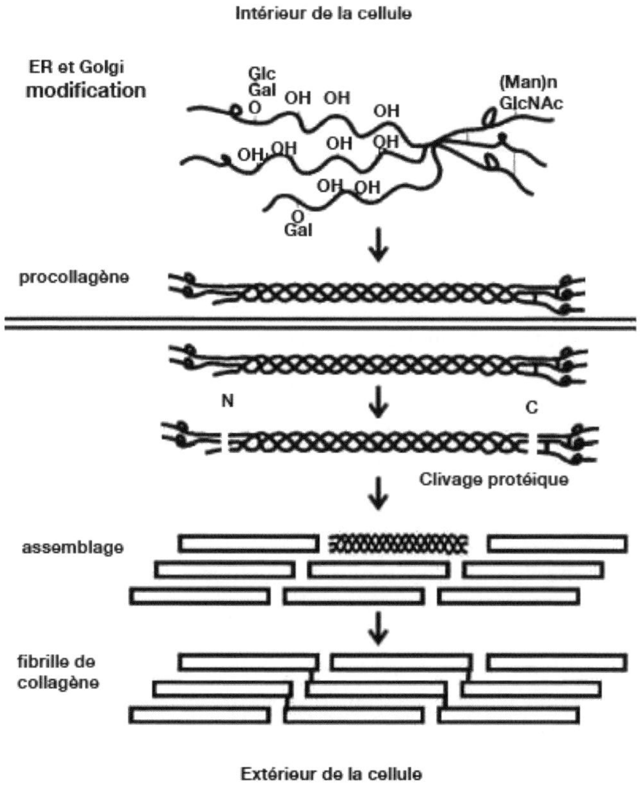

Fig. 11.2 – Synthèse du collagène.

- Sous forme de fibrilles, le collagène I est le constituant majeur des tissus conjonctifs.
- Le collagène de type II et le X sont des constituants du cartilage.
- Le collagène de type IX est associé aux fibrilles.
- Le collagène de type IV est organisé non pas sous forme de fibrilles mais sous forme de lamelles.
- Le collagène IV est un des constituants de la membrane basale (lame basale).
- Les collagènes peuvent être mis en évidence, en microscopie photonique, par des colorations histologiques (trichromes) et en microscopie électronique à transmission.
- Les collagènes ont essentiellement un rôle de soutien mécanique du tissu conjonctif (résistance aux forces de tension).

L'ÉLASTINE

- L'élastine est une glycoprotéine fibreuse et est le composant principal des fibres élastiques.
- Elle s'organise sous formc d'un réseau tridimensionnel lâche qui confère au tissu son élasticité.
- Elle constitue un réseau de fibres plus fines que le réseau de fibres de collagène.
- La tropo-élastine de 800 acides aminés est la sous-unité de l'élastine.
- Sa composition est proche de celle du collagène mais ne contient donc pas d'hydroxy-prolines et ni d'hydroxy-lysines comme le collagène.
- Le 3e constituant majeur de la matrice extracellulaire est des glycoprotéines de structure.
- Ces protéines extracellulaires présentent de nombreux sites de liaison avec des protéines de la matrice extracellulaire (collagène), des récepteurs membranaires (intégrines), des protéines du sang circulant (fibrine) ou des glycosaminoglycannes (héparine).
- Elles ont des rôles essentiels dans la morphologie cellulaire, la structure tissulaire, et dans certaines fonctions cellulaires (adhérence, prolifération/apoptose, différenciation, migration…).
- Les principales glycoprotéines de la matrice extracellulaire sont la fibronectine, la laminine, la ténascine, la thrombospondine, l'ostéopontine et la vitronectine.
- La fibronectine est une glycoprotéine dimérique liée par des ponts disulfures.
- Elle possède des sites de fixation pour les composants de la matrice extracellulaire comme le collagène ou l'héparane sulfate ou pour des récepteurs membranaires comme les intégrines (motif RGD).

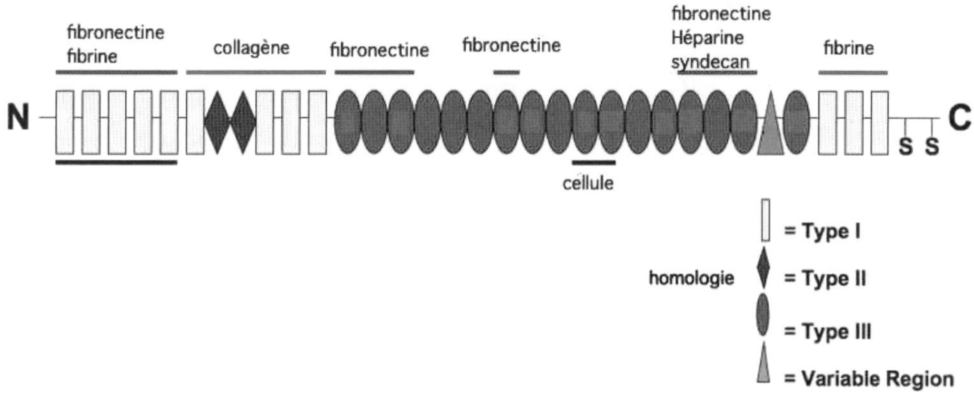

Fig. 11.3 – La fibronectine.

- Elle a un rôle majeur dans l'adhérence cellulaire avec le tissu conjonctif.
- Elle a aussi un rôle important dans la communication cellulaire (prolifération, différenciation, motilité).
- La fibronectine est particulièrement importante au cours du développement embryonnaire : les souris KO pour la fibronectine meurent de façon précoce (défaut de formation de la notochorde, des somites, du cœur, des vaisseaux, du sang et du tube neural).
- La laminine est une glycoprotéine à structure trimérique (complexe de 850 kD).
- Elle est constituée de deux chaînes courtes β et γ et d'une chaîne longue α.
- Ces chaînes sont connectées par des ponts disulfures et forment une croix : trois bras courts et un bras long.
- Elle possède différents sites de fixation pour les intégrines ($\beta 1$) et pour des composés de la matrice extracellulaire comme le collagène et l'héparane sulfate.
- C'est l'autre constituant protéique majeur et essentiel de la lame basale.
- La dégradation de la matrice extracellulaire participe à son renouvellement.
- La dégradation fait intervenir des métalloprotéases matricielles (MMP) qui forment une famille d'environ 20 protéases (zinc-metalloenzymes), synthétisées sous forme de pro-MMP (zymogène).

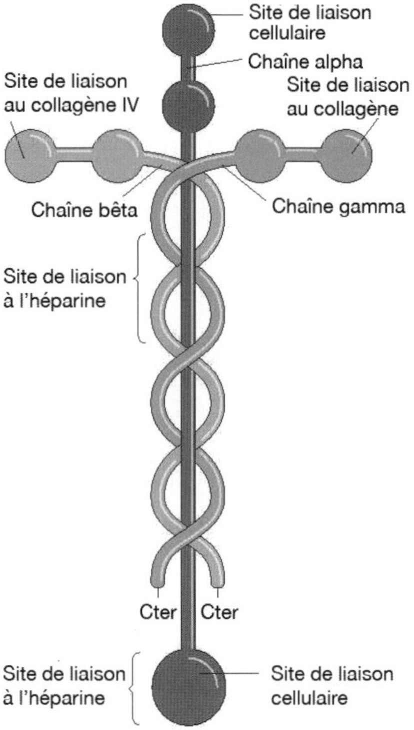

Fig. 11.4 – La laminine.

• Il existe deux types de MMP : des métalloprotéases sécrétées ou des métalloprotéases liées à la membrane plasmique (MT-MMP).

• Des serines protéases interviennent dans cette dégradation comme le système des activateurs du plasminogène (uPA (urinaire plasminogène activateur) et le t-PA (tissu plasminogène activateur).

• Ces phénomènes sont régulés par des systèmes de régulation faisant intervenir des inhibiteurs des MMP comme les TIMPS (*Tissue Inhibitor* MMP) ou des inhibiteurs de u-PA et du t-PA comme les inhibiteurs des activateurs du plasminogène (PAI-1 et PAI-2 pour *Plasminogen Activator Inhibitor* 1 et 2).

II

Intégrations des signaux membranaires et programme fonctionnel de la cellule

12

Molécules de surface et contacts membranaires

• Une autre possibilité de communication entre cellules ou entre cellules et matrice extracellulaire passe par les jonctions cellulaires.

• Ce phénomène d'adhérence nécessité l'existence de molécules spécifiques à ce mécanisme que l'on range dans trois grandes catégories :
 – les molécules d'adhérence cellulaires (CAM) ;
 – les molécules d'adhérence du substrat (SAM, *cf.* matrice extracellulaire) ;
 – les molécules intervenant dans des complexes jonctionnels (CJM).

• Les CAMs comportent quatre familles de molécules : les intégrines, les cadhérines, les membres de la superfamille des immunoglobulines (IgSF) et les sélectines.

• Ce sont toutes des glycoprotéines transmembranaires avec des domaines intracellulaires et extracellulaires de longueur variable.

• Ces molécules sont susceptibles de reconnaître et se lier à des ligands (cellulaires ou matriciels).

LES INTÉGRINES

STRUCTURE DES INTÉGRINES

• Les intégrines constituent une famille de molécules constituée de deux sous-unités : une sous-unité α et une sous-unité β.

• On connaît actuellement 9 sous-unités β et 15 sous-unités α. aboutissant à la formation d'une vingtaine de membres dans cette famille.

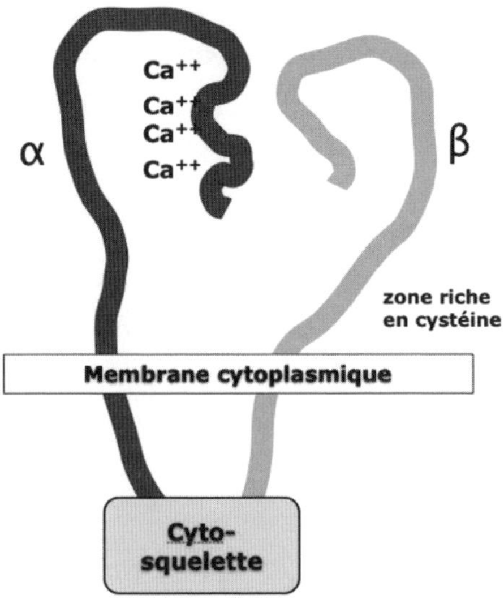

Fig. 12.1 – Schéma d'une intégrine.

• Certaines agissent comme des récepteurs pour d'autres cellules (β2) et d'autres comme récepteurs de molécules de la matrice extracellulaire (β1).

• Ces récepteurs sont capables de reconnaître une séquence spécifique portée par le ligand : la séquence RGD (Arginine-Glycine-Acide aspartique).

• Ces séquences RGD sont présentes dans deux nombreuses molécules de la matrice extracellulaire comme la fibronectine, la laminine et le collagène.

• L'extrémité intracytoplasmique est liée au cytosquelette par sa sous-unité β.

• La fixation d'un ligand sur la partie extracellulaire de l'intégrine provoque une cascade de signaux intracellulaire par des réactions de phosphorylation/déphosphorylation successives sur des molécules intermédiaires comme les MAP kinase (*Mitogen Activated Protein*).

RÔLES DES INTÉGRINES

• Ces molécules jouent un rôle particulièrement important dans la structuration des épithéliums (associées à des microfilaments d'actine ou à des filaments intermédiaires dans les hémidesmosomes avec l'intégrine α6β4) mais aussi dans la migration des cellules aussi bien dans des processus physiologiques (embryogenèse) que pathologiques (cancer).

• D'autres intégrines jouent aussi un rôle dans l'adhésion cellule-cellule (ex. : les intégrines médient l'adhésion des cellules du système immunitaire aux cellules endothéliales avant leur sortie des vaisseaux sanguins sur le site d'une inflammation).

• L'adhérence par les intégrines est Ca-dépendante.

• Les ligands cellulaires des intégrines sont des membres de la superfamille d'immunoglobulines.

• Les intégrines jouent de très nombreux rôles dans de nombreux phénomènes physiologiques (coagulation, développement embryonnaire) et physiopathologiques (processus métastatique, angiogenèse tumorale).

• L'adhésion des cellules à la matrice peut être inhibée par des molécules de type disintégrine qui proviennent du venin de serpent et bloquent la coagulation.

• Elles contiennent la séquence RGD et interfèrent avec l'adhérence intégrine-ECM, permettant la désadhésion et la migration des cellules.

• Par ailleurs des protéines ADAM (contenant des motifs « disintégrine » et métalloprotéase) sont susceptibles de remodeler les protéines de surface (fusion du spermatozoïde et de l'ovule, fusion des myoblastes pendant la myogenèse).

LES CADHÉRINES

STRUCTURE DES CADHÉRINES

• Les cadhérines sont des aussi des molécules Ca-dépendantes. Elles sont impliquées dans des liaisons de type homophilique (c'est-à-dire capable de reconnaître et se lier à une molécule de la même famille).

• Les sites de fixation au Ca et les sites de fixation aux cadhérines sont du côté extracellulaire.

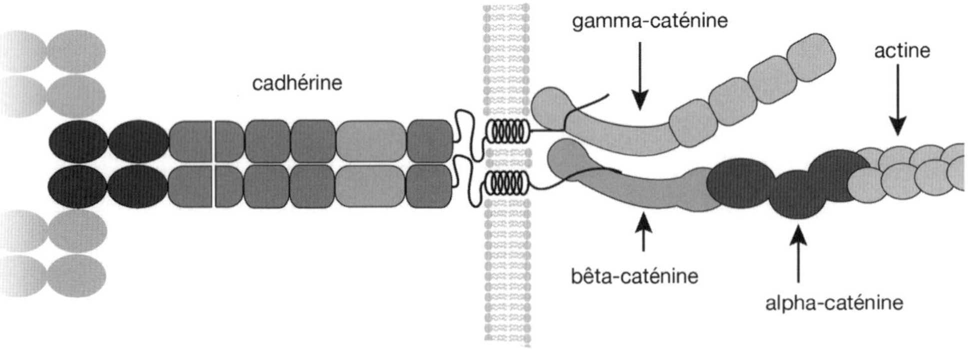

Fig. 12.2 – Schéma d'une cadhérine.

• La partie carboxy-terminale, intracellulaire, est susceptible de se lier à des éléments du cytosquelette d'actine ou des filaments intermédiaires.

• Les cadhérines entrent dans une superfamille des molécules qui comprend les cadhérines « classiques », les protocadhérines, les cadhérines desmosomales comme les desmogléines et les desmocollines, *etc.*

• Elles partagent toutes des « séquences cadhérine », qui sont les domaines de liaison extracellulaires du Ca^{2+}.

• Le site de reconnaissance des cadhérines est une région constituée de trois acides aminés : la séquence HAV (histidine-arginine-valine).

LES DIFFÉRENTES CADHÉRINES

• La superfamille des cadhérines contient de nombreux membres dont les mieux connus sont : la E-cadhérine, la N-cadhérine, la P-cadhérine et la VE-cadhérine.

• La E-cadhérine est exprimée très précocement au cours du développement embryonnaire (dès les stades huit cellules) et joue un rôle fondamental dans la compaction de l'embryon.

• Chez l'adulte, la E-cadhérine reste exprimée dans les cellules épithéliales où elle joue un rôle dans le maintien de l'intégrité de ces tissus.

• La diminution ou la perte de l'expression de la E-cadhérine est associée aux transitions épithélio-mésenchymateuses qui permettent à des cellules épithéliales de devenir mésenchymateuses et de migrer.

• La perte d'expression de la E-cadhérine est souvent associée à la formation de métastases à partir des carcinomes (tumeurs des épithéliums).

• Au cours de la morphogenèse, on observe des modifications de l'expression des cadhérines permettant une spécialisation progressive des tissus chez l'embryon (molécule morphorégulatrice).

• La N-cadhérine est exprimée préférentiellement dans les neurones, mais aussi dans le poumon, dans le cœur et dans le cristallin.

• La P-cadhérine est exprimée dans le placenta, dans le trophoblaste, dans le cœur, dans le poumon et dans l'intestin.

• La VE-cadhérine est exprimée dans les cellules endothéliales. Elle permet l'adhésion des cellules endothéliales et la cohésion des vaisseaux sanguins. Elle agit comme corécepteur du VEGF (facteur de croissance).

• Les cadhérines sont susceptibles de former des jonctions plus stables comme les jonctions adhérentes (associées au cytosquelette d'actine) ou des desmosomes (associées au cytosquelette de filaments intermédiaires).

• Dans le cas de la liaison avec les microfilaments d'actine, les cadhérines sont liées par leur domaine intracellulaire à des caténines.

• Les caténines servent d'intermédiaire de liaison. Les cadhérines se fixent aux β et γ-caténine, elles-mêmes fixées à α-caténine qui permet la fixation des microfilaments d'actine par l'intermédiaire d'autres petites protéines (α-actinine, fimbrine).

• La β-caténine est aussi une protéine clé dans les voies de transduction intracellulaires (cancer et développement).

• Certaines cadhérines spécifiques (desmogléine et desmocollines) entrent dans la constitution des desmosomes et sont en relation avec les filaments intermédiaires.

LES MEMBRES DE LA SUPERFAMILLE DES IMMUNOGLOBULINES (IgSF)

STRUCTURE DES MEMBRES DE LA SUPERFAMILLE DES IMMUNOGLOBULINES

• Les membres de la superfamille des immunoglobulines représentent une famille de molécules qui comprend des molécules qui interviennent dans la réponse immunitaire (les immunoglobulines) et des molécules transmembranaires qui ont des fonctions dans l'adhérence cellulaire.

• Toutes ces protéines ont en commun d'avoir dans leur structure des domaines comparables : les domaines immunologiques de type C2.

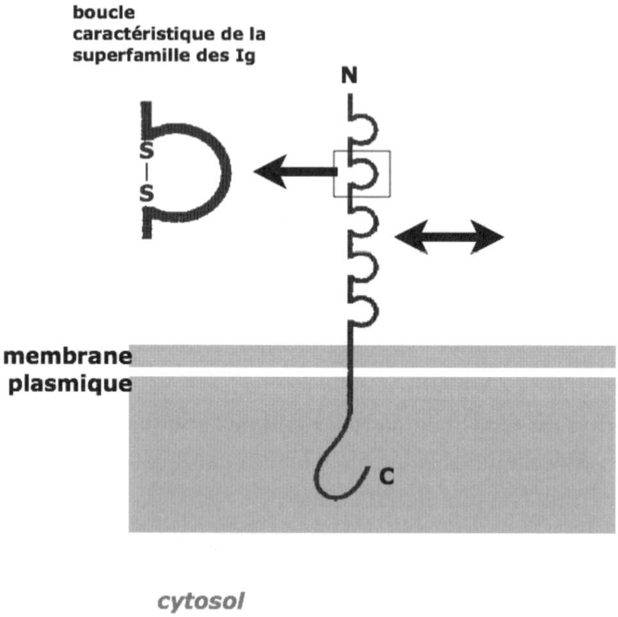

Fig. 12.3 – Schéma d'un membre de la IgSF.

• Elles peuvent être soit constitutives soit inductibles.

• Dans le cas des molécules à capacité adhésive, ces domaines sont localisés dans le domaine extracellulaire et sont en nombre variable.

• Ces molécules sont susceptibles de faire des adhésions hétérophiliques et/ou homophiliques et sont indépendantes du Ca.

LES DIFFÉRENTS MEMBRES DE LA SUPERFAMILLE DES IgSF

• Il existe au moins une trentaine de membres dans cette famille, classés en fonction du nombre de domaines de type C2 ou selon leur distribution cellulaire.

• Les mieux connues sont la N-CAM, la Ng-CAM, PECAM, V-CAM et ICAM.

• La N-CAM (*Neural Cell Adhesion Molecule*) est principalement exprimée à la surface des cellules nerveuses. Son ligand est la N-CAM. Son domaine extracellulaire comporte cinq domaines immunologiques C2.

• Les molécules de type ICAM (*InterCellular Adhesion Molecule*) existent sous plusieurs formes (ICAM-1, ICAM-2…) et sont présentes sur certaines cellules sanguines et sur les cellules endothéliales.

• Suivant le type, certaines sont soit constitutives (exprimée tout le temps), soit inductibles (exprimée après stimulation par des cytokines par exemple).

• Leur ligand appartient à une autre famille : les intégrines.

• La V-CAM (*Vascular Cell Adhesion Molecule*) est une molécule exprimée à la surface des cellules endothéliales, elle possède sept domaines C2.

• Elle intervient dans l'adhérence des lymphocytes, monocytes, éosinophiles et basophiles à la surface des cellules endothéliales.

• Après fixation aux ligands, le domaine intracytoplasmique est susceptible d'induire des phénomènes de transduction de signaux.

• Il existe d'autres membres dans cette famille comme la MAG (*Myelin Associated Glycoprotein*) qui intervient dans la stabilisation de la myéline sur les axones et la Ng-CAM (*Neuroglial Cell Adhesion Molecule*) qui permet la liaison des neurones à la microglie.

LES SÉLECTINES

STRUCTURE DES SÉLECTINES

Les sélectines sont des molécules d'adhérence transmembranaires dont le mode d'adhésion est particulier : ces molécules reconnaissent spécifiquement des déterminants glucidiques présents sur le domaine extracellulaire de leur ligand.

LES DIFFÉRENTES SÉLECTINES

• Elles sont essentiellement impliquées dans la reconnaissance et la liaison entre les cellules leucocytaires et les cellules endothéliales.

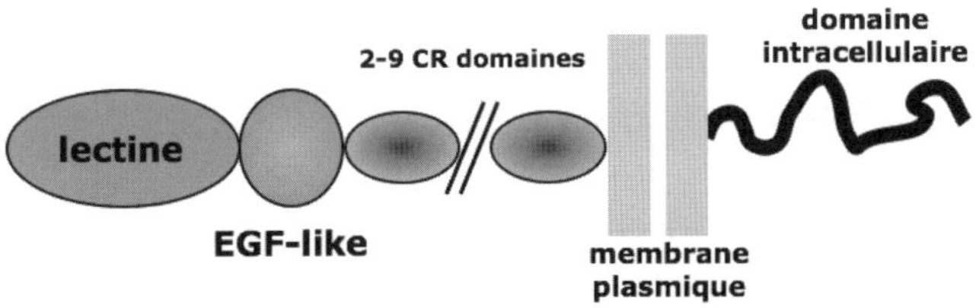

Fig. 12.4 – Schéma d'une sélectine.

• Cette famille ne compte que trois membres : la P-sélectine, la E-sélectine et la L-sélectine.

– la P-sélectine est exprimée à la surface des plaquettes ;
– la E-sélectine est exprimée à la surface des cellules endothéliales ;
– la L-sélectine est exprimée à la surface des lymphocytes.

• L'exposition à la membrane se fait après stimulation des plaquettes (ou des cellules endothéliales) et migration des vésicules de sécrétion (corps de Weibel Palade dans les cellules endothéliales, grains de sécrétion dans les plaquettes).

• Ces molécules interviennent dans des phénomènes d'adhésion brefs mais de très haute spécificité, de façon calcium-dépendante.

• Chaque sélectine possède de nombreux domaines. Le domaine extracellulaire comprend : un domaine distal de type lectine, un domaine de type EGF et un domaine structural composé de sous domaines répétés.

• Suivant le type de sélectine, le domaine structural contient de deux (L-sélectine) à neuf (P-sélectine) domaines de répétition.

• Les sélectines médient les interactions entre les leucocytes et les parois vasculaires des vaisseaux sanguins dans des mécanismes comme l'extravasation des leucocytes, la domiciliation des lymphocytes et plus généralement dans l'inflammation.

• Les ligands des sélectines sont des molécules comme GlyCAM-1, Mad-CAM, CD24 et CD34 qui portent tous des sucres portés par des chaînes oligosaccharidiques.

• Des anticorps antisélectine se sont avérés efficaces pour empêcher l'adhésion des neutrophiles sur les cellules endothéliales et limiter l'inflammation.

• Dans certains cas, les molécules d'adhésions peuvent se regrouper (cluster) pour former des structures plus complexes et plus stables renforçant l'adhérence des cellules entre elles ou avec la matrice extracellulaire.

• Ces jonctions sont des régions différenciées de la membrane plasmique et sont des structures dynamiques capables de se modifier au cours du temps.

• Ces jonctions diffèrent selon leur forme, leurs compositions et leur fonction.

• Lorsque ces jonctions sont étendues, elles prennent le nom de zonula. Lorsqu'elles sont plus petites, elles prennent le nom de fascia. Lorsqu'elles sont de petites tailles (punctiformes), elles prennent le nom de macula.

• Outre les jonctions communicantes, déjà vues, on distingue deux autres types de jonctions : les jonctions serrées (ou étanches) et les jonctions d'ancrage.

LES JONCTIONS SERRÉES (ÉTANCHES)

• Les jonctions étanches ne laissent qu'un très faible espace entre deux membranes, elles limitent considérablement les échanges de matériel à travers la membrane.

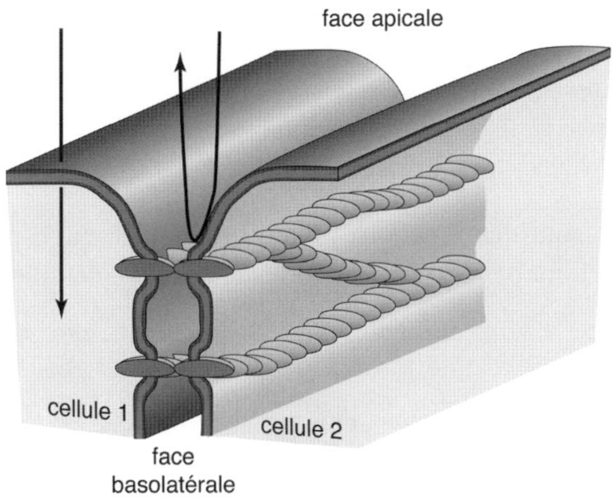

Fig. 12.5 – Schéma d'une jonction serrée.

• Les jonctions étanches entre les cellules adjacentes, du côté apical, forment une ceinture continue autour de la bordure d'un organe ou d'une cavité du corps (zonula occludens).

• Nombreuses entre les cellules épithéliales intestinales, les conduits et cavités des glandes et la vessie, elles empêchent les fluides de s'infiltrer entre les cellules.

• Les jonctions étanches existent également entre les cellules endothéliales qui forment la structure spéciale de la paroi des vaisseaux (barrière hémato-méningée, barrière placentaire).

• Sur une coupe perpendiculaire, les jonctions serrées montrent un feuillet médian qui correspond à une étroite association entre les deux feuillets exoplasmiques de cellules adjacentes. Chaque cellule apporte la moitié de la structure.

• On observe aussi des rangs ininterrompus de protéines qui se joignent pour limiter l'espace intercellulaire.

• Les glycoprotéines membranaires impliquées sont essentiellement de la claudine, de l'occludine et la JAM (*Junctional Adhesion Molecule*).

• La région sous-membranaire contient aussi de nombreuses autres molécules comme les molécules ZO-1, 2 et 3, de la cinguline dans des assemblages complexes qui permettent la liaison au cytosquelette d'actine.

• Ces jonctions étanches servent de marqueurs de la polarité cellulaire et permettent le contrôle du passage paracellulaire.

LES JONCTIONS D'ANCRAGE

• Dans cette catégorie, on distingue les jonctions desmosomales, dans lesquelles il y a une association avec les filaments intermédiaires, et les jonctions d'adhérence, qui sont liées au cytosquelette d'actine.

• De même, soit la jonction est entre deux cellules : on distingue les desmosomes et les ceintures d'adhérence, soit la jonction est entre une cellule et la matrice extracellulaire : on distingue alors les hémidesmosomes et les points de contacts focaux.

LES DESMOSOMES

• Les desmosomes sont des jonctions punctiformes (« bouton-pression », ∅ 100 à 500 nm) qui engendrent des adhérences fortes entre deux cellules.

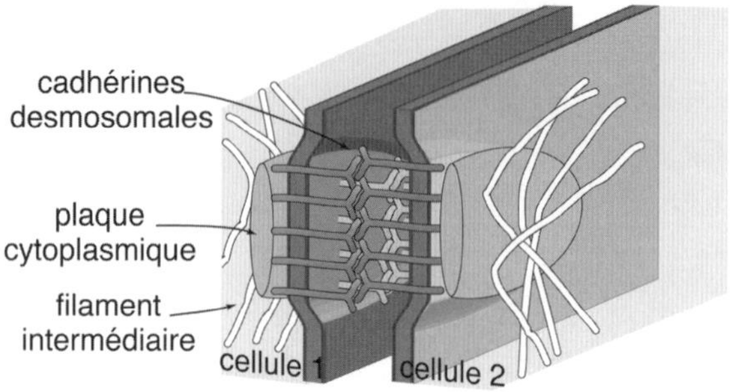

Fig. 12.6 – Schéma d'un desmosome.

• Ils sont particulièrement présents dans des tissus comme la peau, l'épithélium intestinal et le muscle cardiaque.

• L'espace intercellulaire est de l'ordre de 20 nm et est occupé par la partie extracellulaire de cadhérines desmosomales : desmogléine et desmocollines.

• Du côté cytoplasmique, une plaque dense faite d'un grand nombre de protéines différentes (desmoplakine et plakoglobine) permet l'insertion des filaments intermédiaires qui diffèrent selon les types cellulaires (cytokératine dans les cellules épithéliales, desmine dans les cellules musculaires).

• Des pathologies graves sont associées à la désorganisation des desmosomes comme le pemphigus vulgaris, maladie auto-immune au cours de laquelle des anticorps anti-desmogléine sont produits.

LES HÉMIDESMOSOMES

• Les hémidesmosomes sont de jonctions d'ancrage à la matrice extracellulaire et font intervenir une intégrine : l'intégrine $\alpha 6 \beta 4$. ils assurent une adhésion des cellules à la lame basale.

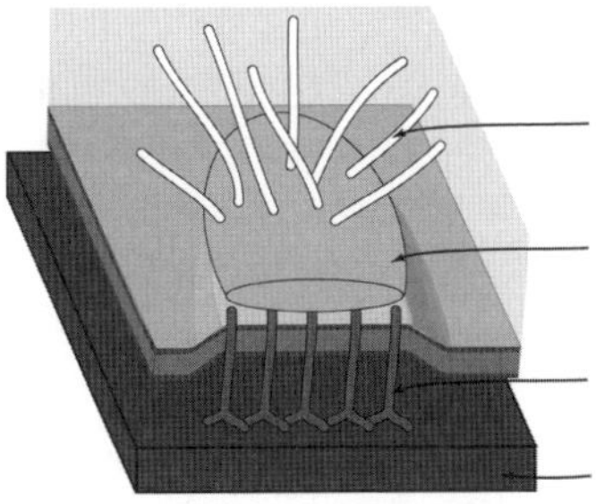

Fig. 12.7 – Schéma d'un hémidesmosome.

- Le diamètre d'un hémidesmosome est de 100 à 500 nm.
- De très nombreuses protéines intracytoplasmiques interviennent dans la constitution d'une plaque dense hémidesmosomale, certaines identiques aux desmosomes, certaines spécifiques.
- Les hémidesmosomes sont des structures dynamiques qui peuvent rapidement se désassembler si la cellule adhérente est stimulée pour se déplacer ou pour entrer en mitose.
- Les points de contacts focaux (ou plaques focales d'adhérence) correspondent à des zones de regroupements d'intégrines.
- Ces intégrines sont liées aux microfilaments d'actine qui sont organisées sous forme de réseau de fibres parallèles (fibres de stress) par l'intermédiaire de nombreuses protéines comme la taline, la vinculine et l'α-actinine.
- Ces interactions avec la matrice extracellulaire (fibronectine) interviennent dans l'ancrage des cellules, dans la locomotion cellulaire, dans l'architecture des cellules et dans les réponses cytoplasmiques à des stimuli extérieurs (facteurs de croissance).

LES CEINTURES D'ADHÉRENCE

- Les ceintures d'adhérence sont localisées dans la partie apicale des cellules juste sous les jonctions serrées. Comme leur nom l'indique elles font le tour des cellules.

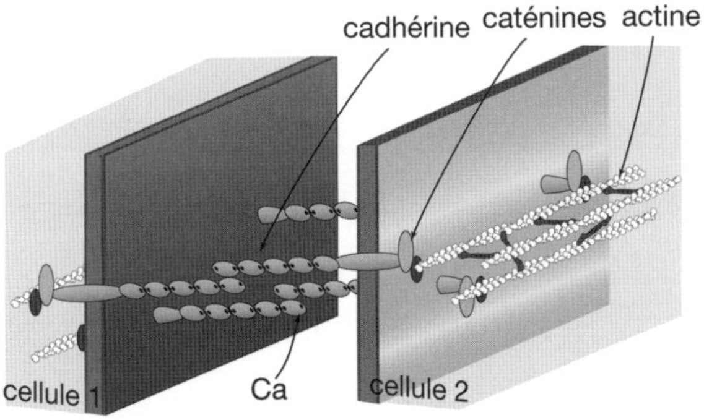

Fig. 12.8 – Schéma dune ceinture d'adhérence.

- Ces jonctions correspondent à des regroupements de cadhérines (surtout de la E-cadhérine). L'extrémité intracytoplasmique est associée aux caténines et aux microfilaments d'actine.
- Ces jonctions sont particulièrement importantes dans la mise en place des feuillets embryonnaires, dans la différenciation du tube neural et plus généralement dans la formation des tubes épithélium.
- Elles jouent, en outre, un rôle très important dans la maturation des tissus (transition épithélium-mésenchyme) et dans de nombreuses voies de transmission de signaux intracellulaires par modification de la phosphorylation/déphosphorylation des caténines (surtout de la β-caténine).
- Enfin, elles ont un rôle déterminant dans la mise en place des jonctions serrées.

13

Communication cellulaire : récepteurs et médiateurs

LES DIFFÉRENTS MODES DE COMMUNICATION CELLULAIRE

• La communication est déterminée par le fait d'établir une relation qui induit un changement d'état de la cellule.

• La communication cellulaire fait appel à deux partenaires : la cellule émettrice d'un signal et la cellule réceptrice capable de reconnaître ce signal particulier.

• L'induction d'un changement d'état implique la notion de récepteurs capables de reconnaître sélectivement un message et d'induire un changement de systèmes cellulaires.

• Transfert à proximité : les molécules informatives peuvent agir comme des médiateurs locaux qui affectent seulement les cellules au voisinage de la cellule émettrice. On distingue deux types de transfert à proximité :
  – le type paracrine, où la cellule émettant le signal et les cellules-cibles sont différentes ;
  – le type autocrine, où toutes les cellules sont identiques.

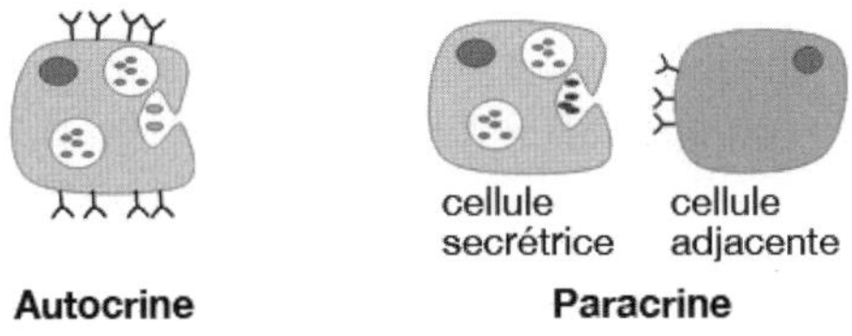

Fig. 13.1 – Communication autocrine et paracrine.

• Le transfert à distance s'observe lorsque les cellules cibles sont éloignées des cellules émettrices du signal :
  – dans le mode de communication endocrine, les cellules émettrices sont dites endocrines. Lorsqu'elles sont activées, elles libèrent dans le sang un signal qui est appelé hormone. L'hormone est véhiculée par voie sanguine jusqu'aux cellules cibles.

• Les molécules informatives agissent sur les cellules par l'intermédiaire de récepteurs qui sont des protéines particulières possédant un ou plusieurs sites de reconnaissance sur lesquels se fixe le ligand.

• Cette liaison va conduire à la réponse cellulaire. On distingue trois étapes :
  – la réception : la molécule-signal est reconnue par un récepteur cellulaire ;
  – la transduction : la liaison ligand-récepteur induit une série d'événements qui génère la production de seconds messagers. Les seconds messagers sont des molécules de signalisation intracellulaires intermédiaires entre le signal initial extracellulaire (le ligand) et la réponse finale de la cellule cible ;
  – la réponse cellulaire, qui est une réponse transcriptionnelle, métabolique ou électrophysiologique.

• La liaison d'un ligand à son récepteur obéit à la loi d'action de masse et à la cinétique michaélienne.

• Expérimentalement, on peut déterminer le Bmax, qui correspond à la densité de récepteurs et la constante de dissociation ou Kd, qui correspond à la concentration de ligand nécessaire pour occuper la moitié des récepteurs, c'est-à-dire la moitié du Bmax. Le Kd représente l'affinité du ligand pour le récepteur.

• Il existe deux grandes catégories de récepteurs qui se différencient sur la base de leur localisation au sein de la cellule :
  – les récepteurs membranaires ;
  – les récepteurs intracellulaires (cytosoliques et nucléaires).

• Cette différence est liée à la nature chimique des ligands.

• Les molécules hydrophiles sont incapables de pénétrer à l'intérieur des cellules et leurs récepteurs sont nécessairement membranaires.

• Les molécules lipophiles traversent aisément les membranes plasmiques et leurs récepteurs sont localisés dans la grande majorité des cas à l'intérieur de la cellule.

RÉCEPTEURS MEMBRANAIRES

Les ligands peuvent être des molécules hydrosolubles (aminoacides, monoamines…), facteurs de croissance peptidiques, les cytokines, les chimiokines…

LES RÉCEPTEURS-CANAUX

• Les récepteurs-canaux sont des canaux-ioniques pourvus de sites de reconnaissance pour un ligand.

• La liaison provoque l'ouverture (ou la fermeture) du canal, contrôlant ainsi le passage des ions de part et d'autre de la membrane et donc le potentiel électrique de la cellule.

• Le récepteur nicotinique est une protéine allostérique pentamérique de 300 kDa dont le ligand est l'acétylcholine.

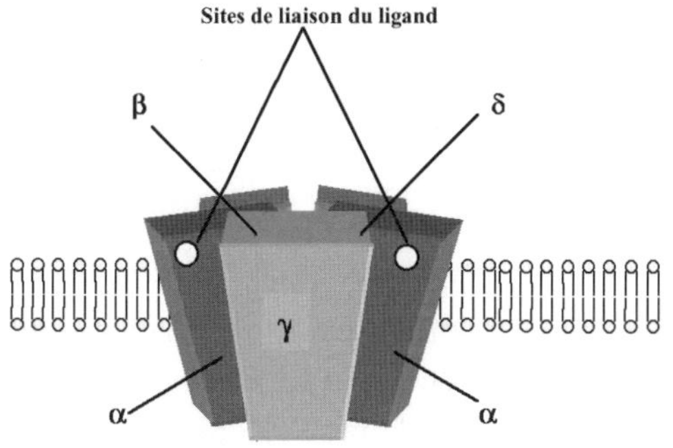

Fig. 13.2 – Le récepteur nicotinique de l'acétylcholine.

- Deux sous-unités α qui portent les sites de liaison de l'acétylcholine. La liaison de l'acétylcholine provoque une modification du canal entraînant son ouverture et permet le passage de cations.
- La sélectivité du canal pour les cations est liée à la présence de deux anneaux composés d'acides aminés acides chargés négativement. Ces anneaux constituent le filtre de sélectivité.

LES RÉCEPTEURS COUPLÉS AUX PROTÉINES G

- Les récepteurs couplés aux protéines G sont des protéines à sept domaines transmembranaires qui assurent la réception du signal.
- Le signal est transféré aux effecteurs responsables de la réponse cellulaire grâce à l'intermédiaire de protéines membranaires, les protéines G.

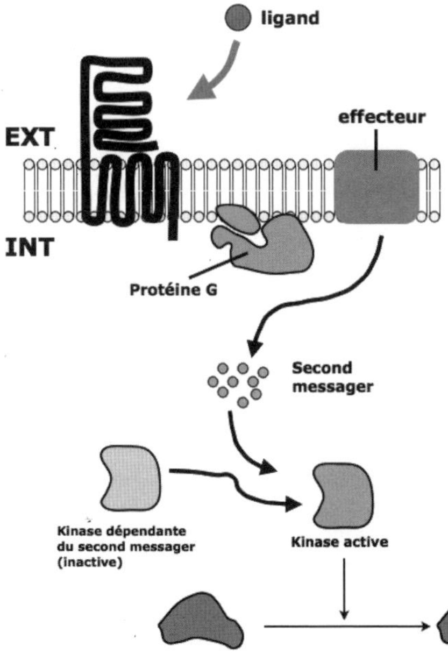

Fig. 13.3 – Mécanisme d'action des ligands sur leurs récepteurs.

• Les ligands agissent sur leur récepteur membranaire. Cette liaison va conduire à la réponse cellulaire en différentes étapes :
- la réception du ligand sur le récepteur induit l'activation d'une protéine G trimérique ;
- la protéine G trimérique active alors un effecteur qui génère des seconds messagers.

• Une protéine G trimérique est composée de différentes chaînes α, β et γ. La chaîne Gs α (αs) lie, hydrolyse le GTP et active un effecteur. Les chaînes β et γ forme un complexe qui ancre la protéine Gs à la face cytoplasmique de la membrane.

• Les protéines G sont des GTPases qui fonctionnent comme des molécules présentes dans deux états soit actif, lorsque le GTP est fixé soit inactif lorsque le GDP est fixé.

• Quand un ligand extracellulaire se fixe sur le récepteur membranaire, celui-ci change de conformation et s'associe avec une protéine G qui relargue son GDP pour du GTP.

• L'association se termine lorsque la protéine G hydrolyse son propre GTP en GDP (activité GTPasique de la sous-unité α).

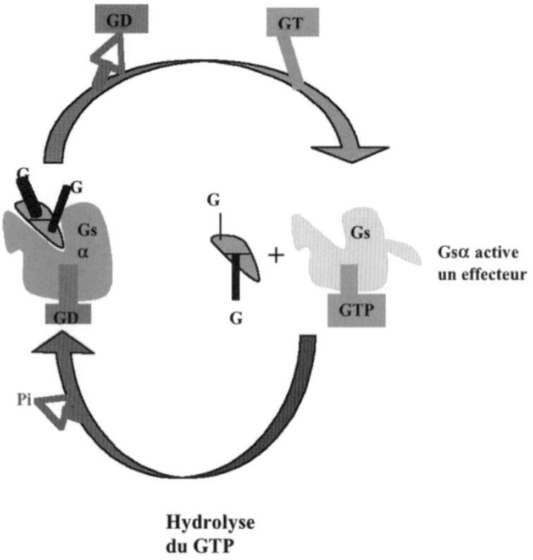

Fig. 13.4 – Récepteurs à activité enzymatique.

• Les récepteurs à activité enzymatique sont des protéines à un seul domaine transmembranaire dont le segment intracytoplasmique est doté d'une activité enzymatique stimulée lors de la fixation du ligand au récepteur localisé sur le segment extracellulaire (ex. : récepteurs à activité tyrosine kinase).

• Il existe différentes familles de récepteurs : récepteur de l'EGF (*Epidermal Growth Factor*), récepteur de l'insuline et de l'IGF-1 (*Insulin Growth Factor-1*), récepteur du FGF (*Fibroblast Growth Factor*)…

• L'activation se fait par la liaison du ligand qui induit une dimérisation des récepteurs.

• La protéine kinase de chaque récepteur monomérique phosphoryle alors un ensemble différent de résidus tyrosine dans le domaine cytosolique de son partenaire dans le dimère, un processus appelé autophosphorylation.

• L'autophosphorylation des récepteurs permet, d'une part de recruter et de phosphoryler des effecteurs (PI3-kinase, phospholipase Cγ…) qui peuvent à leur tour induire des cascades de phosphorylation, et d'autre part de recruter des protéines associées.

RÉCEPTEURS NUCLÉAIRES

• Les récepteurs nucléaires forment une superfamille de facteurs de transcription qui inclut les récepteurs des hormones stéroidiennes, thyroidiennes et rétinoïdes.

• Les récepteurs nucléaires fonctionnent comme des facteurs de transcription activés par la liaison du ligand.

• Les récepteurs nucléaires présentent la même structure générale, comprenant différents domaines fonctionnels notés de A à F.

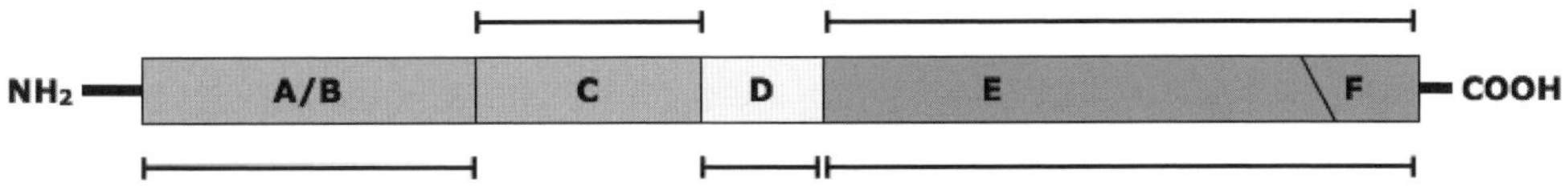

Fig. 13.5 – Récepteurs nucléaires.

• La région N-terminale (domaine A/B) est la plus variable en termes de taille et de séquence protéique. Elle contient un domaine AF-1 impliqué dans l'activation de la transcription (transactivation).

• Le domaine C très conservé comporte la plus forte homologie entre les différents récepteurs de la famille.

• Il présente une architecture spécifique en « doigt de zinc » formée par la liaison de quatre cystéines à un atome de zinc.

• Cette structure est rencontrée dans les protéines se fixant aux acides nucléiques. Il est responsable de la liaison du récepteur à la région HRE (*Hormone Responsive Element*) des gènes cibles.

• Ce domaine contient des acides aminés permettant la dimérisation des récepteurs.

• Le domaine D, dit « charnière », comporte une séquence de localisation nucléaire NLS (*Nuclear Localization Sequence*) qui permet au récepteur d'être localisé dans le compartiment nucléaire.

• Le domaine E/F, à l'extrémité C-terminale, comporte le site de liaison des ligands hormonaux ou exogènes.

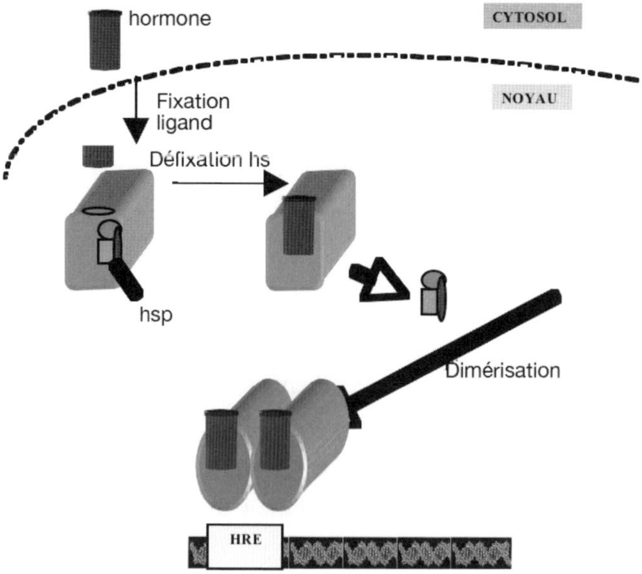

Fig. 13.6 – Fonctionnement des récepteurs nucléaires.

• Une fois activés par la liaison au ligand, les récepteurs intracellulaires peuvent se lier à l'ADN sous forme de dimères et activer ainsi la transcription de différents gènes.

• Le ligand entre par diffusion dans la cellule, puis dans le compartiment nucléaire.

• La liaison du ligand au récepteur entraîne la « défixation » d'un complexe protéique constitué de « protéine de choc thermique » ou Hsp (Défixation Hsp), ainsi que des modifications structurales (transconformation) permettant l'activation du récepteur, sa dimérisation et sa fixation à des séquences spécifiques d'ADN (HRE).

MESSAGERS INTRACELLULAIRES

• Les messagers intracellulaires ou seconds messagers ou médiateurs intracellulaires sont de petites molécules qui transmettent le signal à l'intérieur de la cellule.

• Les messagers sont formés après l'activation des récepteurs membranaires par le signal extracellulaire.

• L'adénosine monophosphate cyclique (AMPc), l'inositol 1,4,5 tri-phosphate (IP-3) et le diacylglycérol, et le calcium constituent les principaux messagers intracellulaires.

14

Vie cellulaire : division – prolifération différenciation

CYCLE CELLULAIRE

• On appelle cycle cellulaire l'intervalle entre deux divisions cellulaires successives.

• Pour une cellule donnée, ce cycle commence au moment où elle se forme par la division d'une cellule pré-existante et s'achève lorsqu'elle se divise à son tour en deux cellules filles.

• On distingue au cours de ce cycle deux grandes étapes : l'interphase et la division cellulaire ou mitose.

• La durée d'un cycle cellulaire est variable d'un type cellulaire à un autre de plusieurs heures à plusieurs dizaines de semaines.

L'INTERPHASE

• L'interphase est subdivisée en trois phases successives : la phase G_1 (G pour *gap* – « espace » – ou *growth* – « croissance »), la phase S et la phase G_2.

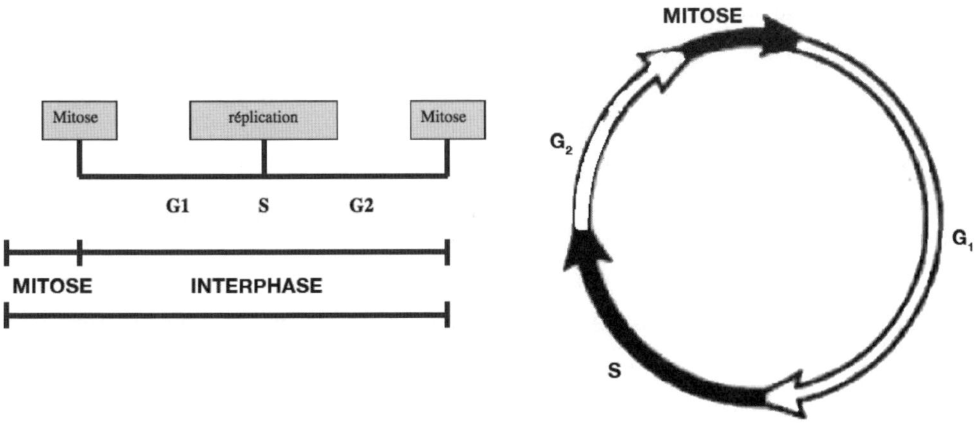

Fig. 14.1 – Schéma du cycle cellulaire.

• À ces trois phases, on peut ajouter une 4e phase G_0 qui est une phase de quiescence dans laquelle les cellules peuvent entrer et ressortir sous l'influence de facteur de croissance.

La phase G_1

• La phase G_1 est une phase de synthèse au cours de laquelle la cellule va fabriquer toutes sortes de molécules : des molécules d'ARN (ARNm, ARNr et ARNt), de très nombreuses protéines permettant un accroissement de la cellule.

• En phase G_1, les cellules synthétisent aussi de nombreux facteurs de croissance nécessaires à la poursuite du cycle cellulaire.

• Pendant cette phase, si nécessaire, la cellule peut réparer d'éventuelles anomalies dans son ADN.

• La phase G_1 est subdivisée en deux parties : la phase G_1-pm et la phase G_1-ps, fonctionnellement différentes, séparées par le point de contrôle R (point de non-retour).

• La phase G_1-pm (postmitose) couvre l'intervalle entre la mitose et le point R, tandis que la phase G_1-ps (postsynthèse) va du point R au début de la phase S.

• La phase G_1-pm est relativement constante et dépend essentiellement du temps nécessaire à la farnésylation des lamines, modification nécessaire à leur adressage à la face interne du noyau.

• Pendant cette phase, le cytosquelette se réorganise et la chromatine continue de se décondenser, la synthèse des protéines est très active.

• La progression de la cellule dans cette phase requiert une stimulation par des facteurs de croissance.

• L'interruption de signaux mitotiques provoque la sortie de la cellule en phase G_0. Une nouvelle stimulation permet à la cellule de reprendre son cycle là où elle l'a quitté.

• Lorsque la cellule passe dans la phase G_1-ps, après le point R, sa progression dans le cycle cellulaire devient indépendante des signaux extérieurs.

• Pendant cette phase, la cellule synthétise tout ce qui va être nécessaire pour la phase suivante : la phase S. Les protéines s'accumulent dans le cytoplasme.

• Le passage en phase S est alors irréversible (sauf en cas d'anomalie majeure de l'ADN).

La phase S

• La phase S correspond à la phase du cycle cellulaire au cours duquel la cellule va passer d'une quantité d'ADN à deux quantités d'ADN (diploïde).

• Cette phase très rapide dans les cellules embryonnaires dure quelques heures pour les cellules somatiques.

• Outre le doublement de la quantité d'ADN (réplication), la cellule pendant la phase S dédouble son centrosome en vue de la formation du futur fuseau de division.

• La cellule continue de transcrire activement les gènes codant pour des protéines nécessaires à leur survie et au maintien de fonctions spécialisées.

• Des processus de contrôle de l'intégrité de l'ADN vérifient et éventuellement procèdent à des corrections de l'ADN dites « sur épreuves » dans le cas d'anomalie lors de la réplication.

• Un mécanisme de contrôle empêche la cellule de poursuivre si les erreurs ne sont pas corrigées.

• Si les anomalies sont trop importantes, les cellules sortent alors du cycle cellulaire et entrent dans un processus de mort cellulaire programmée ou apoptose.

La phase G_2

• Si tous les signaux sont « au vert » alors la cellule passe dans la phase G_2.

• La durée de cette phase est constante et relativement courte.

• Les synthèses d'ARN et de protéines se poursuivent en vue de la phase suivante : la mitose.

• Avant d'entrer en mitose, phase de grands bouleversements pour une cellule, la cellule vérifie son intégrité (taille, quantité de protéines, quantité d'ARN) pour lui permettre de se diviser dans de bonnes conditions.

• La phase G_0 est une phase particulière dans laquelle les cellules peuvent rester pendant plusieurs semaines voire plusieurs années.

• Le métabolisme de ces cellules en G_0 est ralenti (phase de quiescence). Certaines cellules en stade terminal de différenciation sont en G_0 définitivement comme les neurones ou les polynucléaires.

• Certaines cellules sont aussi en G_0 mais peuvent à nouveau repartir en G_1 si elles sont stimulées (hépatocyte après hépactectomie partielle, lymphocyte après stimulation antigénique).

• Les signaux mitogènes (ex. : facteurs de croissance) engendrent des cascades de signaux intracellulaires qui conduisent à l'activation de petite GTPases (ras) qui elle-même active des MAPkinases puis des facteurs de transcription.

• Cette activation entraîne le déclenchement de la transcription du gène de la cycline B (*cf.* plus loin).

RÉGULATION DU CYCLE CELLULAIRE

• La vie d'une cellule suit une logique de cycle dont l'ordre est capital. Ceci est dû à la mise en place d'un système de vérification par points de contrôle (*checkpoint*).

• Par des expériences de fusion cellulaire, il a été mis en évidence l'existence d'un facteur régulateur du cycle cellulaire le MPF (*Mitosis Promoting Factor*).

• Ce facteur est constitué de deux protéines : une protéine kinase (cdk pour *cyclin dependant kinase*) associée à une protéine régulatrice, une cycline.

Structure du MPF

- Le MPF est l'association de la cdk1 et de la cycline B.
- Il existe une famille de cdk (numérotée de 1 à 7) et une famille de cycline (de A à H).
- Il existe d'autres associations possibles qui interviennent à différents endroits dans le cycle cellulaire comme la cycline D-cdk4-6 qui intervient en G1, la cycline E-cdk2 qui intervient aussi en G1.

Phase du cycle	Complexe cycline/cdk	Effets du complexe
G1	cycline D/cdk4 cycline D/cdk6	Phosphorylation et inactivation de la protéine Rb (« Rétinoblastoma protein »), ce qui induit la libération de facteurs de transcription E2F (contrôlent l'expression de gènes nécessaires pour la transition G1/S et pour la progression de S (synthèse des cyclines E et A, entre autres).
Transition G1/S	Cycline E/cdk2	Responsable de la transitionG1/S, phosphorylation de Rb
S	Cycline A/cdk2	déclenchement et entretien de la réplication, inactivation de facteurs de transcriptions de la phase G1, induction duplication du centrosome (mammifères), arrêt dégradation de la cycline B
Transition G2/M	Cycline B/cdk1 = MPF	Contrôle la transition G2/M par phosphorylation de substrats

Tab. 14.1 – Association cycline-cdk.

Rôles du MPF

- Le MPF est particulièrement important car sous sa forme active, il va déclencher l'entrée et le maintien en mitose des cellules. Toutes les transformations étant dues à des phénomènes de phosphorylation/déphosphorylation de nombreux substrats.
- Le MPF est capable de phosphoryler les histones H1 (condensation de la chromatine) et les lamines (désagrégation de l'enveloppe nucléaire).
- Le MPF est susceptible de phosphoryler de nombreux substrats aboutissant à la désagrégation de l'appareil de Golgi, la désagrégation du réticulum endoplasmique, à l'inactivation des phénomènes de transcription et de traduction et à des modifications du cytosquelette de microtubules et des microfilaments d'actine.
- Le MPF est aussi à l'origine de sa propre dégradation par activation du complexe APC-cdc20 (*Anaphase Promoting Complex*).
- Le MPF va induire l'activation d'un système protéolytique lié à l'ubiquitine aboutissant à la dégradation de la cycline B (et donc du MPF) et à la dégradation d'une enzyme, la sécurine qui inhibait la séparase dont la fonction est de dégrader la cohésine (lien entre les chromatides).

• La séparase n'étant plus inhibée par la sécurine, elle provoque la dégradation de la cohésine et permet lors de l'anaphase la séparation des chromatides sœurs.

• L'activité des cdk est régulée soit par activation par des phosphatases (cdc 25) ou des kinases (CAK) soit par inhibition par des CKI (*Cdk Inhibitor* comme p16, p21ou p27) ou des kinases.

Mécanisme de contrôle du cycle cellulaire

• Outre les cdk qui permettent le passage d'une phase du cycle à l'autre, il existe des mécanismes complexes de surveillance de l'intégrité de la cellule capables de stopper la cellule, si besoin, dans une phase en attendant les éventuelles réparations.

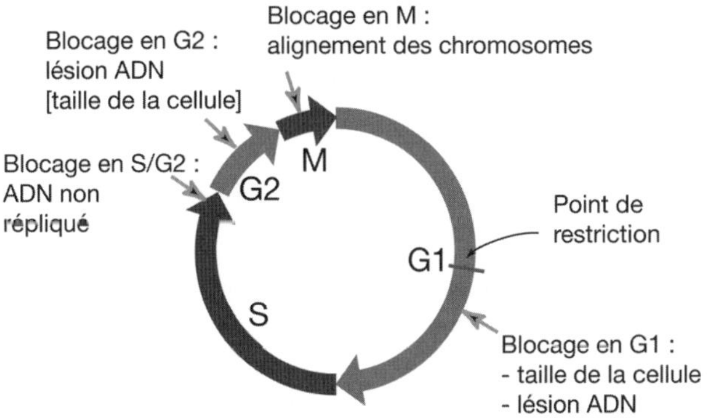

Fig. 14.2 – Schéma des points de contrôle du cycle cellulaire.

• Ces mécanismes interviennent lorsque des lésions (DDCP pour **D**NA **D**amage **C**heck**P**oint) ou des anomalies de réplication de l'ADN (RCP pour *Réplication CheckPoint*) sont détectées. D'autres interviennent pour contrôler que les chromatides sœurs vont bien se répartir équitablement dans les deux cellules filles (MCP pour *Mitotic CheckPoint*).

• Le mécanisme DDCP intervient pendant tout le cycle cellulaire (en G_1, S et G_2) tandis que le mécanisme RCP n'intervient que pendant les phases S et G_2 (après la réplication).

• Le mécanisme MCP n'intervient qu'au moment de la transition entre la métaphase et l'anaphase. Tant qu'il reste au moins un kinétochore non associé au fuseau, celui-ci émet un signal négatif, grâce à la protéine Mad2, qui aboutit à maintenir l'inhibition de la sécurine sur la séparase.

LA DIVISION CELLULAIRE OU MITOSE

• La mitose est une phase très mouvementée pour la cellule car presque tous ces composants cellulaires vont être momentanément modifiés au cours de cette phase.

• La mitose est un phénomène continu qui peut être cependant divisé en cinq ou six phases : la prophase, la prométaphase, la métaphase, l'anaphase, la télophase et la cytodiérèse.

LA PROPHASE

• L'entrée en prophase est signalée par le début de la condensation de la chromatine en chromosomes, phénomène lent et progressif.

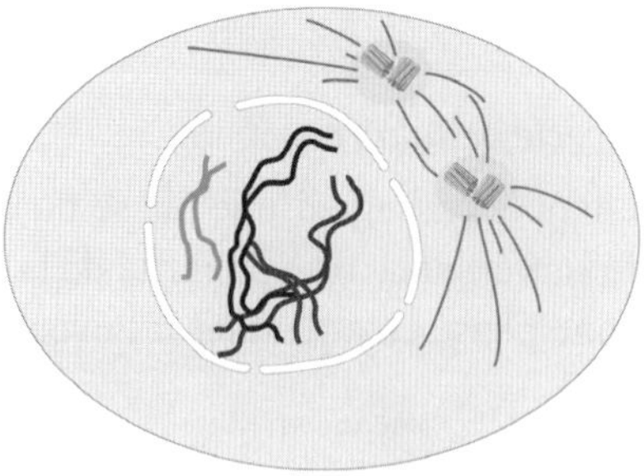

Prophase

Fig. 14.3 – Schéma d'une cellule en prophase.

• La condensation de la chromatine la rend de moins en moins accessible aux différentes enzymes (transcription).

• Parallèlement, au cours de la prophase le fuseau de division se met en place. En début de prophase le centrosome (dupliqué pendant la phase S) se dédouble.

• Chacun des centrosomes rejoint un des deux pôles de la cellule et permet la polymérisation des microtubules qui rayonnent autour de chacun des complexes.

• Ces microtubules dits astériens et l'ensemble du centrosome constituent les asters.

• Les asters s'écartent l'un de l'autre par polymérisation de microtubules polaires qui en s'allongeant éloignent les centrosomes.

• Cette polymérisation en microtubules polaires se fait au détriment des réseaux de microtubules et de la tubuline libre.

• À la moitié de la prophase, les deux asters sont localisés à chacun des pôles opposés de la cellule.

• En fin de prophase, l'enveloppe nucléaire se fragmente en petites vésicules.

LA MÉTAPHASE

• La prométaphase se caractérise par la disparition totale de l'enveloppe nucléaire, par la disparition du nucléole par une condensation accrue des chromosomes.

• L'enveloppe nucléaire ayant disparu les microtubules kinétochoriens peuvent venir à la rencontre des chromosomes.

• Pendant la métaphase, certains microtubules (plus spécifiquement les microtubules kinétochoriens) se fixent sur les chromosomes sur des complexes protéiques associés à l'ADN au niveau des centromères : les kinétochores.

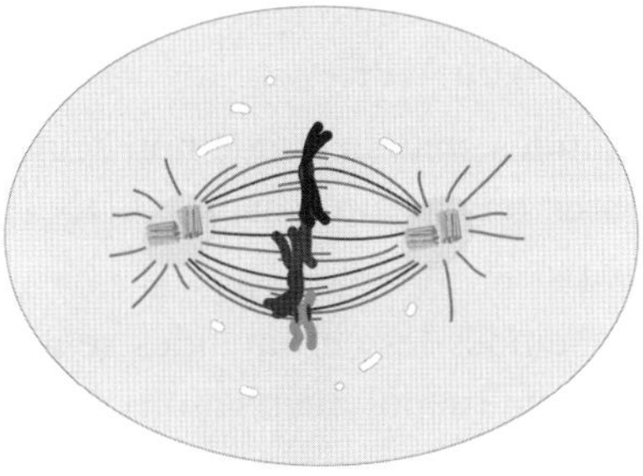

Métaphase

Fig. 14.4 – Schéma d'une cellule en métaphase.

- Les kinétochores sont des complexes multiprotéiques constituant plusieurs couches de lamelles (en nombre variable selon les espèces) qui servent de pontage entre les chromosomes et les microtubules.
- Ces complexes se conduisent comme des COMTs et permettent la polymérisation/dépolymérisation des microtubules.
- Chez l'homme, une trentaine de microtubules kinétochoriens se fixent sur chaque chromatide.
- L'attachement se fait d'abord de façon unipolaire (d'un seul côté) puis de façon bipolaire (par l'autre côté) à partir de microtubules provenant d'un centrosome puis de l'autre.
- Un jeu de polymérisation/dépolymérisation et grâce à des moteurs moléculaires associés aux microtubules, les chromosomes sont apportés sur la plaque équatoriale c'est-à-dire à mi-chemin entre les deux pôles de la cellule.
- Cette phase se termine lorsque tous les chromosomes sont alignés sur la plaque métaphasique, chaque chromatide étant orientée vers chacun des pôles. Un mécanisme de surveillance (MCP) vérifie l'alignement et permet le passage dans la phase suivante, l'anaphase.

L'ANAPHASE

- L'anaphase se caractérise par deux événements : la séparation des chromatides sœurs et le clivage des centromères et la migration des chromatides vers chacun des pôles de la cellule.

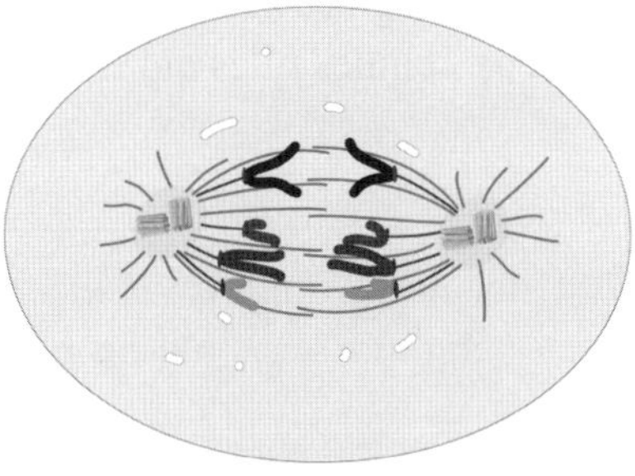

Anaphase

Fig. 14.5 – Schéma d'une cellule en anaphase.

• L'entrée en anaphase est due à un signal spécifique dont l'origine est la dégradation de la cycline B et l'inactivation du MPF.

• La séparation des chromatides sœurs est due non seulement à des topoisomérases qui provoquent des coupures temporaires dans l'ADN (puis les ressoudent) et à la dégradation de la cohésine par la séparase.

• Une fois les centromères scindés les chromatides se déplacent de façon synchrone (1 $\mu m.s^{-1}$) par raccourcissement (dépolymérisation) des microtubules kinétochoriens (anaphase A).

• Ensuite, la cellule change de forme, elle s'aplatit par allongement (polymérisation) des microtubules polaires (anaphase B). À chaque pôle de la cellule il y a un jeu complet de chromosome ayant la même information génétique.

LA TÉLOPHASE

• Quand les deux lots de chromosomes ont rejoint leur pôle, la télophase commence. Les microtubules kinétochoriens ont disparu, les microtubules polaires continuent de s'allonger. Des fibres contractiles (actine) se contractent au niveau de l'équateur réalisant un sphincter.

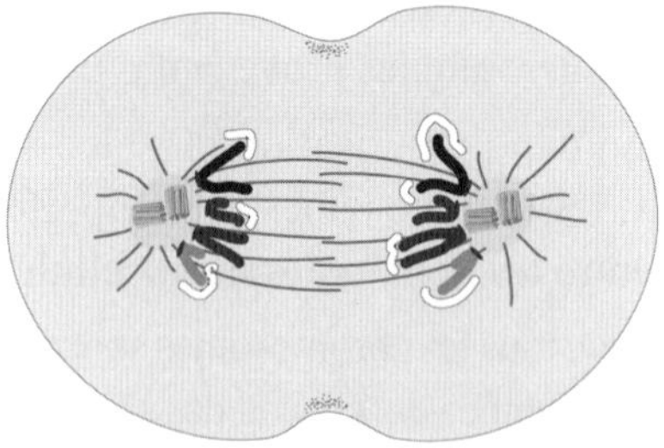

Télophase

Fig. 14.6 – Schéma d'une cellule en télophase.

• Cette phase se caractérise aussi par la réformation de l'enveloppe nucléaire autour des chromosomes qui se décondensent à nouveau. La chromatine reprend un aspect interphasique. Le nucléole réapparaît.

• La cytodièrese (ou cytokinèse) a lieu grâce à l'anneau contractile (actine + myosine II) qui permet la séparation des deux cellules filles qui entrent en phase G_1.

15

Apoptose

DÉFINITION DE L'APOPTOSE

• L'apoptose est par définition un processus de mort cellulaire actif, suicide programmé, qui peut être induit ou spontané (*apo* – « éloignement » – et *ptose* – « chute » – : référence à la chute des feuilles en automne).

• C'est un processus qui s'oppose à la nécrose, qui est involontaire et dommageable pour les tissus.

• L'apoptose peut être induite par des signaux extérieurs qui activent des récepteurs cellulaires, ou bien elle peut être déclenchée par des signaux intracellulaires.

MÉCANISME GÉNÉRAL DE L'APOPTOSE

L'apoptose est considérée comme une mort cellulaire « ordonnée », procédant par différentes phases :

– la 1re phase est celle de décision où la cellule décide ou reçoit l'ordre de mort cellulaire. Induction par signaux divers : agents cytotoxiques, suppression de facteurs de croissance, TNF/Fas/Fas ligand ;

– la 2e phase correspond à une phase d'exécution. La cellule dégrade son matériel génétique et ses protéines. Cette décision est irréversible. Cette activation se fait par des protéases à cystéines (caspases) et des nucléases. Cela induit des changements morphologiques, des changements biochimiques et une fragmentation de la chromatine par coupure de l'ADN et l'apparition de corps apoptotiques ;

– la 3e phase correspond à l'élimination de la cellule qui ne laisse aucune trace donc aucun dommage pour les tissus.

RÔLES DE L'APOPTOSE

• Le rôle de l'apoptose est essentiel au développement.

• Elle permet l'élimination de structures inutiles ou mal formées et assure qu'un nombre correct de cellules souches se différencient. La mise en place des différentes structures de l'organisme résulte de l'équilibre entre prolifération, apoptose et différentiation.

- La détection de cellules tumorales entraîne leur élimination par apoptose.
- Des agents anticancéreux exercent leur action en induisant l'apoptose.
- L'efficacité d'une thérapie peut être corrélée à la capacité de la cellule tumorale cible à répondre à l'apoptose. *A contrario*, la résistance cellulaire à certains traitements reflète une certaine incapacité à activer la cascade des événements de l'apoptose.
- L'apoptose conduit à des modifications morphologiques et physiologiques importantes : perte de contact entre cellules (isolement), condensation de la chromatine, fragmentation régulière de l'ADN et du noyau, maintien de l'intégrité des organites et de la membrane plasmique, formation de corps apoptotiques, externalisation membranaire des phosphatidylsérines, phagocytose des corps apoptotiques, absence de processus inflammatoires.
- Les mécanismes moléculaires peuvent être différents et médiés par la voie des récepteurs membranaires ou médiés par la mitochondrie.

LES DIFFÉRENTES VOIES D'INDUCTION DE L'APOPTOSE

LA VOIE MÉDIÉE PAR DES RÉCEPTEURS MEMBRANAIRES

- Les récepteurs de mort font partie de la vaste famille des récepteurs au TNF (*Tumor Necrosis Factor*). Certains récepteurs sont pro- ou anti-apoptotiques (TNFR2 → survie, TNFR1 → survie/apoptose, Fas → apoptose).
- Le rôle pro- ou anti-apoptotique dépend des protéines associées.
- Ces récepteurs de la membrane plasmique sont sensibles à des ligands proapoptotiques.
- La liaison récepteur-ligand induit la polymérisation des récepteurs et l'assemblage du complexe DISC pour *Death Inducing Signaling Complex* qui active une procaspase.
- Les médiateurs de l'apoptose sont de deux types les gènes CED et les caspases.
- Ces gènes CED ont été identifiés chez le Nématode (*cell death genes*), qui lorsqu'ils sont mutés, empêchent l'apoptose de certaines cellules au cours du développement embryonnaire.
- Plusieurs gènes ont été mis en évidence codant pour des protéines pro-apoptotiques (ced-3), ced-4 et de protéines anti-apoptotiques (ced-9).
- Chez l'homme, des protéines ont une homologie importante avec les protéines ced du Nématode. Le clonage des différents gènes a révélé que :
  - ced-3 code pour une protéase à cystéine (caspase) (pro-apoptotique) ;
  - ced-4 code pour une protéine ayant des homologies avec la protéine humaine Apaf-1 (pro-apoptotique) ;
  - ced-9 code pour une protéine homologue à la protéine Bcl-2 (antiapoptotique).
- Les caspases sont des effecteurs des voies de transduction du signal apoptotique.

• Les caspases sont des Cystéine protéases présentes sous forme inactive (pro-caspases) dans le cytoplasme des cellules.

• Ces proenzymes sont activées par clivage et dimérisation.

• Il existe deux types de caspases : des espaces initiatrices à prodomaine long qui possèdent des domaines de liaison capables de contrôler leur activité (caspase 8 et caspase 9). Leurs substrats sont les caspases effectrices et des caspases effectrices à pro-domaine court (caspase 3, 6 ou 7) dont les substrats sont :
 – des protéines structurales : actine, kératine, lamine ;
 – des protéines de signalisation : nombreuses kinases ;
 – des protéines du métabolisme ADN/ARN : PARP (poly ADP ribose polymérase), histone H1 ;
 – des protéines du cycle cellulaire et facteurs nucléaires = cycline A2, pRb.

• Les conséquences du clivage des substrats des caspases sont variables :
 – perte de fonction : inactivation (gelsoline), désassemblage (lamine) ;
 – gain de fonction : activation (Bid), libération (caspases).

• L'apoptose est contrôlée de façon endogène par les protéines de la famille Bcl-2 (Bcl2, protéine anti-apoptotique, est homologue de ced 9).

• Elle intervient dans le processus apoptotique en bloquant la sortie du cytochrome c de la mitochondrie.

• Bcl-2 est le membre fondateur d'une famille de protéines impliquées dans la survie cellulaire (Bcl2, Bcl-xl, Mcl-1) et la mort cellulaire (Bax, Bad, Bak).

LA VOIE MÉDIÉE PAR LA MITOCHONDRIE

• La mitochondrie constitue un des points centraux du processus apoptotique.

• Au cours de l'apoptose, il y a libération du cytochrome c de l'espace intermitochondrial vers le cytosol.

• Cette libération est due à une augmentation de la perméabilité de la membrane mitochondriale et entraîne des cascades d'activation conduisant à l'apoptose.

• La sortie du cytochrome c induit l'assemblage de l'apoptosome : interaction entre le cytochrome c libéré avec l'Apaf-1 et la procaspase 9.

• Cet apoptosome active la procaspase 9 en caspase 9 (blocage du fonctionnement de la mitochondrie et du fonctionnement cellulaire).

INTERACTION ENTRE MITOCHONDRIE, CASPASES ET PROTÉINES DE LA FAMILLE BCL2

• Bcl-2 = anti-apoptotique, Bcl-xl = pro-apoptotique :
 – en conditions normales : Bcl-2 est libre sur la mitochondrie, il n'y a pas de sortie du cytochrome c ;

– en conditions apoptotiques : inhibition de Bcl-2, libération de co-facteurs, libération du cytochrome c et activation de la procaspase 9.

• De l'équilibre entre les niveaux d'expression des membres pro- et anti-apoptotiques dépend la décision de déclenchement de l'apoptose.

• Les membres de la famille Bcl-2 forment des pores dans la membrane mitochondriale dont la composition favorise ou inhibe l'apoptose.

RÔLE DES GRANZYMES ET DES PERFORINES

• Les perforines sont des enzymes qui agissent directement sur la perméabilité de la membrane mitochondriale.

• Les granzymes sont des enzymes qui agissent indirectement sur la perméabilité de la membrane mitochondriale.

• La fragmentation de l'ADN est une phase d'exécution nucléaire.

• L'élimination des cellules mortes par apoptose se fait par phagocytose par des cellules voisines sans qu'il y ait de réaction inflammatoire.

16

Migration et domiciliation

LA MIGRATION CELLULAIRE

• La migration cellulaire correspond à un phénomène de mobilité de cellules. Les principaux acteurs de ces phénomènes sont le cytosquelette, des signaux chimiques et les molécules d'adhésion.

• La migration cellulaire intervient dans des mécanismes physiologiques comme l'embryogenèse, la réponse immunitaire et la cicatrisation et des mécanismes physiopathologiques comme le cancer et la dispersion métastatique.

• Cette migration passe par l'acquisition par la cellule d'un phénotype polarisé qui, grâce à cela, va pouvoir se déplacer sur un support solide. L'avant de la cellule présente une morphologie différente de l'arrière de la cellule en mouvement.

• Cela se fait en plusieurs étapes : protrusion, adhésion, translocation et rétraction.

• La 1re étape ou protrusion se manifeste par l'émission de fiilipodes (prolongements membranaires minces et plats) et de lamellipodes (prolongements membranaires larges et épais).

• Le noyau et le cytoplasme se placent vers l'arrière de la cellule tandis que vers l'avant fillipodes et lamellipodes constituent le front de migration.

• Cette étape est due à l'existence de signaux chimiques ou chimiotactisme qui attirent la cellule.

• La 2e étape est une étape d'adhésion de la partie avant de la cellule à son environnement matriciel.

• Une force contractile (microfilaments d'actine) permet à la cellule et au noyau de se transloquer vers l'avant.

• Les points d'ancrage situés à l'arrière de la cellule se détachent, permettant une rétraction du cytoplasme et ainsi le déplacement de la cellule.

• Pour pouvoir se déplacer, compte tenu de l'environnement matriciel, la dégradation de la matrice extracellulaire est nécessaire. Cette matrice est partiellement dégradée grâce à des protéases (MMP).

• Actuellement, deux modèles sont proposés pour répondre à ce phénomène de migration : soit un rôle prépondérant de la polymérisation de l'actine soit grâce à des phénomènes d'exocytose/endocytose importants pour apporter au front de migration de la membrane plasmique et des récepteurs en quantité suffisante. L'endocytose permettant de réguler localement la quantité de récepteurs par internalisation et recyclage des récepteurs.

• Dans la migration cellulaire, la déformation de la cellule est importante et est due à tous les membres de molécules du cytosquelette (microtubules, microfilaments d'actine et filaments intermédiaires).

• La migration résulte d'équilibre entre les forces adhésives : si elles sont trop fortes, cela entrave la migration, mais elles doivent être suffisantes pour attirer l'arrière de la cellule.

LA DOMICILIATION

• Les cellules ne se déplacent pas de façon aléatoire mais dirigée grâce aux chimiokines.

• Par exemple, la distribution des lymphocytes des organes lymphoïdes primaires vers les organes secondaires (domiciliation) se fait grâce à ces signaux. De même l'attirance des lymphocytes sur les sites inflammatoires se fait grâce aux chimiokines.

• Les chimiokines sont une superfamille de molécules polypeptidiques (90-130 acides aminés) classées en quatre sous-groupes en fonction de la position de cystéines conservées. Leur récepteur appartient à la famille des récepteurs à sept domaines membranaires.

• Le recrutement des leucocytes se fait grâce à l'existence d'un gradient chimique pour attirer ces leucocytes, mécanisme de haute sélectivité.

• Ces phénomènes de migration cellulaire interviennent dans de nombreux phénomènes comme lors de la migration des cellules de la crête neurale au cours du développement embryonnaire (environ 4e semaine du développement).

• Lors de la réponse immunitaire, l'inflammation, la coagulation et la cicatrisation de nombreuses cellules migrent afin d'intervenir sur les différents sites.

• Enfin, la dispersion métastasique fait intervenir des phénomènes migratoires cellulaires. Les cellules tumorales vont acquérir des capacités migratoires (phénotype migratoire) et quitter la tumeur primitive.

• Ces cellules vont ensuite envahir les tissus sous-jacents puis les tissus environnants grâce à leurs nouvelles capacités à rompre leurs relations avec le tissu hôte et leurs capacités migratoires.

III

Structure et fonctions des tissus

17

Tissus conjonctifs

• On regroupe sous cette appellation divers tissus d'origine mésenchymateuse dont la fonction principale est de jointer les autres tissus de l'organisme.

• Les tissus conjonctifs ont pour caractère commun d'être constitués d'une substance fondamentale qui contient des fibres et des cellules d'aspect très divers.

• Le tissu conjonctif est d'une très grande plasticité. Par les éléments qui le constituent, il remplit des fonctions importantes et très diverses.

LES CELLULES DU TISSU CONJONCTIF

• Les cellules conjonctives présentent une grande variété de forme et de fonction. Elles dérivent toutes d'une cellule mésenchymateuse et sont douées d'une extrême plasticité.

• On distingue deux catégories de cellules conjonctives :
 – des éléments fixes qui ont essentiellement des propriétés élaboratrices ;
 – des éléments mobiles ou plus ou moins susceptibles de se mobiliser et qui par des processus divers constituent l'essentiel des systèmes de défense de l'organisme.

• Le tissu conjonctif contient des éléments fixes (fibroblastes, fibrocytes, et adipocytes) et des éléments mobiles ou mobilisables d'origine hématopoïétique comme les macrophages.

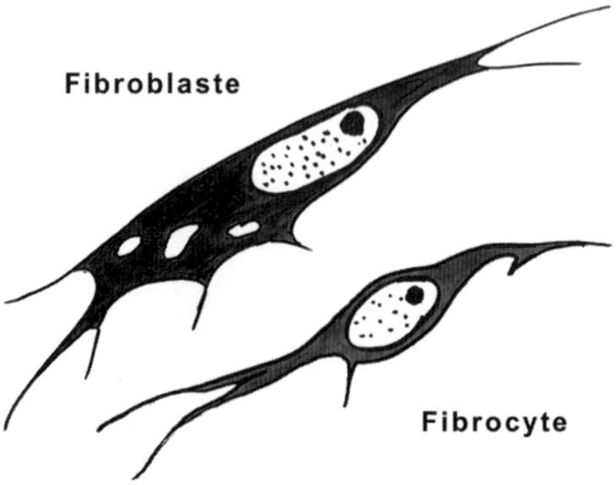

Fig. 17.1 – Schéma d'un fibroblaste et d'un fibrocyte.

• Le fibrocyte est une cellule assez grande, fusiforme ou étoilée, munie de prolongements cytoplasmiques qui viennent au contact de prolongements issus d'autres cellules.

• Son noyau est volumineux ovoïde, pauvre en chromatine, avec un gros nucléole. Le cytoplasme est faiblement basophile, on y met en évidence un chondriome abondant, un appareil de Golgi, un réticulum endoplasmique granuleux.

• Ces cellules avec une importante activité élaboratrice sont douées d'une grande plasticité et constituent une population très hétérogène. Les fibroblastes élaborent les constituants des fibres de collagène, réticuline et élastique et synthétisent également les glycosaminoglycannes et les glycoprotéines de la substance fondamentale.

• Les macrophages qui dérivent des monocytes circulants du sang sont des cellules ovalaires ou arrondies, mobiles, se déplaçant à l'aide d'une membrane ondulante.

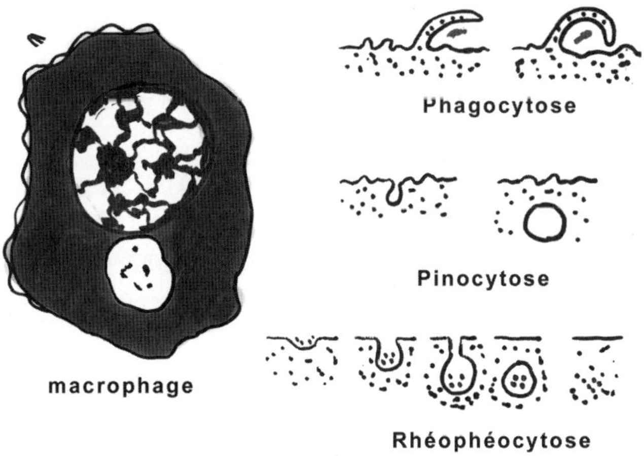

Fig. 17.2 – Macrophage et phagocytose.

• Leur noyau irrégulier, réniforme, est riche en chromatine.

• Dans le cytoplasme, de nombreuses enclaves résultent de l'activité de la cellule qui est douée de propriétés particulières :
- la phagocytose, à l'aide de la membrane ondulante ou de pseudopodes ;
- la pinocytose ;
- la colloïdopexie.

• Les mastocytes sont des cellules arrondies ou polygonales. Munies de pseudopodes, elles se déplacent par mouvements amoeboides. Elles sont nombreuses au voisinage des vaisseaux.

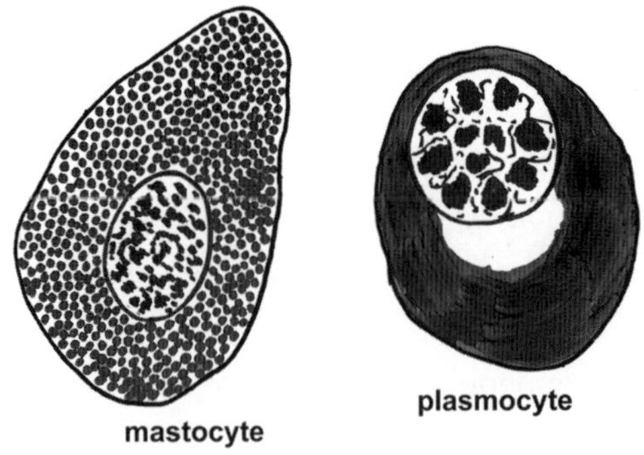

Fig. 17.3 – Schéma d'un mastocyte et plasmocyte.

• Leur noyau est petit, le cytoplasme est rempli de très nombreuses granulations (essentiellement de l'héparine et de l'histamine).

• Les plasmocytes sont des cellules qui apparaissent essentiellement au cours des processus inflammatoires. Ce sont des éléments globuleux ou ovalaires qui possèdent un noyau excentré dont la chromatine a une disposition particulière en rayon de roue ou en damiers.

• Leur cytoplasme présente une basophilie importante au pôle opposé au noyau en rapport avec un ergastoplasme développé. Les plasmocytes élaborent les immunoglobulines.

• Les leucocytes, ou globules blancs du sang, sont des cellules susceptibles de traverser les parois des vaisseaux selon le processus de diapédèse pour se diriger vers les lieux où elles exerceront leur rôle de défense.

LES FIBRES DU TISSU CONJONCTIF

• Les fibres conjonctives constituent de longs et fins polymères de nature protéiques.

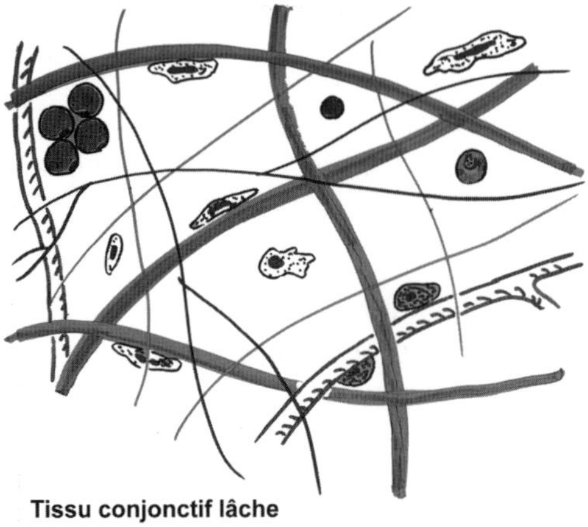

Fig. 17.4 – Schéma d'un tissu conjonctif lâche.

• Les fibres de collagènes (collagène de type I) sont les plus abondantes, et constituent l'élément structural essentiel des tissus conjonctifs. Elles constituent la charpente des tissus, elles présentent une grande résistance aux tractions.

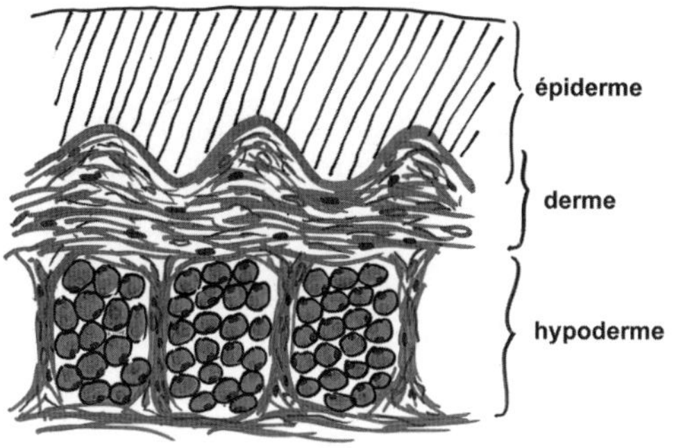

Fig. 17.5 – Schéma de la peau.

• Éléments à aspect rubané sinueux d'un calibre variable entre 2 à 20 nm, les fibres collagènes sont formées de fibrilles primaires d'un diamètre de 8 à 30 nm groupées en faisceaux.

• Les fibrilles constituées de filaments de tropocollagène présentent une striation régulière, d'une alternance de bandes claires et de bandes sombres d'une périodicité de 64 nm.

• Les fibres de réticuline forment la trame des organes lymphoïdes et hématopoïétiques, et doublent les membranes basales des épithéliums et des capillaires.

• Ces fibres de collagène de type III forment des réseaux. Elles sont également formées de fibrilles primaires présentant la périodicité de 64 nm.

• Les fibres élastiques sont fines et présentent un aspect hétérogène en ultrastructure : une zone amorphe, l'élastine, en situation centrale et des faisceaux de microfibrilles en périphérie.

• Elles s'anastomosent en réseaux à larges mailles, peuvent se grouper pour former des lames, des faisceaux ou des ligaments.

• Elles sont extensibles et durcissent au cours du vieillissement.

LA SUBSTANCE FONDAMENTALE

COMPOSITION DE LA SUBSTANCE FONDAMENTALE

• La substance fondamentale est une sorte de gelée transparente, hyaline, dans laquelle se trouvent les éléments cellulaires et fibrillaires.

• Elle est riche en glycosaminoglycannes liés à des chaînes protéiques (l'acide hyaluronique, les protéoglycanes).

• Les collagènes sont des polymères du tropocollagène et donnent naissance aux fibres.

• Ces substances sont en partie élaborées par les cellules conjonctives d'origine sanguine.

LES DIFFÉRENTS TYPES DE TISSUS CONJONCTIFS

• Il existe plusieurs principaux types de tissus conjonctifs.

• Le tissu conjonctif peut être banal, c'est un simple tissu de remplissage mais il peut s'y produire des modifications qui permettent de distinguer plusieurs sortes de tissus conjonctifs.

• Du fait de sa très grande plasticité, le tissu conjonctif se prête à de multiples adaptations, sa constitution en trois éléments : cellules, fibres et substance fondamentale, entraîne un polymorphisme tissulaire.

• Ceci permet de classer les tissus conjonctifs d'après la proportion relative des éléments qu'ils contiennent.

• Lorsque les proportions de ces trois éléments sont égales, le tissu conjonctif est dit « lâche ».

• C'est alors un tissu de remplissage très répandu qui épouse la forme des organes qu'il environne.

• Il permet la mobilité et le glissement des tissus et des organes grâce à sa texture fibrillaire et au rôle de lubrifiant joué par les mucopolysaccharides de la substance fondamentale (chorion du tube digestif, des voies respiratoires, voies génitales, *etc.*).

• Entrent dans ce groupe le tissu membraneux, conjonctif dense (le péritoine) et le tissu lamelleux, lamelles conjonctives denses (le périmètre).

• Lorsque le tissu conjonctif est à prédominance de cellules, on trouve le mésenchyme, tissu conjonctif de l'embryon, le tissu adipeux (en lobules, souvent situé dans l'hypoderme), le tissu pigmentaire (pie-mère, choroïde, iris) et le tissu réticulaire (où les cellules forment un réseau et élaborent une grande quantité de fibres de réticuline comme le foie et les organes lymphoïdes).

• Lorsque le tissu conjonctif est à prédominance de fibres, ce sont les tissus conjonctifs orientés qui forment des cordons, des lames ou des membranes. Entrent dans cette catégorie : le tissu tendineux, tissu unitendu qui constitue les tendons et les ligaments.

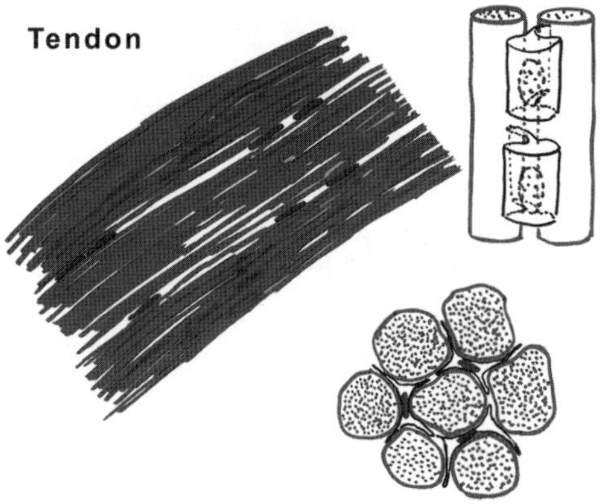

Fig. 17.6 – Schéma d'un tendon.

• Il est formé de volumineux faisceaux de fibres de collagènes orientées dans une seule direction. Les fibrocytes aplatis entre les faisceaux se disposent en fibres longitudinales et présentent des « crêtes d'empreintes ».

• On trouve aussi le tissu aponévrotique (tissu fibreux bitendu, formé de plusieurs plans, dans chaque plan, les faisceaux collagènes sont parallèles entre eux mais orientés perpendiculairement d'un plan à l'autre, comme la cornée et les aponévroses), Le tissu élastique (fibres, lames élastiques comme l'aorte) et le tissu conjonctif dense du derme (faisceaux collagènes enchevêtrés mais d'orientation plus ou moins parallèles à la surface).

• En conclusion, le tissu conjonctif est un tissu d'une très grande plasticité se prêtant à une multitude d'adaptations et jouant un rôle important dans l'organisme.

18

Tissus épithéliaux

• Les épithéliums sont des tissus formés de cellules étroitement juxtaposées, interdépendantes et solidaires.

• Il existe deux grands groupes : les épithéliums de revêtement et les épithéliums glandulaires.

LES ÉPITHÉLIUMS DE REVÊTEMENT

• Les épithéliums de revêtement assurent la limitation externe de l'individu, ainsi que celle des cavités en relation avec le milieu extérieur (appareils respiratoire, digestif, urinaire).

• Ils ont essentiellement un rôle protecteur, d'échange, de glissement, d'information.

• Dans les épithéliums de revêtement, les cellules sont cohésives grâce à, latéralement, des digitations qui s'interpénètrent et des desmosomes qui consistent en un épaississement de la membrane de part et d'autre de l'espace intercellulaire sur laquelle viennent s'insérer des tonofibrilles, renforçant la cohésion.

• Des systèmes de jonction d'adhérence et des jonctions communicantes participent aussi au maintien de la cohésion de ces épithéliums.

• Ces épithéliums ne contiennent pas de vaisseaux.

• La nutrition des cellules épithéliales se fait à partir de substances nutritives qui diffusent des vaisseaux et traversent le tissu conjonctif sur lequel elles reposent.

• Les cellules épithéliales sont polarisées, leur pôle apical est tourné vers l'extérieur, leur pôle basal vers le conjonctif, avec lequel se produisent des échanges par l'intermédiaire de la membrane basale.

RAPPORT DES ÉPITHÉLIUMS AVEC LES AUTRES TISSUS

• Avec le conjonctif : il n'existe pas de tissu conjonctif à nu, sans épithélium pour le recouvrir. Entre l'épithélium et le conjonctif, il y a toujours une membrane basale, ou lames basales. Cette structure en microscopie électronique se présente comme une couche dense aux électrons, formée d'un réseau de fines fibrilles. Elle est composée de collagène de type IV, de glycoprotéines et de protéoglycanes.

• Avec les vaisseaux : les épithéliums ne sont pas vascularisés directement, ils sont en rapport avec les vaisseaux situés dans le conjonctif, sous la vitrée (une exception, la strie vasculaire de la rampe de Corti).

• Avec les nerfs : le plus souvent, le contact se fait par l'intermédiaire de la lame basale, et parfois y pénètrent des fibres amyéliniques.

• Les épithéliums, soumis à des phénomènes d'usure, se renouvellent constamment à partir de cellule souches.

RÉGÉNÉRATION DES ÉPITHÉLIUMS

• La régénération est assurée par la couche basale pour les épithéliums pluristratifiés.

• Dans le cas de la trachée, elle se fait par des petites cellules qui s'immiscent entre les cellules de l'épithélium.

• Dans le cas de l'épithélium intestinal, elle se fait à partir d'une zone germinative à partir de laquelle se produit un glissement de cellules.

CLASSIFICATION DES ÉPITHÉLIUMS

• Une classification des épithéliums repose sur le nombre et la forme des cellules superficielles.

• Elle est fonction du nombre de couches de cellules (épithéliums simples, stratifiés, pseudo stratifié), de la forme des cellules (épithéliums pavimenteux, cubiques, cylindrique ou prismatique), de l'existence de différentiations de la surface (épithélium cilié, à plateau strié ou kératinisé).

• Il existe aussi une classification histo-physiologique.

• Les épithéliums à rôle mécanique :
  – glissement : épithéliums des séreuses (péritoine, péricarde) ; endothéliums des vaisseaux (épithéliums pavimenteux simples) ;
  – mouvement : cas de l'épithélium qui tapisse les voies respiratoires (trachée, bronche) et de l'épithélium de la trompe utérine (épithéliums ciliés, à cils vibratiles) ;
  – protection mécanique : cas de la peau, de la muqueuse buccale, de l'œsophage, de la vessie, du vagin (épithéliums pluristratifiés).

• Les épithéliums à rôle chimique :
  – protection chimique : cas de l'estomac, de la vessie ;
  – absorption : intestin, épididyme, rein ;
  – échanges : poumon.

• L'épithélium prismatique cilié, comme l'épithélium qui tapisse la trachée, est un épithélium de mouvement, constitué d'une seule assise de cellules prismatiques, munies d'une différentiation apicale, les cils vibratiles.

Épithélium cilié (trachée) - mouvement

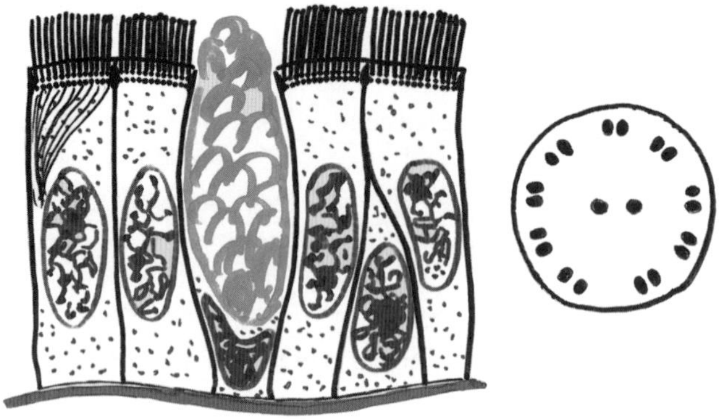

Fig. 18.1 – Schéma d'un épithélium cilié : la trachée.

• Les cils sont implantés sur une double rangée de corpuscules basaux.

• On note la présence de petites cellules triangulaires. Leur base est plaquée contre la membrane basale, leur apex très effilé s'insinue entre deux cellules : ce sont les cellules de remplacement.

• On note aussi la présence d'un second type de cellules : les cellules caliciformes. Leur noyau est refoulé vers la base de la cellule par le produit élaboré : le mucus.

• Le mucus des cellules caliciformes forme un film à la surface de l'épithélium. Sur ce film viennent se coller poussières, germes, particules inhalées. Il se déplace sous l'effet du mouvement des cils, mouvements qui s'effectuent dans un seul sens (dans le cas particulier, vers l'orifice des fosses nasales).

• De façon générale, les épithéliums pluristratifiés tapissent toutes les muqueuses des « zones de passage » : cavité buccale, œsophage, vagin, vessie, uretère, et atteignent le maximum de leur différentiation au niveau du tégument externe, organisés de façon à opposer une résistance aux différentes pressions susceptibles de s'exercer sur eux.

• Dans un épithélium malpighien non kératinisé comme l'épithélium vaginal, on y décrit, de la base vers la surface :

– la couche basale, qui repose sur la membrane basale, constituée d'une assise de cellules cubiques à gros noyau, à cytoplasme basophile ;

– la couche intermédiaire ou moyenne, constituée d'un nombre variable de couches de cellules polygonales unies entre elles par des desmosomes et munies de tonofibrilles, dispositif qui confère de la résistance à l'épithélium ;

– la couche superficielle formée de plusieurs assises de grandes cellules aplaties, qui prennent un aspect pavimenteux, les noyaux des cellules prennent un aspect pycnotique.

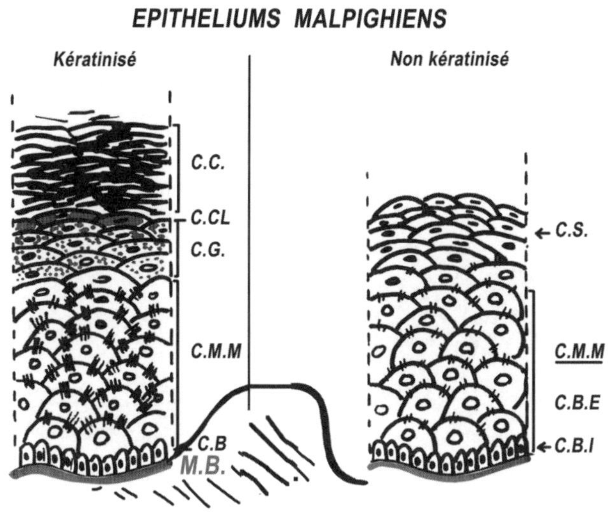

Fig. 18.2 – Schéma d'épithéliums malpighiens.

• Dans un épithélium malpighien kératinisé, comme l'épiderme, on retrouve un certain nombre de régions, ou couches : une couche basale (*stratum germinativum*), un corps muqueux de malpighi (ou *stratum spinosum*), une couche granuleuse (*stratum granulosum*), une couche claire (*stratum lucidum*), une couche cornée (*stratum corneum*) et une couche desquamante (*stratum disjonctum*).

• L'examen de ces différentes strates montre que :
– la couche basale ou germinative est formée d'une assise de cellules cylindro-cubiques à noyau volumineux, à cytoplasme basophile, renfermant quelques tonofibrilles ;
– le corps muqueux de malpighi est constitué d'un nombre variable de couches de cellules polyédriques, à gros noyau rond, à cytoplasme faiblement basophile. On note la présence de ponts d'union (desmosomes) paraissant relier les cellules et leur donnant un aspect épineux. Des tonofibrilles (trousseaux de fins filaments) semblent passer d'une cellule à l'autre par les ponts d'union. Il s'agit d'un artefact de préparation ;
– la couche granuleuse est formée de deux à trois assises de cellules aplaties : les kératinocytes. Le cytoplasme contient des granulations d'éléidine (graisse neutre soufrée) et de kératohyaline (précurseur de la kératine). Les tonofibrilles sont disposées à la périphérie de la cellule ;
– la couche claire est mince, constituée de cellules très aplaties à noyau picnotique. Les tonofibrilles sont tassées à la périphérie. La kératohyaline est remplacée par la kératine ;
– la couche cornée est d'épaisseur variable. Elle comporte de nombreuses assises de cellules très aplaties, kératinisées.

• La kératinisation est un processus qui débute dans la couche basale et aboutit à la formation des cornéocytes (ensemble de cellules mortes).

• Toute cette organisation explique le rôle protecteur de l'épiderme, la protection mécanique (épaisseur de l'épithélium, structures qui lui confèrent une grande résistance) et la protection chimique : substances qui s'opposent à la déperdition d'eau (brûlures).

• Un épithélium stratifié polymorphe de transition tapisse les voies urinaires et la vessie.

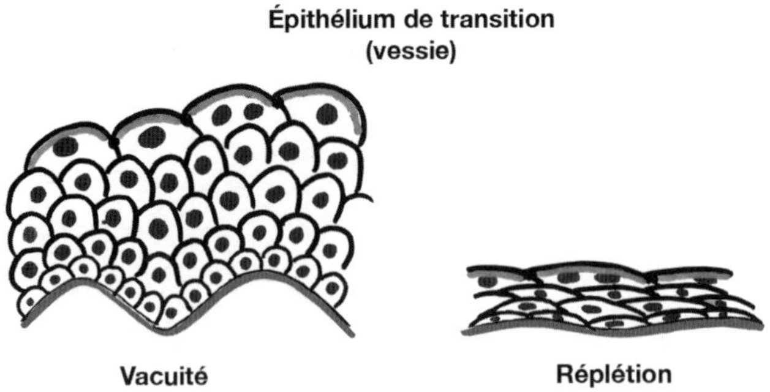

Fig. 18.3 – Schéma d'un épithélium de transition : la vessie.

• L'épithélium, pluristratifié, varie en fonction de la distension de la vessie. Il repose sur une membrane basale.

• Lorsque la vessie est vide : l'épithélium présente une couche de cellules basales cubiques ou polyédriques. Au-dessus s'empilent plusieurs assises (six à huit) de cellules polyédriques. Il faut noter, dans cette zone intermédiaire l'absence de desmosomes. La couche superficielle est constituée de grosses cellules dont l'apex fait saillie à la surface de l'épithélium. Elles sont souvent binuclées et la partie superficielle du cytoplasme présente une densification (plaques membranaires).

• Lorsque la vessie est en l'état de distension ; l'épaisseur de l'épithélium diminue considérablement, ainsi que le nombre d'assises cellulaires. Ce phénomène résulte du glissement des cellules de la zone intermédiaire les unes par rapport aux autres, en même temps, elles s'aplatissent, prenant un aspect pavimenteux.

• L'épithélium gastrique est un exemple d'épithélium de protection chimique.

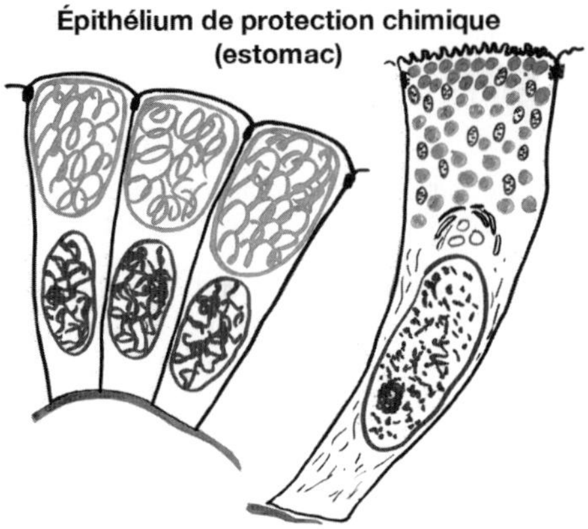

Fig. 18.4 – Schéma d'un épithélium de protection chimique : l'estomac.

• Il s'agit d'un épithélium prismatique, unistratifié.

• Le noyau est situé à la base de la cellule, au-dessus se trouvent de nombreux granules d'un mucus spécial.

• À l'apex de la cellule, on observe des microvillosités engluées de mucopolysaccharides.

• Cette cellule sécrète de façon continue, constituant ainsi un système de défense contre l'autolyse et la pepsine.

• L'épithélium à plateau strié qui tapisse les villosités intestinales est un exemple d'épithélium d'absorption.

Épithélium d'absorption (intestin)

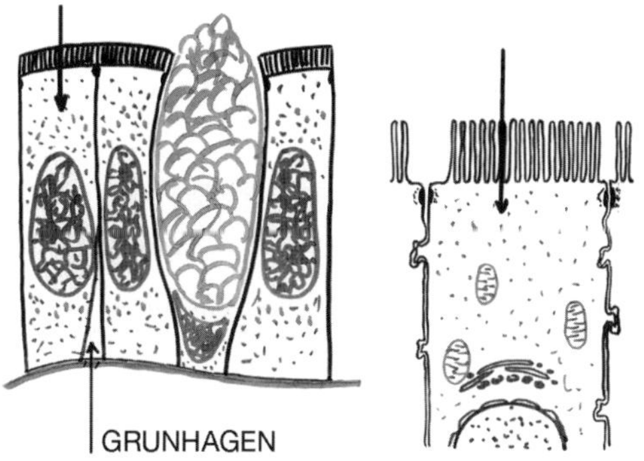

Fig. 18.5 – Schéma d'un épithélium d'absorption : l'intestin.

• Il s'agit d'un épithélium simple, à cellules prismatiques. Il repose sur la membrane basale.

• Les cellules ou entérocytes, très hautes, possèdent un noyau situé dans la partie parabasale de la cellule.

• L'appareil de Golgi est sus-nucléaire. On trouve des mitochondries dans la partie basale et dans la partie apicale de la cellule (double polarité).

• À l'apex se trouve le plateau strié constitué de microvillosités très fines, très régulières, recouvertes de glycocalix.

• À côté des entérocytes, on remarque la présence de cellules caliciformes remplies de mucus.

• Au niveau du tube contourné proximal du rein, on retrouve un exemple d'épithélium d'absorption sélection.

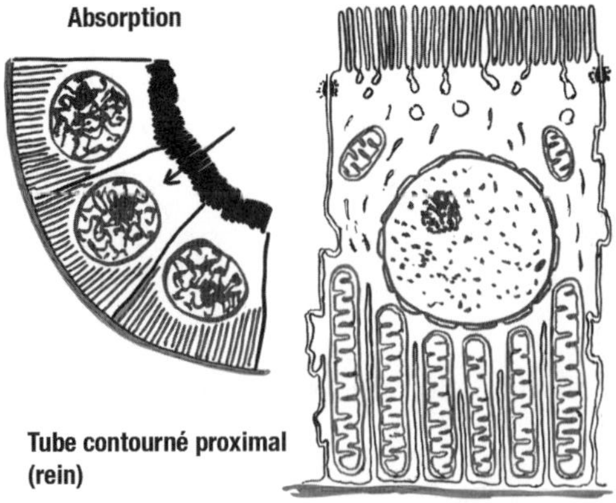

Fig. 18.6 – Schéma du tubule contourné proximal.

• C'est un épithélium unistratifié, formé de cellules prismatiques à gros noyau rond. Deux formations se remarquent :

– à l'apex, une bordure en brosse, épaisse, constituée de microvillosités ;

– à la base des microvillosités se trouvent de nombreuses images de pinocytose.

• Dans la portion basale de la cellule, on trouve des formations en forme de bâtonnets : les bâtonnets de Heidenhain.

• Cet aspect est dû à la formation de replis de la membrane plasmique de la base de la cellule.

• Ces replis délimitent des loges dans lesquelles sont situées des mitochondries très longues.

• Ces systèmes permettent un accroissement considérable des surfaces d'échange.

• L'alvéole pulmonaire est un exemple d'épithélium d'échanges.

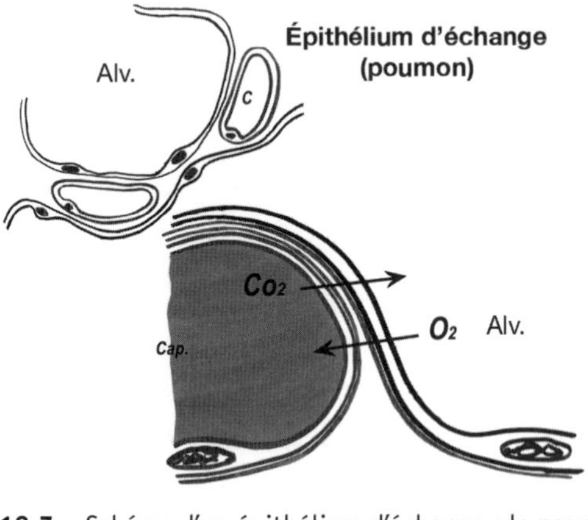

Fig. 18.7 – Schéma d'un épithélium d'échange : le poumon.

• Dans ce cas, on a deux épithéliums : l'endothélium du capillaire sanguin et l'épithélium alvéolaire, tous deux, pavimenteux, qui sont en contact par l'intermédiaire de leur basale.

• Une très mince épaisseur de cytoplasme et de collagène sépare l'air de l'alvéole du sang du capillaire.

• Des échanges se feront par différence des pressions partielles des gaz, CO_2 et O_2.

19

Épithéliums glandulaires

STRUCTURE DES GLANDES

• Une glande est constituée d'un à plusieurs milliers de cellules qui produisent et sécrètent un produit particulier soumis à régulation.

• Les glandes sont formées par une invagination de l'épithélium de surface. S'il y a contact persistant avec la lumière, ce sont des glandes exocrines qui vont déverser leur produit de sécrétion à l'extérieur (surface cutanée ou lumière d'une cavité naturelle) ; s'il n'y a plus contact entre la lumière et les cellules épithéliales, il y a formation d'une glande endocrine dont les produits élaborés passent dans la circulation sanguine.

• Les glandes sont unicellulaires ou multicellulaires.

LES GLANDES ENDOCRINES

• Les glandes endocrines sont des glandes à sécrétion interne ; elles synthétisent des hormones qu'elles sécrètent directement dans le liquide interstitiel.

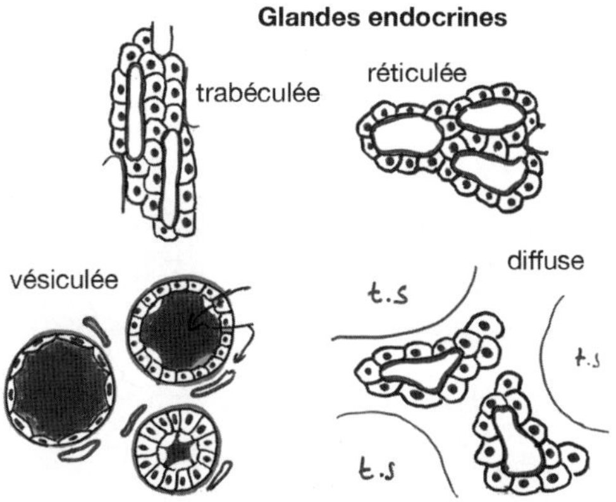

Fig. 19.1 – Schéma de glandes endocrines.

• Les hormones pénètrent alors dans le sang et la lymphe. Les glandes endocrines sont l'hypophyse, la thyroïde, les parathyroïdes, les surrénales, et la glande pinéale ou épiphyse.

• Par ailleurs, plusieurs organes contiennent des incrustations de tissu endocrinien : le pancréas et les gonades (ovaires et testicules).

LES GLANDES EXOCRINES

• Les glandes multicellulaires exocrines déversent leurs produits à la surface du corps ou dans une de ses cavités naturelles par l'intermédiaire d'un conduit.

• La nature des produits de sécrétion permet une classification.

• La plupart des glandes exocrines sont soit séreuses pures (pancréas, parotides), soit muqueuses pures, mais certaines peuvent être mixtes, séromuqueuses (glandes sous-maxillaires).

• Sécrétion séreuse (protéines) : glandes très répandues (parotide, pancréas exocrine, glandes lacrymales...).

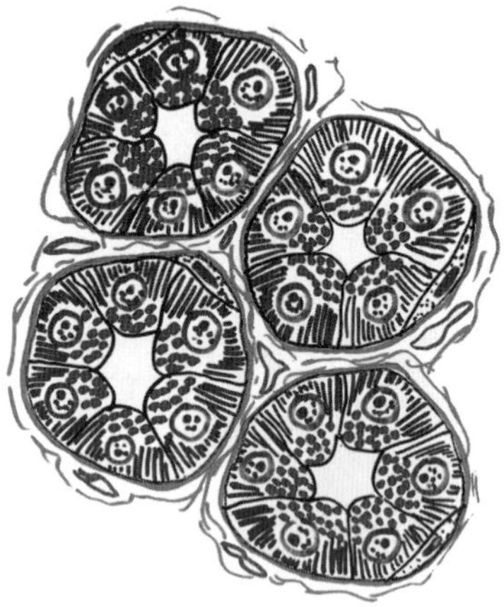

Fig. 19.2 – Schéma d'une glande séreuse.

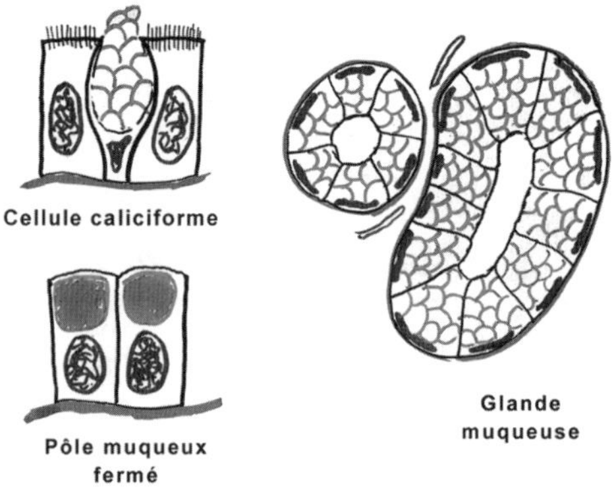

Fig. 19.3 – Schéma d'une glande muqueuse.

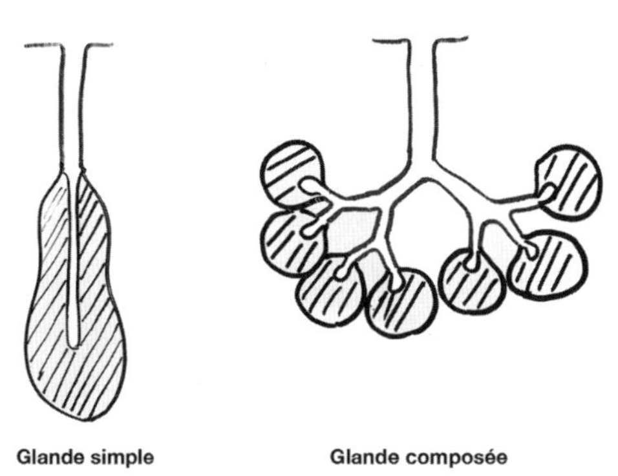

Fig. 19.4 – Schéma d'une glande simple/composée.

• Sécrétion muqueuse : mucus tapissant les voies aériennes, digestives, très répandue.

• Sécrétions électrolytiques : ions, eau (estomac fundique, glandes sudorales eccrines).

• On trouve aussi les sécrétions lipidiques ou lipoprotéiques (glandes sébacées, glandes mammaires).

• Toutes les glandes exocrines multicellulaires possèdent les deux éléments structuraux suivants : un conduit dérivé de l'épithélium et une partie sécrétrice composée de cellules sécrétrices.

• En outre, dans toutes ces glandes sauf les plus simples, du tissu conjonctif de soutien entoure la forme sécrétrice et lui amène des vaisseaux sanguins et des nerfs.

• Le tissu conjonctif forme souvent une capsule fibreuse qui se prolonge dans la glande elle-même et la divise en lobes.

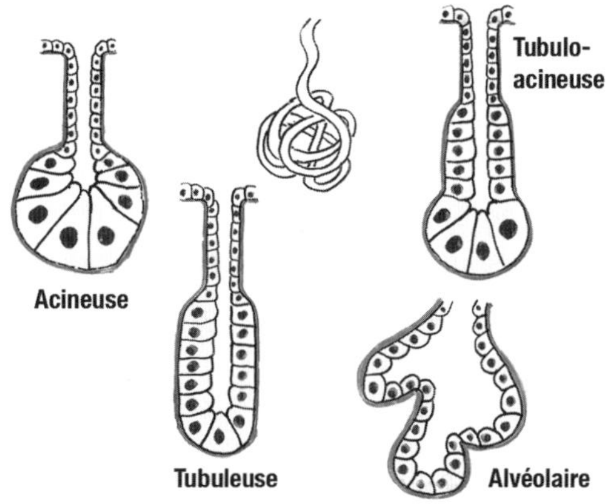

Fig. 19.5 – Schéma des différents types de glandes exocrines multicellulaires.

• Les glandes simples n'ont qu'un seul conduit sans ramification.

• Les glandes composées possèdent un conduit doté de ramifications.

• Elles se classent en fonction de la structure de leurs parties sécrétrices :

– les glandes tubuleuses où les cellules sécrétrices forment un tube ;

– les glandes alvéolaires (acineuses) où les cellules sécrétrices forment des petits tas ;

– les glandes tubulo-alvéolaires composées d'unités sécrétrices tubulaires et alvéolaires.

• Dans le cas des glandes exocrines unicellulaires, les cellules glandulaires muqueuses sont interposées parmi les autres cellules d'un épithélium.

• Les seules glandes unicellulaires importantes sont les cellules caliciformes dispersées au sein de l'épithélium cylindrique qui tapisse le tube digestif et les voies respiratoires.

MODES D'EXTRUSION DE LA SÉCRÉTION

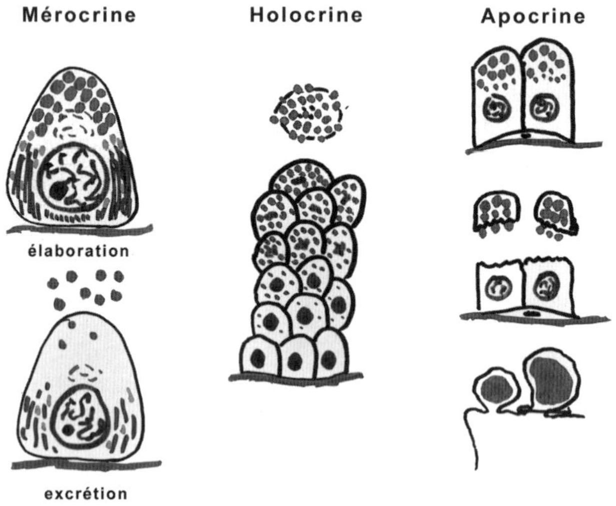

Fig. 19.6 – Schéma des différents modes d'extrusion des sécrétions.

• La majorité des glandes exocrines sont des glandes mérocrines qui expulsent leurs produits par exocytose, peu de temps après leur synthèse (le pancréas, la majorité des glandes sudoripares, ainsi que les glandes salivaires appartiennent à cette catégorie).

• Les glandes apocrines accumulent elles aussi leurs produits, sauf qu'elles le stockent juste sous la surface libre de leurs cellules.

• Éventuellement, le pôle apical de chaque cellule se détache, ce qui libère la sécrétion.

• Les seules glandes humaines apocrines sont les glandes mammaires.

• Les cellules sécrétrices des glandes holocrines accumulent leurs produits jusqu'à ce que ceux-ci provoquent leur rupture (les glandes sébacées de la peau sont nos seules glandes holocrines véritables).

- Quelques exemples :
  - glandes tubuleuses simples : glandes intestinales ;
  - glandes tubuleuses spiralées simples : glandes sudoripares ;
  - glandes tubuleuses ramifiées simples : glandes gastriques ;
  - glande alvéolaire simple : pas d'exemple chez l'humain ;
  - glandes alvéolaires ramifiées simples : glandes sébacées ;
  - glandes tubuleuses composées : glandes duodénales ;
  - glandes alvéolaires composées : glandes mammaires ;
  - glandes tubulo-alvéolaires composées : glandes salivaires.

20

Le tissu nerveux

LE TISSU NERVEUX

COMPOSITION DU TISSU NERVEUX

• Le tissu nerveux est constitué par un ensemble d'éléments spécialisés dans la perception et le transport d'excitations ; il se répartit dans tout l'organisme.

• Les cellules nerveuses sont excitables et ont la possibilité de la conduction ou du transport des excitations.

• Ce tissu est subdivisé en système nerveux central et système nerveux périphérique.

• Il comporte deux types de cellules : les neurones, éléments nobles et spécifiques assurent les fonctions essentielles du tissu nerveux et la névroglie (cellules gliales) qui, associée aux neurones, constitue la charpente du tissu nerveux sur laquelle reposent les neurones.

• Le neurone est constitué d'un corps cellulaire d'où partent des prolongements : dendrites nombreuses, axone unique qui assure la conductibilité.

• L'ensemble du neurone constitue une unité morphologique, une unité fonctionnelle, une unité trophique.

ORIGINE DU TISSU NERVEUX

• Le tissu nerveux est d'origine ectoblastique et plus exactement neurectoblastique.

• À partir de l'épithélium épendymaire de l'embryon se différentient les neuroblastes (origine du neurone) et les spongioblastes, à l'origine de la névroglie épithéliale et périphérique.

• Les cellules nerveuses acquièrent au cours de leur différentiation des prolongements qui s'étendent à plus ou moins longue distance du corps cellulaire.

• Ces cellules présentent un corps cellulaire ou péricaryon, des prolongements cellulaires (dendrites et axone).

• Les dendrites sont les prolongements afférents : l'influx arrive par les dendrites.

• L'axone est le prolongement efférent unique ; l'influx quitte le corps cellulaire par l'axone.

• Les neurones moteurs portent les ordres, ils émettent une excitation qui, par l'axone, gagne les organes effecteurs (muscles, glandes, *etc.*).

• Les neurones sensitifs portent les informations. Les stimuli recueillis à la périphérie (peau, organes) par les dendrites sont transmis à la cellule nerveuse et le quittent par l'axone qui les conduit vers les centres nerveux.

LE NEURONE

• Les neurones d'association assurent les relais entre les deux précédents.

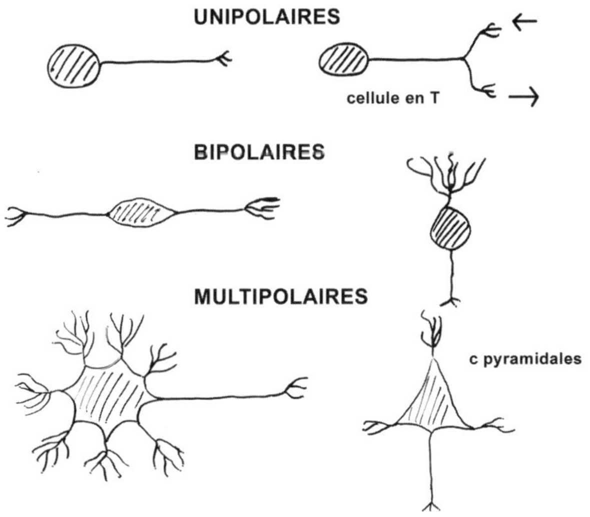

Fig. 20.1 – Schéma des différents types de neurones.

• De façon générale, le corps cellulaire est arrondi, ovalaire, fusiforme, étoilé ou pyramidal.

• Cette forme est en relation avec la façon dont les prolongements se raccordent au péricaryon, ce qui permet de définir trois grands types de cellules nerveuses.

LES DIFFÉRENTS TYPES DE NEURONES

• On distingue les cellules unipolaires vraies : le corps cellulaire est dépourvu de dendrites, il possède uniquement un axone. Ce type de cellule est rare. Il s'observe au niveau du noyau masticateur.

• Les cellules en T sont de fausses unipolaires. On y observe un prolongement unique qui à une certaine distance du corps cellulaire se bifurque en deux branches, une dendrite et un axone.

• Ce type de cellule que l'on trouve dans le ganglion spinal est anatomiquement unipolaire, mais physiologiquement bipolaire.

• Au début de sa différentiation, cette cellule est bipolaire. Puis le corps cellulaire se déjète latéralement tandis que l'axone et la dendrite se joignent sur leur portion la plus proche du péricaryon.

• Ces cellules bipolaires sont fusiformes ou piriformes telles les cellules bipolaires de la rétine ou les cellules de Purkinje du cervelet.

• Elles possèdent deux expansions diamétralement opposées ; une dendrite plus ou moins ramifiée et un axone.

• Les cellules multipolaires sont en général étoilées, comme par exemple les cellules multipolaires de la corne antérieure de la moelle qui comportent un axone unique et plusieurs pieds dendritiques.

• Elles sont parfois pyramidales telles les cellules du cortex cérébral présentant un axone unique, des bouquets dendritiques basaux, un bouquet dendritique apical.

• Il existe des caractères différentiels entre les prolongements : les dendrites, cellulipètes, sont épaisses, irrégulières et souvent pourvues d'épines.

• Elles se divisent à angle aigu et se terminent par des pointes moussues.

• L'axone cellulifuge est unique, mince et lisse. Il présente des ramifications préterminales qui se détachent à angle droit.

STRUCTURE DU NEURONE

• La taille est extrêmement variable. Certaines cellules sont très petites, de 4 à 5 µm de diamètre (grains du cervelet), d'autres sont énormes : la taille des cellules de Betz du cortex cérébral varie de 120 à 150 µm.

• La taille d'une cellule nerveuse est souvent en relation avec l'importance de la fonction exercée, c'est-à-dire avec l'étendue du territoire innervé et avec la complexité de ses connexions.

• La cellule nerveuse ou neurone est un ensemble structural qui comprend le corps cellulaire et la fibre nerveuse.

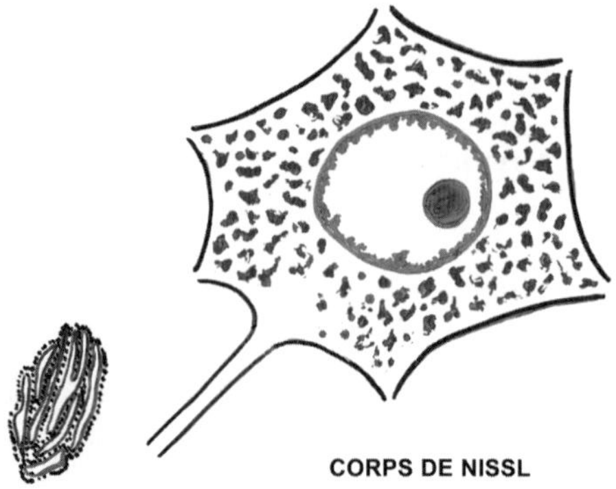

Fig. 20.2 – Schéma d'un corps cellulaire.

Le corps cellulaire ou péricaryon

• Le corps cellulaire ou péricaryon est limité par une membrane plasmique et possède un noyau en général unique et volumineux. Ce noyau est parfois double, comme dans les cellules des ganglions sympathiques.

• Le cytoplasme comporte des organites semblables à ceux des autres cellules : mitochondries, appareil de Golgi, lysosomes et glycogène, mais, en plus, la cellule nerveuse est caractérisée par la présence de constituants spécifiques qui sont les corps de Nissl et les neurofibrilles.

• L'absence de centrosome explique l'incapacité de la cellule nerveuse à se diviser.

• La membrane cellulaire est régulière sauf au niveau des extrémités fonctionnelles, les synapses, où elle s'épaissit.

• Le noyau volumineux, arrondi, est limité par une double membrane percée de pores nombreux.

• Sa chromatine est située en périphérie, ce qui fait paraître le noyau clair et vésiculeux. En fait, il est rempli de protéines nucléaires abondantes.

• Le nucléole de taille importante est souvent placé près de la membrane nucléaire.

• L'appareil de Golgi, très abondant dans le péricaryon, se dispose régulièrement autour du noyau. Il présente des rapports étroits avec l'ergastoplasme.

• Les mitochondries se répartissent de façon homogène dans tout le corps cellulaire, dans les dendrites et dans l'axone. Leur forme est arrondie ou allongée. Elles renferment des crêtes à disposition transversale ou longitudinale.

• Les lysosomes sont des vacuoles encapsulées riches en hydrolases acides. Ils jouent un rôle important dans la digestion des métabolites.

• Les liposomes apparaissent sous forme de vacuoles remplies de graisse, arrondies et limitées par une membrane. Ils sont peu nombreux dans les cellules nerveuses normales.

• La présence de pigments est inconstante, leur apparition est progressive et se fait en fonction de l'âge. Ils apparaissent d'abord à la base de l'axone, puis tendent à se répandre dans le péricaryon. Il en existe de deux types : les mélanines ou pigments bruns, les lipofuchsines ou pigment jaune, de nature lipidique.

• Les corps de Nissl se présentent, en effet, comme des amas de forme irrégulière très basophiles, répartis dans tout le cytoplasme et les dendrites ; ils sont absents de l'axone et de la région d'implantation de l'axone sur le corps cellulaire.

• Les neurofibrilles ou système neurofibrillaire sont mises en évidence avec l'imprégnation à l'argent (technique de Cajal). Ces neurofibrilles se présentent comme des filaments intermédiaires de 10 nm de diamètre qui se groupent en faisceaux.

• L'organisation en feutrage se disperse dans la totalité du corps cellulaire et dans les prolongements.

Les prolongements neuronaux

Les dendrites

• Les dendrites sont des expansions arborescentes du péricaryon.

• Elles naissent au niveau de pieds dendritiques sous forme d'expansions du cytoplasme qui s'épanouissent autour de la cellule en formant des arborisations de plus en plus ramifiées. Leur importance est considérable.

• Sur toutes ces ramifications, les contacts intercellulaires s'établissent grâce à des formations membranaires particulières, les épines, au niveau desquelles se trouvent les synapses.

• Les dendrites portent l'influx vers le péricaryon. Elles sont dites prolongements afférents.

• Le nombre de dendrites atteint son maximum à la fin de la 2e année de la vie chez l'homme.

• L'accroissement du nombre de dendrites augmente la surface de la membrane plasmique et donc le nombre de synapses.

L'axone

• La plupart des neurones possède un axone unique. Ce prolongement peut être très long.

• Il naît du corps cellulaire à partir du cône d'émergence, la membrane plasmique se nomme axolemme et le cytoplasme, axoplasme.

• Dans l'axone, les petites et les grosses molécules circulent : les macromolécules et les organites synthétisées par le péricaryon sont transportées vers l'extrémité terminale, le flux antérograde selon des vitesses variables.

• Un flux rétrograde inverse transporte les molécules captées par les vésicules.

• La fibre nerveuse est un ensemble structural complexe renfermant un prolongement du péricaryon entouré de gaines.

LA FIBRE NERVEUSE

• La fibre nerveuse représente une voie efférente par laquelle l'influx nerveux quitte la cellule ou une voie afférente par laquelle il l'atteint.

• On distingue dans le système nerveux central des fibres motrices et des fibres sensitives.

• Les fibres du système nerveux sympathique peuvent être de même efférentes ou afférentes.

• Ces divers types de fibres se groupent en faisceaux pour former des nerfs.

• Enfin, on définit l'axone comme un prolongement exclusivement afférent tandis que le cylindraxe peut être efférent ou afférent.

• Un cylindraxe efférent est un axone, un cylindraxe afférent est une dendrite.

• Le cylindraxe est enveloppé de deux gaines : la gaine de myéline interne et la gaine de Schwann externe.

• Lorsque la fibre nerveuse est isolée dans un tissu, il s'y adjoint une troisième enveloppe, la gaine de Henlé, de nature conjonctive.

• Ces enveloppes subissent de grandes variations de structure selon les différents types de fibres nerveuses qu'elles recouvrent.

LA FIBRE NERVEUSE MYÉLINISÉE

• La fibre myélinisée d'un nerf mixte (fibre motrice) est blanche et fortement réfringente.

• Elle comprend : l'axone au centre, la gaine de myéline, la gaine de Schawnn en surface.

• Ces deux gaines forment un double manchon concentrique. Mais en fait, gaine de myéline et gaine de Schwann sont issues d'un seul et même élément, la cellule de Schwann.

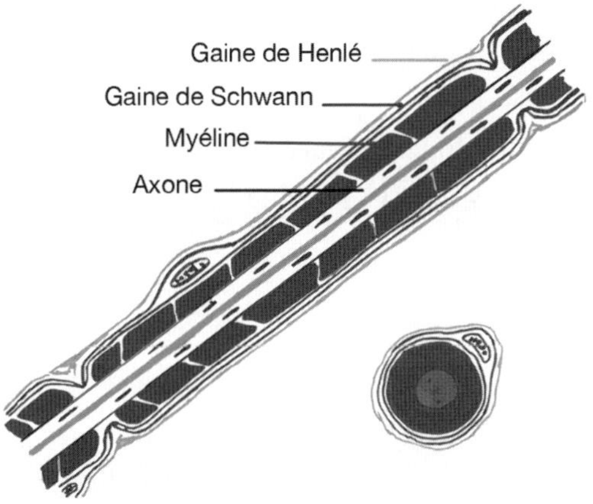

Fig. 20.3 – Schéma d'une coupe longitudinale d'une fibre myélinisée.

• Dans l'axoplasme, on observe des neurofibrilles abondantes, plus particulièrement dans la partie centrale où elles sont plus épaisses comme au niveau des étranglements de Ranvier.

• Des mitochondries, abondantes, arrondies, sont allongées selon l'axe de la cellule. On trouve un peu de réticulum lisse également axial.

• La cellule de Schwann, appliquée contre l'axone, fournit la gaine de Schwann et la gaine de myéline.

• La gaine de myéline est un manchon lipoprotéique plaqué contre l'axone au contact de l'axolemme : ce manchon est discontinu et se divise en segments, les segments interannulaires, séparés les uns des autres par des interruptions, les étranglements de Ranvier, caractérisés par la disparition de la myéline.

• Entre deux étranglements de Ranvier, se définit le segment de Ranvier qui correspond à une cellule de Schwann.

• L'étranglement de Ranvier constitue une région où l'axoplasme établit des contacts faciles avec la périphérie.

• De plus, on observe une hétérogénéité de la gaine de myéline.

• Elle présente en effet des irrégularités sous forme de fentes, de déhiscences en forme d'entonnoirs obliques en coupe qui forment des entailles obliques, les incisures de Schmidt-Lantermann.

• Ces incisures semblent marquer une absence de myéline mais, en fait, elles constituent des ponts cytoplasmiques entre la gaine de Schwann et l'axolemme.

• En microscopie électronique, la gaine de myéline n'a pas une structure homogène.

• Elle apparaît formée d'une série de lamelles parallèles les unes aux autres.

• Ces lamelles sont formées par la membrane plasmique des cellules de Schwann en continuité avec elle.

• Au niveau des étranglements de Ranvier, on assiste à une disparition progressive de la gaine de myéline.

• Chaque lame se termine par un élargissement du cytoplasme qui vient au contact de ceux des cellules voisines.

• L'étranglement représente donc l'espace intercellulaire. La gaine de Schwann est un manchon cellulaire mince qui enveloppe la gaine de myéline et qui participe à sa formation.

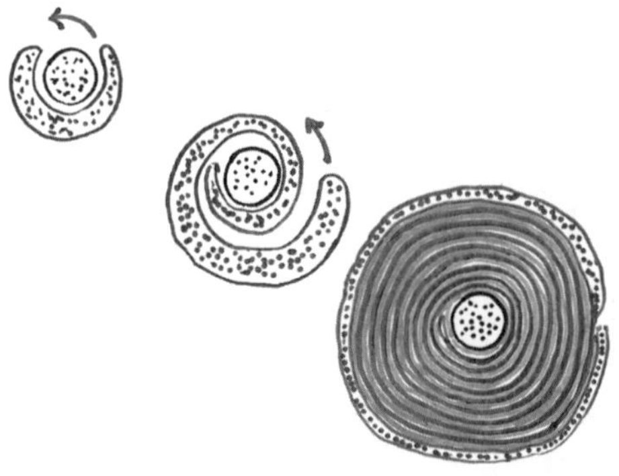

Fig. 20.4 – Schéma d'un mécanisme de myélinisation d'une fibre nerveuse.

• Au début de la myélinogenèse, l'axone est accolé à une cellule névroglique, la cellule de Schwann.

• L'axone s'applique contre cette cellule et la déprime en gouttière.

• En même temps, la cellule de Schwann s'allonge le long de l'axone. Ainsi se constitue le futur segment de Ranvier. Puis, lorsqu'un bord de la gouttière reste fixe, l'autre tourne autour de l'ensemble, effectuant toute une série de tours de spire qui se superposent en un accolement de lames.

• Ces lames sont constituées d'une couche très fine de hyaloplasme disposée entre les deux membranes plasmiques du bord étiré de la cellule en gouttière.

• Il en résulte une structure périodique de la myéline qui est ainsi formée de la superposition des feuillets moléculaires des membranes plasmiques accolées et enroulées sur elles-mêmes.

• En périphérie, le reste du cytoplasme constitue la gaine de Schwann. Ainsi, le segment de Ranvier correspond à une cellule de Schwann. L'étranglement de Ranvier représente la zone de contact entre deux cellules de Schwann contiguës.

• Les fibres du système nerveux central sont des fibres myélinisées sans gaine de Schwann.

• La gaine de myéline, présente, résulte de l'enroulement autour de l'axone de l'expansion d'une cellule particulière, l'oligodendrocyte, cellule de la névroglie du système nerveux central.

LA FIBRE NERVEUSE AMYÉLINIQUE

• Les fibres dites amyéliniques du système nerveux végétatif ont une gaine de Schwann.

• Elles sont logées dans des gouttières longitudinales disposées autour de la cellule de Schwann.

• On peut observer parfois l'amorce d'un enroulement avec formation d'une mince gaine de myéline.

• Les nerfs mixtes sont des groupements plus ou moins importants de fibres nerveuses.

LES NERFS

• Les nerfs sont des formations anatomiques de taille variable où se disposent les éléments appartenant au système nerveux central et au système nerveux autonome sympathique et parasympathique.

• On y trouve toujours les types de fibres suivantes :
  – des fibres myélinisées motrices dont l'axone a un diamètre important et où la conduction est rapide ;
  – des fibres sensitives où le cylindraxe est beaucoup plus fin et la conduction plus lente ;
  – des fibres amyéliniques du système nerveux autonome.

• Les fibres se disposent en fascicules qui s'associent pour former des faisceaux dont le groupement constitue les nerfs.

• Ces éléments sont réunis par des formations conjonctives : les fascicules sont entourés par l'endonèvre ; les faisceaux sont enveloppés par le périnèvre ; l'ensemble est revêtu par l'épinèvre souvent riche en cellules adipeuses.

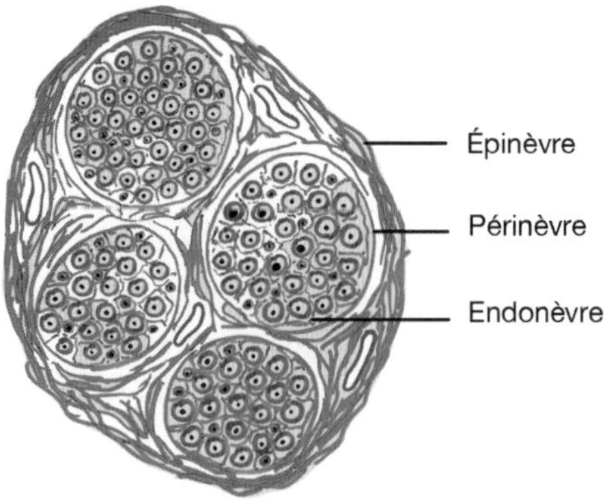

Fig. 20.5 – Schéma d'une coupe transversale d'une fibre nerveuse.

LA CONNEXION SYNAPTIQUE

• La synapse est le lieu de connexion entre deux neurones ou entre un neurone et une cellule effectrice (cellule musculaire, vaisseaux, glandes).

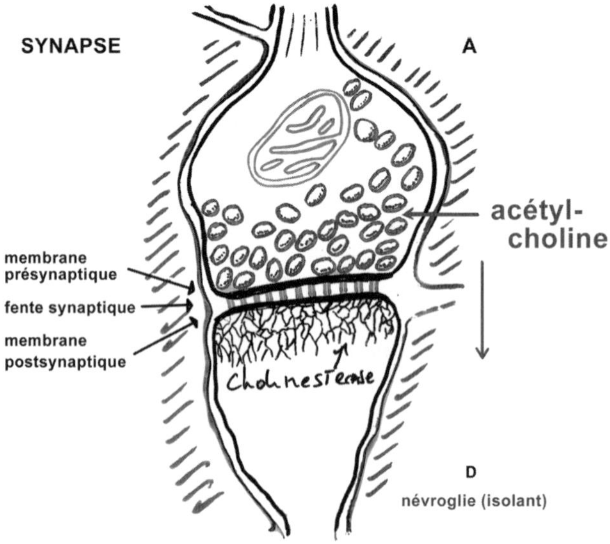

Fig. 20.6 – Schéma d'une synapse.

• Il existe deux grands types de synapses :

– les synapses axo-somatiques : l'axone se termine au contact du corps cellulaire d'une cellule nerveuse, le rapport s'effectue soit par des boutons terminaux, renflements incrustés sur le corps de la cellule nerveuse, comme dans la corne antérieure de la moelle, soit par des paniers péricellulaires, formés de ramifications qui entourent la cellule nerveuse comme les corbeilles autour des cellules de Purkinje du cervelet ;

– les synapses axo-dendritiques : la terminaison axonale se met en rapport avec une dendrite. C'est l'épine dendritique classique.

• Les synapses à acétylcholine, au niveau de l'axone la terminaison axonale se dilate en poire au contact de la dendrite.

STRUCTURE D'UNE SYNAPSE

• Les neurofibrilles disparaissent dans cette portion où persistent cependant des fibres d'actine ; par contre, on y observe des mitochondries à crêtes longitudinales et une grande quantité de petites vésicules, les vésicules synaptiques.

• Ces vésicules sont arrondies et ont un contenu clair.

• De plus, la membrane plasmique s'épaissit, constituant la membrane présynaptique.

• Entre axone et dendrite se situe un espace libre étroit, la fente synaptique, parfois occupée par un matériel dense en formations trabéculaires plus ou moins caractéristiques, joignant les membranes épaissies axonale et dendritique. Il s'agit de glycoprotéines membranaires.

• La membrane plasmique de la dendrite présente elle aussi à ce niveau un épaississement, la membrane postsynaptique, sous laquelle se trouve un feutrage formé de fibrilles très fines entrelacées.

• On y observe aussi des citernes membranaires mêlées de zones denses.

• L'histochimie montre que les vésicules synaptiques contiennent de l'acétylcholine et que le feutrage fibrillaire est riche en cholinestérase, enzyme qui détruit l'acétylcholine.

FONCTIONNEMENT D'UNE SYNAPSE

• Les vésicules synaptiques ont tendance à se regrouper le long de la membrane présynaptique grâce sans doute à l'action des fibres d'actine.

• Quand l'influx arrive, elles déversent leur contenu dans la fente synaptique par un processus d'exocytose.

• La présence de l'acétylcholine dans la fente synaptique entraîne une dépolarisation de la membrane postsynaptique qui permet le passage de l'influx.

• La repolarisation se fait grâce à la cholinestérase issue de la dendrite qui détruit l'acétylcholine.

• Sur le plan fonctionnel, on constate que le passage de l'influx n'est pas un simple transfert de l'onde négative de polarisation.

• Il se fait grâce à l'acétylcholine qui entraîne l'apparition de charges négatives sur la membrane postsynaptique. L'acétylcholine est formée dans la portion terminale de l'axone grâce à l'acétylcholinestérase, enzyme fabriqué par le corps de la cellule nerveuse et transporté par les neurofibrilles.

• La choline provient du corps cellulaire ou de la recapture locale après destruction de l'acétylcholine par la cholinestérase.

• L'énergie nécessaire à cette synthèse est fournie *in situ* par les mitochondries.

• Les synapses à amines biogènes (sérotonine, adrénaline, noradrénaline) présentent des vésicules synaptiques rondes à contenu dense.

• Ces vésicules contiennent de la norédrénaline, de la dopamine ou de la sérotonine. Ces substances sont élaborées dans le péricaryon.

• Elles sont détruites dans la fente synaptique par la monoamineoxydase.

• Les synapses à **GABA** (acide gamma amino butyrique) ont des vésicules synaptiques ovoïdes ou aplaties.

• Toutes ces synapses sont présentes dans le système nerveux central où elles sont excitatrices, à l'exception des synapses à GABA qui sont inhibitrices.

MÉCANISME DE RÉPARATION D'UN NERF

• Le processus de réparation des fibres nerveuses est très limité et est différent selon la nature et la localisation de l'atteinte.

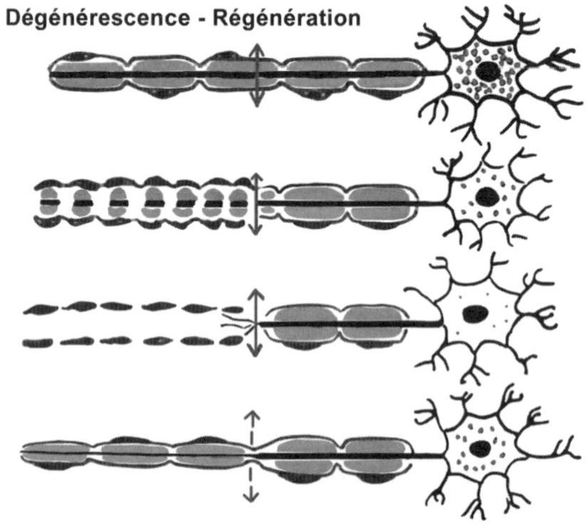

Fig. 20.7 – Schéma d'un mécanisme de dégénérescence/réparation d'un nerf.

• Les tubes myéliniques ne sont pas rompus.

• À la suite d'une compression prolongée d'un nerf, par exemple, il se produit une anoxie locale qui peut entraîner une destruction de l'axone au-delà de la lésion.

• L'axone va disparaître, phagocyté avec la gaine de myéline par les cellules de Schwann.

• Celles-ci restent cependant en place, ce qui facilitera la réparation.

• Les tubes myéliniques sont rompus. À la suite d'une section accidentelle, par exemple d'un nerf, se produit la dégénérescence wallérienne. Le bout distal subit la dégénérescence wallérienne, l'axone et la gaine de myéline se fragmentent.

• Des macrophages ou des cellules de Schwann qui se transforment en macrophages résorbent ces fragments.

• Seules demeurent les cellules de Schwann. Le bout proximal ne subit aucune modification. Toutefois les cellules de Schwann de la portion distale sont désorganisées et les deux extrémités du nerf étant séparées, il est indispensable de les remettre face à face pour permettre la réparation.

• La régénérescence est un processus qui suppose un effort important de la part de la cellule.

• Quand la myéline n'est pas interrompue, la croissance de l'axone est facilitée. La portion proximale, grâce au corps cellulaire, fournit de l'axoplasme pour remplacer l'axone.

• À ce moment, on observe une chromatolyse ou disparition des corps de Nissl du péricaryon.

• Cette disparition de l'ARN ribosomal est liée à l'effort de synthèse. L'axone s'étire dans un tunnel de cellules de Schwann et se recouvre bientôt de myéline au contact de ces cellules.

• Quand il y a eu rupture des gaines de myéline après section du nerf, la suture accélère la régénération.

• Elle permet en effet aux cellules de Schwann de reconstituer des files qui au fur et à mesure de la croissance de l'axone vont redonner autour de lui la gaine de myéline.

• La cellule synthétise des protéines de structure pour la repousse de l'axone, utilise de l'ARN, et les corps de Nissl diminuent : c'est la chromatolyse, comme préalablement.

• L'extrémité coupée de l'axone émet des ramifications qui cherchent leur chemin entre les cellules de Schwann.

• Quand le contact axone-cellule de Schwann se rétablit, les cellules de Schwann reconstituent une nouvelle gaine de myéline.

• Les phénomènes s'étendent sur un certain temps, car le temps de croissance de l'axone est important : de l'ordre de plusieurs mois quand il s'agit d'un nerf très long comme le nerf sciatique par exemple.

FONCTION DU NERF – PROPAGATION DE L'INFLUX NERVEUX

• La cellule nerveuse assure trois types de fonctions : conduction de l'influx, rôle sécrétoire et rôle trophique.

• Tout le long de la membrane cellulaire, grâce à l'action du cytoplasme et par transfert actif, un certain nombre d'ions chargés positivement se disposent en surface, en particulier des ions Na.

• Pour les équilibrer, à l'intérieur se trouvent des charges négatives.

• L'influx est une onde de dépolarisation ; les charges négatives prennent la place des charges positives : c'est l'onde négative.

• Cette onde négative naît sur la membrane postsynaptique de la cellule nerveuse sous l'action de l'acétylcholine qui dépolarise sa surface.

• Cette dépolarisation s'étend tout le long de la cellule jusqu'à l'extrémité distale de l'axone où elle permet le passage de l'acétylcholine.

• Au niveau de l'axone se trouve la gaine de myéline qui constitue un isolant. La transmission de l'influx s'effectue selon le mode défini par la théorie saltatoire : les mouvements d'ions, c'est-à-dire les charges, définissent des courants.

• Le + va vers le – classiquement. Le long de l'axone, ces mouvements d'ions se font entre deux étranglements de Ranvier successifs.

• Le courant passe d'un étranglement à l'autre au long de la surface de la gaine de Schwann, ce qui accélère son transfert.

• Le rôle sécrétoire est complexe. Les neurones élaborent les médiateurs chimiques, les neurohormones.

• Les cellules du système nerveux central synthétisent de l'acétylcholine, les amines biogènes et le GABA.

• Le système nerveux sympathique sécrète de l'adrénaline dans des conditions voisines. Au niveau du système nerveux central, les cellules élaborent aussi un dérivé du tryptophane : la sérotonine.

• À la base du cerveau se trouvent les noyaux hypothalamiques supra-optiques et supraventriculaires.

• Ils contiennent des cellules nerveuses qui élaborent des *releasing factors* (RF), hormones qui contrôlent l'activité sécrétoire de l'hypophyse.

LES CELLULES GLIALES

• Les cellules gliales, très nombreuses, jouent un rôle important dans le tissu nerveux. Elles isolent les neurones les uns des autres et accompagnent les fibres nerveuses jusqu'à leurs terminaisons et les séparent des tissus voisins.

• Elles tapissent certaines cavités comme le canal de l'épendyme de la moelle, et forment des lames épithéliales vascularisées tels les plexus choroïdes.

LA NÉVROGLIE

• Il existe différents types de névroglie : la névroglie épithéliale, la névroglie périphérique, la névroglie du névraxe (des centres) ou névroglie proprement dite.

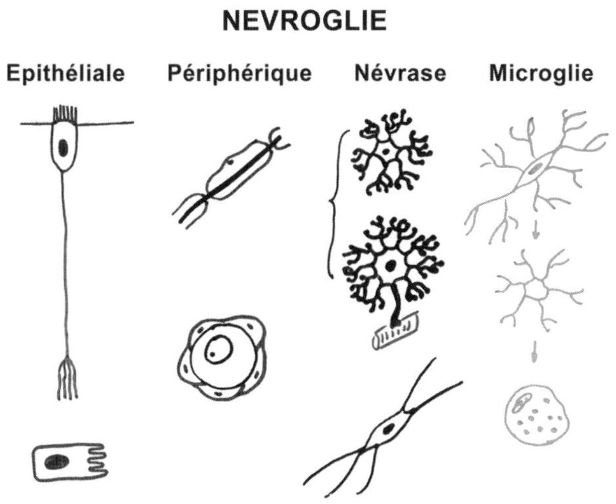

Fig. 20.8 – Schéma de la névroglie.

• La névroglie épithéliale résulte de l'évolution d'une cellule épithéliale.

• La cellule épendymaire est allongée, elle différencie à un pôle un prolongement très long et au pôle opposé un pinceau de stéréocils agglutinés et saillant dans le canal épendymaire.

• Il en est de même pour les fibres de Müller de la rétine mais sans différentiation de cils.

• Les cellules des plexus choroïdes gardent leurs caractères de cellules épithéliales et différencient des microvillosités apicales.

• Elles présentent aussi des rapports avec les vaisseaux qui leur apportent les métabolites nécessaires pour élaborer le liquide cérébro-spinal.

• La névroglie périphérique et terminale est représentée par les cellules capsulaires des ganglions.

• Ce sont de petites cellules qui entourent les cellules ganglionnaires, les isolant des tissus voisins. Elles sont en continuité avec les cellules de Schwann.

• Les cellules de Schwann qui recouvrent les prolongements axoniques.

• La névroglie des centres comprend deux catégories d'éléments : la macroglie et la microglie.

La macroglie

• La macroglie est formée de cellules étoilées, les astrocytes et les oligodendrocytes.

• Les astrocytes ont des aspects différents suivant leur localisation : dans la substance blanche, ils ont un corps irrégulier muni de prolongements fins, lisses, peu ramifiés et longs.

• Ils possèdent des pieds vasculaires qui se collent aux capillaires : ce sont des astrocytes fibrillaires.

• Dans la substance grise, ils sont munis de prolongements courts et épais, munis d'épines : ce sont des astrocytes protoplasmiques.

• Les oligodendrocytes ont un corps minuscule et quelques expansions longues et épaisses.

• Certaines de ces expansions constituent la gaine de myéline des fibres centrales.

La microglie

• La microglie est d'origine mésenchymateuse : les cellules, petites, étoilées, très ramifiées sont susceptibles de perdre leurs prolongements pour prendre un aspect d'histiocyte ou de macrophage.

• Ce sont des cellules migratrices, phagocytaires et souvent chargées d'enclaves.

• La névroglie est le tissu de remplissage et la charpente du système nerveux central.

• Elle assure l'isolement des neurones entre eux.

• La myélinogenèse est effectuée par les cellules de Schwann.

• Le rôle métabolique de la névroglie est essentiel. Elle assure la nutrition des neurones dont la haute spécialisation exige une préparation des métabolites mis à leur disposition.

• Ce sont les astrocytes, en particulier, qui en s'interposant entre le sang et les neurones remplissent cette fonction.

21

Les tissus de soutien

DÉFINITIONS

• Les tissus de soutien dérivent du tissu conjonctif dont ils sont une forme d'adaptation morphologique et fonctionnelle par modification de la substance fondamentale.

• Ils constituent la charpente du corps. On distingue : les tissus cartilagineux et les tissus osseux.

• Le cartilage est un tissu d'origine conjonctive dont la substance fondamentale se modifie en un gel dense peu hydraté imprégné d'un complexe chimique : la chondrine, substance à laquelle le cartilage doit sa résistance et son élasticité.

• Ainsi se constituent trois variétés de cartilage : le cartilage hyalin, le cartilage élastique et le cartilage fibreux.

LE CARTILAGE HYALIN

• Le cartilage hyalin est la variété la plus abondante et la plus répandue chez l'homme.

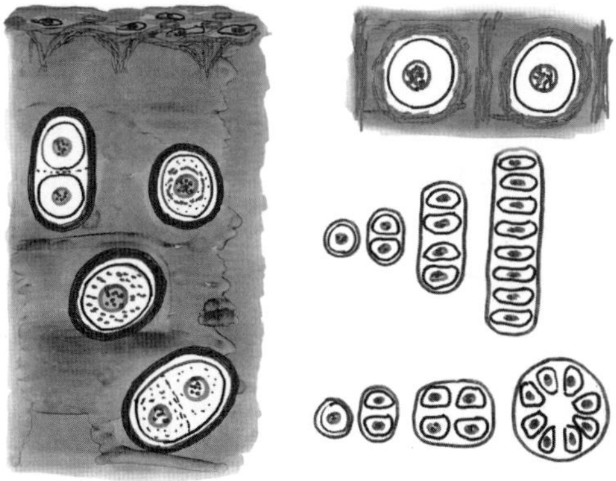

Fig. 21.1 – Schéma du cartilage hyalin.

• Le cartilage hyalin constitue le squelette embryonnaire, moule cartilagineux de l'os.

• Chez l'adulte, il subsiste au niveau des cartilages articulaires, des cartilages costaux, des anneaux cartilagineux de la trachée et des bronches.

COMPOSITION DU CARTILAGE HYALIN

• Les cellules cartilagineuses ou chondrocytes : les cellules cartilagineuses sont clouées sur place au sein de petites cavités creusées dans la substance fondamentale : les chondroblastes.

• Ces cellules sphéroïdales remplissent toute la cavité ; leur noyau est volumineux, sphérique à chromatine assez dense.

• Le cytoplasme est granuleux il contient des enclaves de diverses natures : glycogène, lipides.

• On y décèle des mitochondries, une zone de Golgi périnucléaire et un réticulum granulaire α.

• L'aspect ultrastructural des chondrocytes est voisin de celui des fibrocytes.

• La substance fondamentale est résistante et élastique, elle est d'apparence hyaline et homogène, c'est un gel hydraté de protéoglycanes et de glycoprotéines de structure.

• Cette substance confère au cartilage ses propriétés mécaniques : dureté et élasticité.

• Elle renferme beaucoup d'eau et de sels minéraux. Autour des chondroplastes, la substance fondamentale présente une auréole hyperbasophile.

• Dans la substance fondamentale apparemment homogène, on met en évidence des fibrilles de collagènes.

• Il s'agit essentiellement de collagène de type II. Les fibres élastiques sont également observées dans la matrice.

• Les cartilages hyalins diffèrent selon la proportion des éléments constitutifs qu'ils contiennent.

• Par exemple, au niveau de la trachée, on observe de grosses cellules cartilagineuses nombreuses dans la substance fondamentale peu abondante.

• Au niveau des cartilages articulaires, les cellules petites sont très écartées les unes des autres tandis que la substance fondamentale est abondante.

• Parfois, les actions mécaniques qui s'exercent sur le cartilage lui donnent une allure particulière : c'est le cas de la zone superficielle des cartilages articulaires où les cellules s'aplatissent et se disposent tangentiellement à la surface de frottement.

• Multiplication des cellules et croissance du cartilage : le cartilage s'accroît par multiplication de ses cellules et augmentation de la quantité de substance fondamentale.

• Cet accroissement s'effectue selon une modalité particulière : les groupes isogéniques.

• Les chondrocytes se divisent par mitoses à l'intérieur du chondroblaste.

• Chaque cellule fille élabore une nouvelle capsule à l'intérieur de la capsule mère en constituant de la substance fondamentale nouvelle. Puis les cellules filles se séparent de la colonne d'origine. Suivant le plan de division des cellules, on peut avoir deux sortes de groupes isogéniques :

– un groupe isogénique axial : les divisions se font dans une seule direction, il en résulte des files de cellules. C'est le cas des cartilages de conjugaison ;

– un groupe isogénique coronaire : les divisions s'effectuent dans des directions successivement perpendiculaires les unes aux autres.

• Ainsi les cellules se disposent en sphères. Ce mode d'accroissement s'observe au niveau des cartilages épiphysaires.

• Le périchondre : excepté au niveau des cartilages articulaires, les cartilages sont entourés d'une membrane conjonctive, fibreuse, le périchondre. Il comprend deux couches :

– la couche externe, fibreuse, qui est en continuité avec le tissu conjonctif ambiant. Formée essentiellement de fibres de collagène et de cellules conjonctives, cette couche est très vascularisée. Elle constitue la couche nourricière du cartilage ;

– la couche interne, qui se confond progressivement avec le cartilage. Elle est formée de faisceaux conjonctifs enchevêtrés qui vont se perdre dans la substance fondamentale.

• Ce sont les jets arciformes qui établissent ainsi une liaison entre périchondre et cartilage. On y observe des cellules qui se divisent ; elles constituent ainsi la couche chondrogène qui assure la croissance du cartilage.

LES DIFFÉRENTS TYPES DE CARTILAGE

• Le cartilage élastique se caractérise par la présence dans la substance fondamentale de fibres élastiques anastomosées dont l'abondance est variable.

• Ces fibres forment un réseau dans les mailles duquel se logent les cellules cartilagineuses au creux de chondroblastes identiques à ceux du cartilage hyalin.

• Le cartilage élastique se rencontre au niveau des cartilages du larynx, de l'épiglotte, du pavillon de l'oreille, des ailes du nez.

• Dans le cartilage fibreux ou fibrocartilage, la substance fondamentale est parcourue par des faisceaux de fibres collagène de type I.

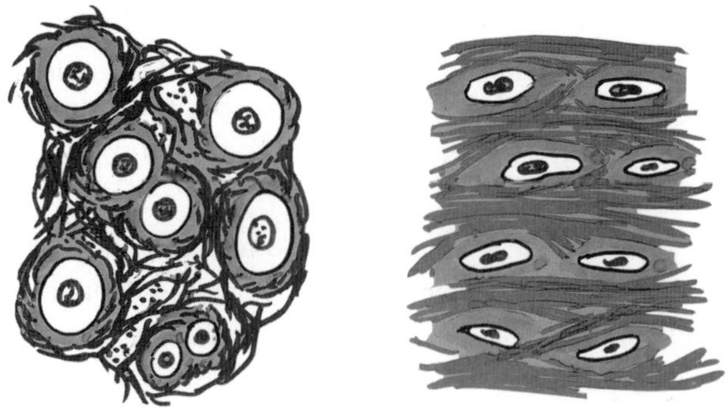

Cartilage élastique Cartilage fibreux

Fig. 21.2 – Schémas de cartilage élastique et fibreux.

- Les cellules sont petites et rares. Les fibres collagènes sont orientées de façon à offrir le maximum de résistance aux effets mécaniques.
- Ce type de cartilage se rencontre au niveau des disques intervertébraux, des ménisques articulaires.

22

Le tissu osseux

• Les tissus osseux d'origine conjonctive se caractérisent par des modifications profondes de la substance fondamentale qui est calcifiée.

• C'est un tissu qui participe à de nombreuses activités : locomotion, protection et fonctions métaboliques.

COMPOSITION DU TISSU OSSEUX

• La matrice osseuse : elle est constituée d'une matrice organique, de collagène de type I et de type III.

• De nombreuses autres protéines sont répertoriées ainsi que des protéoglycannes.

• Elle comporte aussi une matrice minérale. Les sels minéraux, en contact étroit avec les fibres, sont des mélanges de phosphates tribasiques de calcium, carbonates de calcium, sels de fluor. Ils forment des cristaux très allongés aux extrémités pointues (40 nm de longueur et 3-5 nm de largeur).

• Ces cristaux s'intercalent entre les fibres de collagène.

• Les cellules du tissu osseux sont les ostéocytes. Ils dérivent des ostéoblastes, occupent des cavités lenticulaires creusées dans la substance fondamentale, les ostéoplastes, qui communiquent entre eux par de fins canalicules permettant la circulation des liquides interstitiels et des métabolites.

• Les ostéocytes sont des cellules fusiformes munies de fins prolongements cytoplasmiques qui s'engagent dans les canalicules.

• Il n'y a jamais d'anastomoses entre les cellules par ces formations, mais seulement contacts.

• Le noyau est allongé, il comporte des pores et un nucléole. Dans le cytoplasme, on trouve : un appareil de Golgi, un réticulum granulaire assez abondant, des mitochondries, du glycogène. L'ostéoblaste, forme active, élabore les substances de la matrice organique : le collagène, les protéoglycanes, des glycoprotéines et des composants de la minéralisation.

- Les ostéocytes assurent le renouvellement de la matrice et des fibres mais ils ne se divisent pas.
- Les ostéoclastes d'origine hématopoïétique, sont des cellules très volumineuses. Le cytoplasme contient de nombreux noyaux (de 10 à 50).
- Ces cellules sont situées dans les zones de résorption osseuse et forment des dépressions contre la matrice osseuse, les lacunes de Howship.
- La face active de la cellule en contact présente une bordure en brosse riche en filaments d'actine, sécrète des collagénases et d'autres enzymes.
- Ceci correspond au processus de résorption osseuse.
- Le périoste présente une grande similitude de structure avec le périchondre. Situé à la surface du tissu osseux, il constitue une gaine fibreuse et vasculaire d'intérêt mécanique et ostéogène.

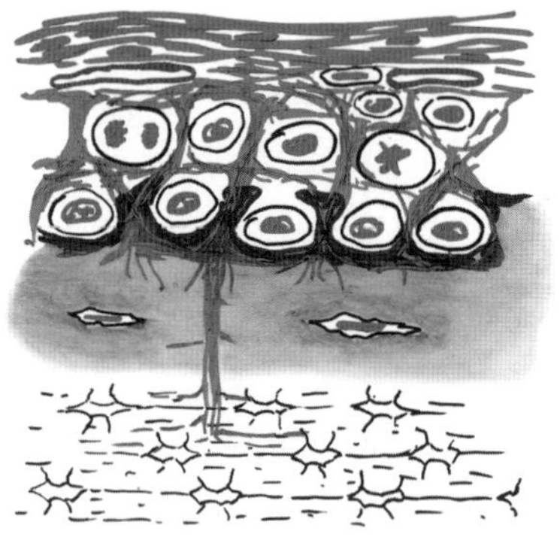

Fig. 22.1 – Schéma général d'un tissu osseux.

- Il comprend deux portions :
  – une couche externe. Cette portion tendiniforme est une membrane fibreuse, constituée de faisceaux de fibres collagènes qui se raccordent à ceux des tendons. Entre les faisceaux se trouvent des cellules. Cette couche est très richement vascularisée au contact de la couche interne. Elle constitue la couche nourricière du périoste ;
  – une couche interne. Dans cette couche, fibroélastique, les faisceaux sont plus lâches. C'est dans cette couche que partent les fibres arciformes qui, dans le tissu osseux, constituent les fibres de Sharpey. Ces fibres assurent les rapports de continuité entre le périoste et la substance osseuse, lui conférant de cette façon une grande cohésion et une grande solidité. À partir de cette couche interne, dite ostéogène, se constitue l'os périostique, dont dépend l'accroissement en épaisseur des os.

LES DIFFÉRENTES VARIÉTÉS DE TISSU OSSEUX

- On décrit différentes variétés de tissus osseux. Ils sont tous constitués par les mêmes éléments. Mais ceux-ci s'y organisent de façon différente.

L'OS HAVERSIEN

• Dans l'os haversien dense, dit os compact, la substance osseuse est beaucoup plus abondante que les cavités qui logent moelle et vaisseaux.

• Dans l'os haversien aréolaire, dit os spongieux, les cavités sont beaucoup plus importantes que la substance osseuse.

• Dans l'os périostique, ou os à fibres de Sharpey, la substance fondamentale est traversée par des faisceaux conjonctifs.

• L'os haversien dense, ou os compact, est essentiellement constitué par une organisation particulière, les systèmes de havers ou ostéones.

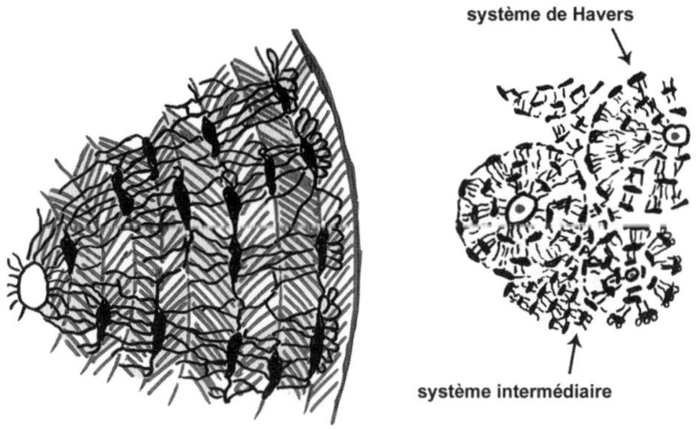

Fig. 22.2 – Schéma d'une coupe d'os haversien.

• Les ostéones sont des tubes disposés parallèlement les uns aux autres. Chaque ostéone comprend une série de lamelles osseuses concentriques emboîtées les unes dans les autres autour du canal central.

• Un canal central, le canal de Havers, constitue la voie de transport du sang et des métabolites.

• Les canaux de Havers sont parallèles entre eux et reliés les uns aux autres par des canaux obliques ou transversaux, les canaux de Volkmann, dont le nombre s'accroît avec l'âge (ostéoporose).

• Les ostéocytes occupent une position régulière dans l'épaisseur de chaque lamelle, reproduisant leur disposition concentrique.

• Un réseau de canalicules unit les ostéoplastes entre eux. Il fait communiquer les ostéocytes d'un même ostéone et le canal de Havers correspondant.

• Par contre, il n'y a jamais de communication entre deux ostéones voisins par des canalicules.

• Ceux de la dernière lamelle reviennent vers l'ostéone, constituant les canalicules récurrents de Ranvier.

• Ainsi, les ostéones constituent des systèmes isolés qui ne communiquent que par l'intermédiaire des canaux de Volkmann.

• Il existe des systèmes de Havers incomplets ; ils résultent du remaniement du tissu osseux, ce sont les systèmes intermédiaires. De ce fait, ils se disposent entre eux et assurent leur cohésion. L'orientation des fibres collagènes alterne d'une lamelle osseuse à l'autre dans chaque ostéone.

• Lorsqu'on examine de l'os haversien en microscopie de polarisation, on observe que les lamelles sont alternativement claires et sombres.

• C'est la traduction du fait que l'organisation des éléments organiques et minéraux varie d'une lamelle à l'autre en fonction de la disposition des fibres collagènes. Trois types de disposition sont possibles.

• L'organisation tubulaire des ostéones et l'orientation des fibres collagènes alternant d'une lamelle à l'autre confèrent à l'os haversien une grande résistance mécanique.

• L'os haversien aréolaire ou os spongieux est formé d'ostéones très courts et irréguliers dont les éléments constitutifs restent les mêmes.

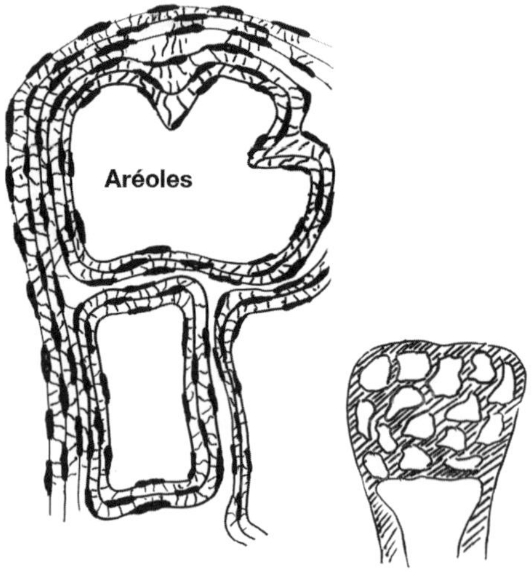

Fig. 22.3 – Schéma d'un aréole.

• Ce sont des tubes dilatés très contournés. Les lamelles osseuses concentriques forment des travées minces disposées irrégulièrement entourant des cavités immenses remplies de moelle osseuse, les aréoles.

L'OS PÉRIOSTIQUE

• L'os périostique est situé en périphérie, il est parallèle à la surface de l'os. Il est constitué de lamelles osseuses qui contiennent de volumineux faisceaux collagènes avec des cellules entre les lamelles.

• Il se forme à la face interne du périoste dont il est issu. Les fibres arciformes s'englobent progressivement dans la substance osseuse constituant les fibres de Sharpey qui lui sont propres.

• Sur le plan anatomique, on distingue trois variétés d'os : les os longs, les os courts et les os plats ; les diverses variétés de tissus osseux s'y agencent selon des modes divers. Dans un même os, on peut trouver plusieurs sortes de tissus osseux.

• Dans les os longs, on y distingue la diaphyse ou fût diaphysaire avec le canal médullaire, les métaphyses, jonctions avec les épiphyses, les épiphyses situées aux extrémités de l'os.

• La diaphyse comprend un système fondamental interne peu épais constitué de quelques lamelles osseuses concentriques à la cavité médullaire.

• Une zone moyenne renferme de l'os compact, c'est-à-dire des systèmes de Havers et des systèmes intermédiaires étroitement soudés entre eux.

• Un système fondamental externe est formé de couches concentriques d'os périostique.

• Les épiphyses comprennent une masse centrale d'os spongieux et une coque périphérique d'os périostique.

• Les lamelles osseuses forment des dispositifs en rayons et en ogives en rapport avec les actions mécaniques qui s'exercent sur elles.

• Les métaphyses : à ce niveau, le canal médullaire de la diaphyse se perd dans les cavités aréolaires de l'os spongieux épiphysaire.

• Les systèmes de Havers de l'os compact diaphysaire se continuent par les lamelles de l'os aréolaire en périphérie ; l'os périostique assure la jonction entre diaphyse et métaphyse.

• Les os courts sont par exemple le calcanéum, le carpe, le tarse.

• Leur structure évoque celles des épiphyses puisqu'ils renferment de l'os spongieux entouré d'une coque d'os périostique.

• Les os plats comme les os du crâne, le sternum, les côtes sont constitués d'une partie centrale d'os spongieux dont les lamelles disposées en quadrillage sont prises en « sandwich » entre deux couches d'os périosté. Ce dispositif constitue les diploés.

L'OSSIFICATION

• L'ossification se fait toujours en milieu conjonctif. Cependant il faut distinguer deux cas :

- les pièces osseuses sont précédées d'un modèle cartilagineux : ossification endochondrale ;
- l'ossification se fait d'emblée dans le tissu conjonctif : ossification endoconjonctive.

• Suivant la variété de tissu osseux auquel elles donnent naissance, on distingue trois sortes de processus d'ossification : l'ossification endochondrale, l'ossification périostée, l'ossification endoconjonctive.

L'OSSIFICATION ENDOCHONDRALE

• Le facteur déclenchant de l'ossification est la pénétration d'une artériole dans le cartilage. Ce phénomène entraîne la division des cellules cartilagineuses selon le mode des groupes isogéniques axiaux (cartilage sérié).

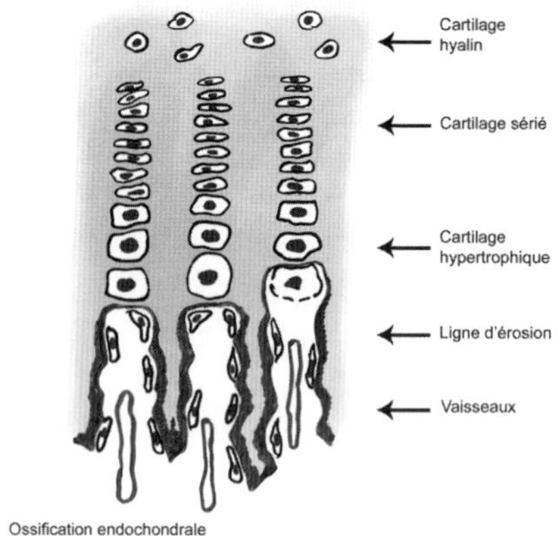

Fig. 22.4 – Mécanisme de l'ossification endochondrale.

• Dans la région la plus proche des vaisseaux, les cellules cartilagineuses deviennent volumineuses : cartilage hypertrophique.

• Les cellules prennent une allure dégénérative, le noyau entre en picnose ou se caryolyse.

• Au niveau des zones de cartilage hypertrophique en contact avec les vaisseaux se constitue la ligne d'érosion où se produit un éclatement des capsules cartilagineuses dégénérescentes.

• Les vaisseaux, en pénétrant dans le cartilage, poussent devant eux une coiffe de cellules du périchondre qui vont devenir les ostéoblastes, ceux-ci se rangent sur les travées de substance fondamentale et élaborent autour d'eux l'osséine ou matrice protidique de l'os ainsi qu'en témoigne leur intense basophilie.

• Dans un second temps, les sels minéraux vont se déposer dans la substance fondamentale et les ostéoblastes finissent par se trouver emprisonnés dans la substance qu'ils ont élaborée. Ainsi, à partir de cartilage hyalin, l'arrivée de la vascularisation entraîne la formation de lamelles osseuses centrées par les vaisseaux.

• L'ensemble de ce processus aboutit à la formation d'os endochondral selon le processus dit d'ossification primaire.

L'OSSIFICATION PÉRIOSTÉE

• Les cellules de la couche la plus interne du périoste se divisent et se transforment en ostéoblastes.

• Ceux-ci s'englobent dans la substance qu'ils sécrètent. En même temps, les fibres collagènes (fibres de Sharpey) sont incluses dans ce dispositif, les cellules immédiatement sous-jacentes en contact avec les vaisseaux vont subir le même phénomène et déterminer la formation d'une autre couche de tissu osseux.

• Ainsi se produit une apposition successive de lamelles osseuses qui s'emboîtent les unes autour des autres concentriquement sur toute la surface de l'os.

• L'ossification endoconjonctive (ossification de membrane) concerne essentiellement les os du crâne. Dans le tissu conjonctif, des cellules mésenchymateuses se transforment en ostéoblastes qui élaborent de l'osséine sur laquelle se fixent les sels de calcium.

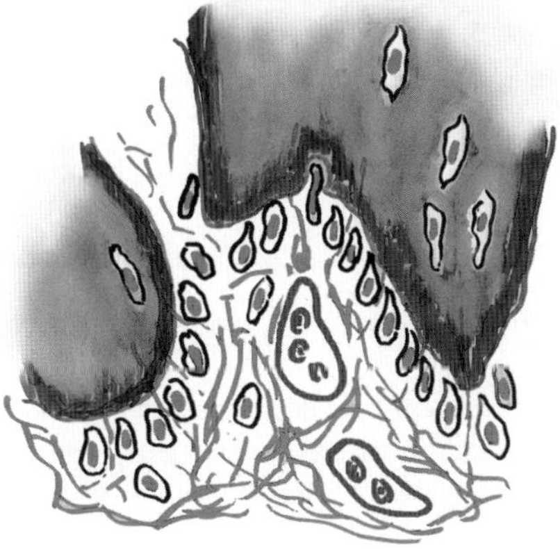

Fig. 22.5 – Mécanisme de l'ossification endoconjonctive.

• Le feutrage de fibres collagènes sert de support à ce processus qui aboutit à la formation de travées osseuses parallèles à la surface de l'os.

• Les os longs sont des os à modèle cartilagineux. Chez l'embryon, le modèle initial est constitué de cartilage hyalin entouré de périchondre.

• Lors de l'ossification primaire, le 1er événement est la pénétration au niveau de la diaphyse d'une artériole dans la région qui sera celle du foramen nourricier de l'os.

• Très rapidement, cette artériole envoie des capillaires tout d'abord autour de son point de pénétration puis vers les deux extrémités du modèle cartilagineux selon un dispositif « en peigne » qui constitue les points d'accroissement des vaisseaux.

• Cette vascularisation déclenche le processus d'ossification endochondrale et ainsi se forme le 1er point d'ossification diaphysaire qui apparaît tôt au cours du développement embryonnaire.

• Au fur et à mesure qu'avance la vascularisation, le cartilage se développe et semble reculer vers les extrémités, assurant ainsi la croissance de l'os en longueur.

• En même temps, le périchondre se transforme en périoste qui édifie sur sa face interne une virole osseuse qui détermine la croissance de l'os en épaisseur.

• Plus tard après la naissance apparaissent aux deux extrémités de l'os des points d'ossification épiphysaire à partir desquels se constitue l'os spongieux selon le processus d'ossification endochondrale.

• L'accroissement de ces points assure la constitution de l'essentiel de la diaphyse et des épiphyses et définit le cartilage de conjugaison de la métaphyse.

• Le cartilage de conjugaison correspond à une couche mince de cartilage limité par la masse osseuse épiphysaire d'une part et la ligne d'érosion diaphysaire d'autre part.

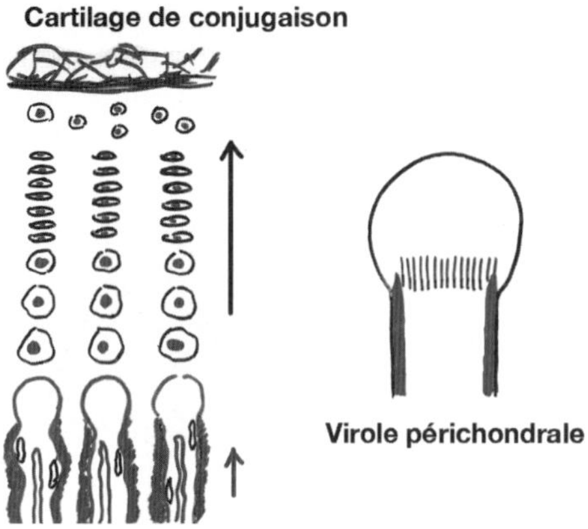

Fig. 22.6 – Schéma d'un cartilage de conjugaison.

• Il est fertile sur sa face diaphysaire et fonctionne à reculons par rapport au centre de la diaphyse.

• Il assure jusqu'à la fin de la croissance la formation de cartilage nouveau et sa transformation en os.

• À la périphérie du cartilage de conjugaison du côté diaphysaire, un prolongement du périoste enchâsse le cartilage de conjugaison limitant la croissance du cartilage sur les bords (virole périchondrale).

• Au cours de l'ossification endochondrale très rapidement à certaine distance de la ligne d'ossification apparaissent des éléments de taille importante plurinucléés munis d'une bordure en brosse : les ostéoclastes.

• Ceux-ci résorbent l'os en creusant des lacunes : les lacunes de Howship. Ils détruisent l'os préalablement constitué et de nouveaux ostéoblastes vont élaborer des ostéones définitifs (résorption modelante = ossification secondaire).

23

Les tissus musculaires

• Le tissu musculaire d'origine mésenchymateuse est constitué de cellules différenciées contenant des protéines contractiles.

• Les cellules musculaires ou fibres musculaires sont de façon générale des éléments allongés.

• Le support de la contractilité est représenté par des formations intracellulaires hautement spécialisées : les myofibrilles (myofilaments d'actine et myofilaments de myosine).

• Il y a trois types de muscles ; chaque type présente une structure adaptée à son rôle physiologique. Ce sont les cellules musculaires striées squelettiques (rhabdomyocytes), les cellules myocardiques (cardiomyocytes) et les cellules musculaires lisses (léiomyocytes).

LE TISSU MUSCULAIRE LISSE

• Le tissu musculaire lisse est largement réparti dans les organes de la vie végétative, présent à tous les niveaux et est susceptible de se contracter.

• On le trouve annexé à l'appareil digestif, l'appareil urinaire, l'appareil génital, l'appareil respiratoire, l'appareil circulatoire.

LA FIBRE MUSCULAIRE LISSE

• La fibre musculaire lisse se présente comme un élément allongé fusiforme aux extrémités effilées, sa longueur varie de 20 à 100 µm et sa largeur de 10 à 20 µm : la fibre lisse de l'utérus peut au cours de la gestation et sous les influences hormonales s'allonger jusqu'à atteindre une longueur de 500 µm.

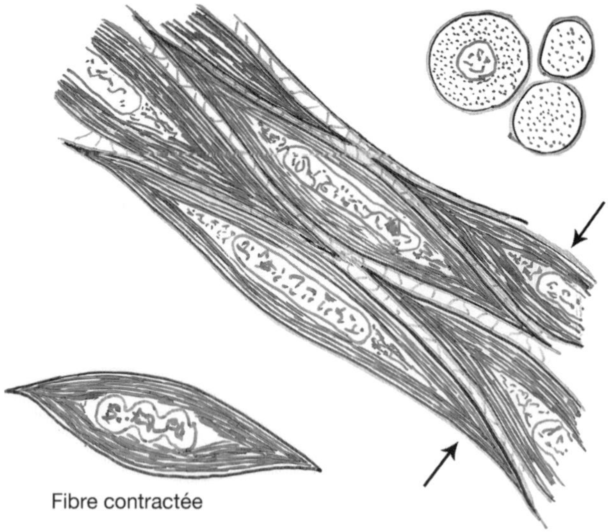

Fig. 23.1 – Schéma d'une fibre musculaire lisse.

• Au contraire, au niveau des artérioles, les fibres lisses sont très petites. La cellule musculaire lisse possède un noyau toujours central allongé ou ovoïde, le plus souvent en forme de bâtonnet. Il est situé dans l'axe de la cellule. Il renferme un ou plusieurs nucléoles et la chromatine y est fine.

• Le cytoplasme ou sarcoplasme comprend deux régions :
- une région périnucléaire, le fuseau cytoplasmique, qui se présente sous forme de deux cônes situés de part et d'autre du noyau. On y observe le centrosome, l'appareil de Golgi, des mitochondries, des enclaves de glycogène qui sont d'autant plus petites que le muscle travaille ;
- une région périphérique, qui contient les éléments contractiles caractéristiques, les myofibrilles. Elles parcourent la cellule selon sa longueur, orientées selon son grand axe et parallèles entre elles, d'où l'aspect de striation longitudinale ménageant autour du noyau les deux cônes qui constitue le fuseau cytoplasmique.

• Ces myofibrilles sont homogènes et biréfringentes sur toute leur longueur. Les filaments épais sont constitués de myosine. Les filaments fins sont constitués de polymères d'actine en double hélice.

• Ces constituants permettent une contraction par un glissement des myofilaments.

• La membrane est recouverte par la lame basale, elle présente des invaginations, les cavéoles.

• Ces invaginations sont en rapport avec le réticulum sarcoplasmique.

• Les jonctions intercellulaires : les jonctions communicantes qui assurent le passage des petites molécules et des ions, et les plaques d'attache.

• Il est rare d'observer des fibres musculaires lisses isolées ou groupées en très petits faisceaux. C'est seulement au niveau des artérioles et veinules de petit calibre et dans les zones de transition avec les capillaires qu'on peut les rencontrer ainsi.

• Ce tissu musculaire est exceptionnellement organisé en muscle bien défini, comme c'est le cas pour le muscle arrecteur du poil.

• De façon générale, les fibres lisses se groupent pour former des faisceaux à l'intérieur desquelles elles sont orientées parallèlement.

• Ces faisceaux constituent des nappes ou des tuniques musculaires. Ils sont séparés les uns des autres par des cloisons conjonctives.

• Les tuniques musculaires présentent suivant les organes et dans un même organe des dispositions différentes ; au niveau du tube digestif, on trouve deux couches : une tunique circulaire interne et une tunique longitudinale externe.

• D'une tunique à l'autre, ces faisceaux ont une direction perpendiculaire. Dans les organes creux comme l'utérus, la vessie, la vésicule biliaire, les faisceaux s'organisent en couche plexiforme où les divers faisceaux se disposent selon les trois dimensions, ce qui permet l'expansion de la cavité.

• Les cellules myoépithéliales sont des éléments d'origine ectoblastique. Elles sont annexées à certaines glandes de même origine comme les glandes salivaires, les glandes sudoripares et la glande mammaire.

• Ces cellules présentent de nombreuses expansions qui viennent entourer les acinus glandulaires (cellules en panier de Boll).

• Dans ces cellules, on observe des myofilaments qui occupent le corps cellulaire et ses expansions. Ces cellules jouent un rôle important dans les phénomènes d'excrétion qu'elles facilitent en se contractant.

• Les cellules de la musculaire muqueuse du tube digestif possèdent un corps cellulaire fusiforme muni de ramifications fines et longues. Dans le cytoplasme se trouvent des myofibrilles.

• Les cellules rameuses se trouvent dans la paroi des artères de type élastique, entre les lames élastiques de la média.

• Allongées, elles présentent de nombreuses expansions qui viennent au contact des lames élastiques.

LE TISSU MUSCULAIRE LISSE

• Le tissu musculaire lisse est peu vascularisé.

• L'innervation est assurée par des synapses de fibres amyéliniques du système nerveux végétatif au niveau de fibres orthosympathiques dont le médiateur chimique est soit la noradrénaline, soit l'acétylcholine.

• En ce qui concerne les fibres lisses, le stimulus n'est pas toujours une excitation nerveuse, les contractions des fibres musculaires lisses peuvent être myogéniques ; l'élongation d'une fibre musculaire lisse provoque sa contraction.

• Le plus souvent dans une nappe ou une tunique, la contraction d'une fibre entraîne, grâce aux connexions intercellulaires, celles des fibres voisines.

• Ainsi la contraction se propage de proche en proche : c'est l'onde de contraction.

• La fibre lisse est sensible à des substances pharmacologiques : inhibiteurs, atropine, excitants, ésérine, acétylcholine, froid.

• Parmi les hormones génitales, la progestérone favorise la croissance des cellules musculaires lisses de l'utérus ; en même temps, elle inhibe les contractions de ces cellules pendant la gestation.

• À la fin de la gestation, la chute de la progestérone et l'apparition de l'ocytocine entraînent les contractions de l'utérus.

• De plus, l'ocytocine favorise les contractions des cellules myoépithéliales de la glande mammaire, la vasopressine entraîne des contractions des fibres lisses des vaisseaux, d'où son action hypertensive.

LE TISSU MUSCULAIRE STRIÉ SQUELETTIQUE

COMPOSITION ET ORGANISATION DU TISSU MUSCULAIRE STRIÉ

• Ce tissu est constitué de cellules très longues caractérisées par la présence dans leur cytoplasme de myofibrilles striées.

• La fibre musculaire striée est une cellule géante : sa longueur peut atteindre plusieurs centimètres et sa largeur de 10 à 100 µm.

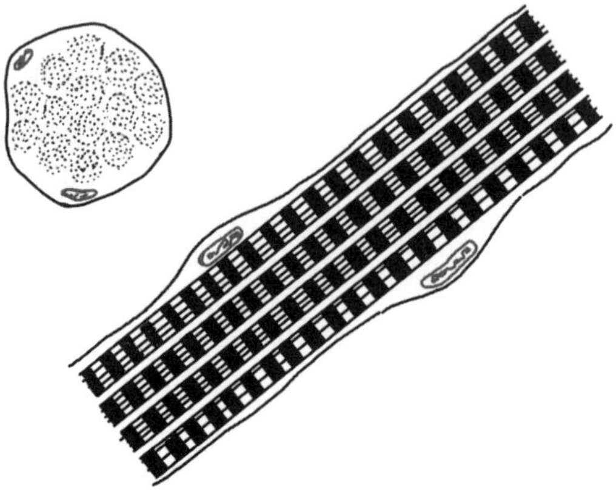

Fig. 23.2 – Schéma d'une fibre musculaire striée squelettique.

• Son organisation générale est la suivante : elle présente des extrémités effilées ou arrondies.

• La cellule est limitée par une membrane différenciée, le sarcolemme.

• À l'intérieur se trouve le sarcoplasme, riche en myoglobine et en glycogène renfermant des myofibrilles striées transversalement parallèles entre elles et qui parcourent toute la cellule.

• Elle présente de nombreux noyaux répartis à la périphérie.

LES MYOFRIBRILLES

• Les myofobrilles sont des filaments de 0,5 à 1 µm d'épaisseur, groupées en faisceaux séparés les uns des autres par des travées de sarcoplasme ; ce sont les colonnettes de Leydig (ou champs de Conheim en coupe transversale).

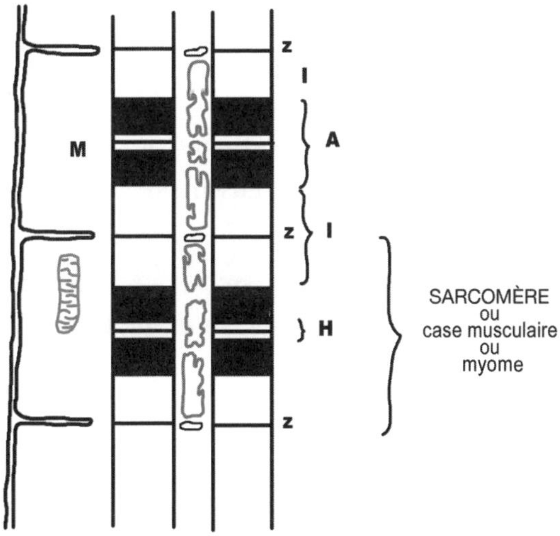

Fig. 23.3 – Schéma de l'organisation des myofibrilles.

• Les myofibrilles présentent une striation transversale. C'est une structure périodique due à une alternance de segments de densité optique différente ; disques clairs peu colorables isotropes (bande I) et disques sombres très colorables anisotropes (bande A) ; une strie ou membrane Z au milieu du disque clair.

• Une strie claire (bande H) est au milieu du disque sombre, avec en son centre une ligne dense, la membrane M. Les segments équivalents sont situés au même niveau dans les différentes myofibrilles d'une même cellule.

• Ceci confère un aspect de striation transversale à la fibre. De plus les stries Z semblent traverser toute la cellule et se raccorder au sarcolemme. Deux stries Z limitent une case musculaire (de Krause) ou sarcomère qui comprend donc : un demi-disque I, un disque A, un demi-disque I.

• En microscopie électronique, les myofibrilles sont constituées de deux catégories de myofilaments : des filaments épais de 15 nm de diamètre, 1,5 µm de longueur, qui s'étendent sur toute la longueur de la bande A, des filaments fins de 5 nm de diamètre et 1 µm de longueur situés entre les filaments épais de la bande A et dans les deux demi-bandes I.

• Ainsi, on retrouve la striation transversale due à l'agencement des filaments entre eux : disque I : filaments fins, disque A : filaments épais et filaments fins, bandes H : filaments épais, membrane M (renflement au centre des filaments épais), strie Z (zone où les filaments fins des sarcomères voisins s'anastomosent entre eux).

• En coupe transversale, on observe une disposition extrêmement régulière de ces deux types de filaments qui forment des arrangements hexagonaux.

• Les principaux constituants des myofibrilles sont des protéines spécifiques du tissu musculaire : l'actine et la myosine.

LA CONTRACTION MUSCULAIRE

• La contraction musculaire est observée par un raccourcissement des cellules musculaires, l'épaisseur de la bande A demeure inchangée, alors que l'épaisseur des bandes I et H diminue ; c'est l'inversion de la case musculaire.

• En cas d'étirement, A ne change pas, I et H augmentent.

• En fait, au cours de la contraction, les filaments ne changent pas de longueur, les filaments d'actine glissent entre les filaments de myosine et s'enfoncent dans la bande A.

• Cette contraction est activée par le calcium, elle s'effectue par déplacement des filaments de myosine le long des filaments d'actine.

• Les noyaux sont en situation périphérique, ovoïdes ou aplatis, avec un ou deux nucléoles.

• Le sarcoplasme est réparti autour du noyau entre les colonnettes de Leydig et entre les myofibrilles, on y observe de nombreuses mitochondries ou sarcosome, allongées et localisées entre les myofibrilles.

• L'appareil de Golgi est situé à l'une des extrémités des noyaux. Des enclaves, notamment du glycogène situé entre les myofibrilles, de la myoglobine sont aussi présentes.

• Le réticulum endoplasmique se présente dans le muscle strié selon une disposition très particulière, les tubules longitudinaux sont plus fins et relativement plus nombreux. Ils sont en continuité d'un sarcomère à l'autre puisqu'ils traversent la strie Z.

• Leur continuité s'interrompt par contre à la jonction des demi-disques I et du disque A.

• En effet, les tubules transversaux se dédoublent à ce niveau en deux éléments parallèles qui reçoivent respectivement les tubules longitudinaux des demi-disques I et du disque A. Il existe enfin des anastomoses transversales dans la bande H mais pas au contact des stries Z.

• La membrane plasmique donne naissance aux tubules T (sarcolemme). Cette formation apparaît comme une invagination de la membrane plasmique qui serpente entre les myofibrilles.

• Les tubules T contractent des rapports morphologiques particuliers avec certains tubules réticulaires suivant le type de muscle strié considéré.

• Chez l'homme, le tubule T chemine entre deux tubules réticulaires transversaux situés à la jonction du disque A et des demi-disques I. Il en résulte une triade formée d'un tubule T et de deux tubules réticulaires. Ces triades assurent la conduction de l'excitation dans la cellule.

• Les fibres musculaires se groupent en faisceaux primaires entourés d'une gaine de fibres collagènes et de réticuline : l'endomysium.

• Le groupement de faisceaux secondaires puis tertiaires engainés d'une lame conjonctive fibreuse est le périmysium.

• L'ensemble des faisceaux est enveloppé par l'épimysium ou aponévrose. Ces formations conjonctives sont prolongées par les tendons aux deux extrémités des muscles.

• Le mode de jonction entre le muscle et le tendon a fait l'objet de controverse ; pour certains auteurs, il y a continuité entre les myofibrilles du muscle et les fibres collagènes du tendon. Pour d'autres, il s'agit seulement de contiguïté, le sarcolemme des cellules musculaires constituant une membrane limitante entre les éléments du muscle et ceux du tendon. Le microscope électronique a confirmé récemment la seconde théorie : les faisceaux collagènes de l'endomysium se continuent avec ceux du tendon.

• Le sarcolemme s'épaissit aux extrémités du muscle et se double d'un feutrage sur lequel s'insèrent les fibres collagènes du tendon.

• Dans le sarcoplasme, à l'extrémité des fibres musculaires, les filaments non striés s'étendent depuis la dernière strie Z jusqu'au sarcolemme.

• La vascularisation du muscle est très dense parce qu'elle est liée aux besoins énergétiques importants du muscle. Au niveau des fibres, elle est constituée de capillaires disposés parallèlement à elles et reliées par des anastomoses. Le tout forme une sorte de cage autour de la fibre musculaire (trois à cinq capillaires par fibre).

• Cette innervation est double. Le muscle strié reçoit une innervation motrice et une innervation sensitive.

• L'innervation motrice est assurée par des fibres myélinisées. Ces fibres se ramifient de façon importante quand elles pénètrent dans le muscle strié, chacune de ces branches se terminant au contact d'une fibre musculaire striée.

• L'innervation de plusieurs fibres musculaires par une fibre nerveuse définit une unité motrice.

• Au niveau du contact entre la terminaison nerveuse et la cellule musculaire striée se constitue une unité anatomique et fonctionnelle, la plaque motrice qui perd sa gaine de myéline. La gaine de Henlé (conjonctive) se raccorde à la partie conjonctive du sarcolemme.

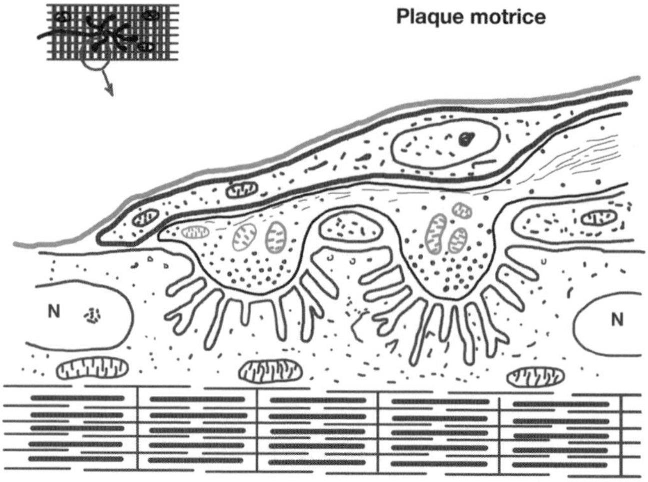

Fig. 23.4 – Schéma de l'organisation de la plaque motrice.

• L'ensemble forme une masse granuleuse et plurinucléée due à l'accolement de la gaine de Schwann et de la fibre musculaire.

• Au contact du sarcolemme, l'axone perd sa gaine de Schwann, il ne pénètre pas dans le sarcolemme et il n'y a pas de fusion entre l'axoplasme et le sarcoplasme.

• Les arborisations terminales de l'axone s'incrustent dans des dépressions du sarcolemme. Le long de l'espace intercellulaire, la membrane de la fibre musculaire forme de nombreux replis réguliers constituant l'appareil sous-neural (Couteaux) qui assure une augmentation importante de la surface de contact.

• Le fonctionnement de la plaque motrice est identique à celui de la synapse.

• Dans les arborisations terminales de l'axone, les neurofibrilles disparaissent pour laisser la place à des mitochondries et des vésicules qui contiennent de l'acétylcholine.

• Au niveau de l'appareil sous-neural, on met en évidence de la cholinestérase.

• Le mécanisme physiologique est le même. La libération d'acétylcholine dans l'espace intercellulaire dépolarise le sarcolemme.

• L'onde de négativité court à sa surface, s'engage dans les tubules T et provoque la contraction des myofibrilles.

• La cholinestérase détruit l'acétylcholine et repolarise positivement le sarcolemme.

• L'innervation sensitive est assurée par des fibres myélinisées qui se terminent au niveau de récepteurs spéciaux.

• Les principaux récepteurs de la sensibilité au niveau des muscles sont : les fuseaux neuromusculaires et les corpuscules neurotendineux.

• Le fuseau neuromusculaire comprend plusieurs fibres musculaires striées.

• Elles sont enveloppées dans une capsule commune. Chaque fibre intrafusale comprend un segment renflé au niveau duquel on observe une bifurcation des faisceaux de myofibrilles et la disparition de leur striation.

• Les terminaisons nerveuses sont de deux sortes :
  – des terminaisons primaires annospiralées qui s'enroulent autour du segment renflé de la fibre ;
  – des terminaisons secondaires en bouquet au niveau des myofibrilles, les fuseaux neuromusculaires, qui assurent la sensibilité musculaire et interviennent dans les réflexes d'étirement et de posture.

• Les corpuscules neurotendineux sont localisés à la jonction qui unit le muscle et le tendon.

• Les terminaisons dendritiques d'une fibre nerveuse sensitive viennent au contact des faisceaux collagènes du tendon.

• Ces terminaisons sont entourées de cellules névrogliques. Le tout est contenu dans une capsule conjonctive.

• Les corpuscules neurotendineux renseignent sur le degré de tension des muscles.

LE TISSU MUSCULAIRE MYOCARDIQUE

• Ce tissu, qui a pour origine le mésenchyme de la splanchnopleure, se trouve uniquement au niveau du cœur. Il s'agit d'un tissu musculaire strié dont les fibres présentent une striation transversale et des noyaux centraux.

• Il possède une innervation autonome représentée par le tissu nodal.

• Les fibres myocardiques sont disposées en travées anastomosées qui forment un réseau orienté dont les fibres sont presque parallèles entre elles.

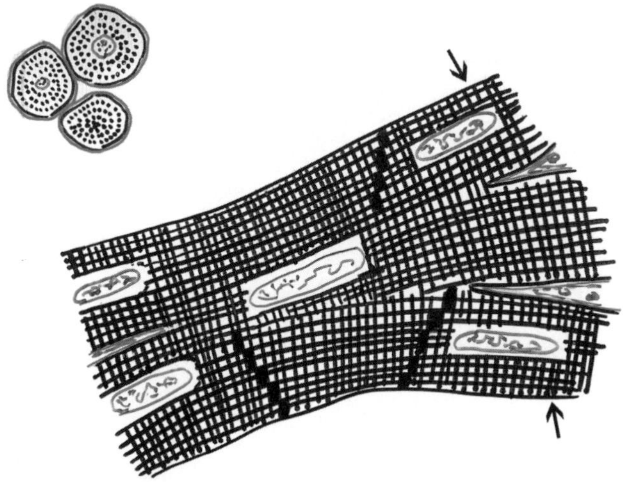

Fig. 23.5 – Schéma d'un tissu musculaire myocardique.

• Entre les fibres myocardiques se trouve un réseau capillaire important.

• Ce réseau de fibres est découpé en segments par des épaississements juxtaposés, mais à des niveaux différents : ce sont les stries intercalaires ou stries scalariformes.

• Dans les segments se trouvent du sarcoplasme avec des myofibrilles et des noyaux axiaux.

• Les noyaux des fibres myocardiques sont ovoïdes et disposés dans le réseau à intervalles irréguliers.

• Les myofibrilles sont identiques à celles du muscle strié squelettique.

• Le sarcoplasme abondant autour du noyau et réparti entre les myofibrilles contient : un appareil de Golgi juxtanucléaire, de nombreuses mitochondries disposées autour du noyau et entre les myofibrilles, de la myoglobine. Le sarcolemme est mince.

• Les stries scalariformes se présentent comme des systèmes de jonctions complexes.

• On observe un engrènement entre deux cellules voisines. La membrane cellulaire y est épaissie et les myofibrilles se terminent sur cet épaississement localisé sur la striée Z.

• Cette formation est l'équivalent d'un desmosome étendu.

• On a pu également observer l'existence d'un système transverse qui circule au niveau des stries Z mais de façon moins régulière que dans le muscle squelettique.

• Le réticulum endoplasmique abondant est constitué de tubules à orientation beaucoup moins régulière.

• Le tissu nodal (cellules cardionectrices) est situé sous l'endocarde et forme le nœud sinoatrial (Keith et Flack), le nœud atrioventriculaire (Tawara) et le faisceau de His, faisceau atrioventriculaire.

TISSU NODAL

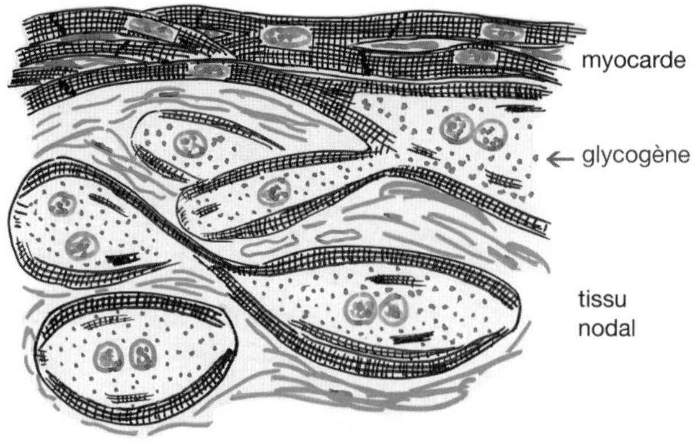

Fig. 23.6 – Schéma du tissu nodal.

• Le tissu nodal est constitué de travées de cellules anastomosées et soutenues par une armature conjonctivo-élastique.

• Les cellules du tissu nodal sont des éléments volumineux et de forme globuleuse.

• Elles possèdent un noyau central (parfois deux).

• Leur sarcoplasme est abondant et contient de nombreuses mitochondries ainsi que de nombreuses enclaves de glycogène.

• Les myofibrilles striées peu nombreuses sont situées à la périphérie des cellules. De nombreuses jonctions communicantes assurent la transmission entre les cardiomyocytes.

IV

Méthodes d'études des cellules et des tissus

24

Technique de fractionnement tissulaire et cellulaire et de culture cellulaire

TECHNIQUE DE FRACTIONNEMENT TISSULAIRE ET CELLULAIRE

PRINCIPES DU FRACTIONNEMENT

• Le fractionnement cellulaire est la séparation des ensembles homogènes de compartiments des organites à partir d'une population des cellules hétérogènes.

• Le fractionnement cellulaire nécessite le broyage des tissus, la lyse des cellules puis la filtration du lysat et enfin la séparation par centrifugation des organites et des molécules subcellulaires dans les fractions recueillies.

LA CENTRIFUGATION

• La centrifugation du broyat cellulaire se fait à très grande vitesse (100 000 $trs.min^{-1}$). La force ainsi créée entraîne les composants cellulaires vers le fond du tube d'autant plus vite que leur taille et/ou leur densité sont plus grandes.

• La préparation de l'homogénat cellulaire nécessite la rupture de la membrane plasmique. Ceci peut être obtenu mécaniquement par broyage, par choc osmotique, par des séries de congélations et décongélations successives, grâce à des ultrasons ou par utilisation d'enzymes (attaque enzymatique).

• Certaines précautions sont à respecter pour obtenir un bon homogénat et éviter la destruction des organites (utilisation d'un liquide isotonique, de basse température, en présence d'agents réducteurs et avec un pH neutre).

• Le lysat obtenu, l'étape suivante est la séparation des différents organites et ou macromolécules. Cette séparation peut se faire par centrifugation différentielle (augmentation de la vitesse et du temps) ou par centrifugation sur gradient de densité (séparation des organites en fonction de leur constante de sédimentation, fonction de leur masse molaire).

• Dans le cas de la centrifugation sur gradient de densité, l'arrêt de la migration des organites a lieu quand les organites rencontrent une couche de densité supérieure à la leur.

• Ensuite les différentes fractions sont séparées et analysées par des marqueurs moléculaires spécifiques des organites (mise en évidence d'enzymes ou composants spécifiques de la fraction) ou par microscopie (pureté de la fraction).

• Ce type de technique permet de séparer les différents organites (noyaux, mitochondries, lysosomes) et les différentes fractions membranaires issues des endomembranes (microsomes lisses, microsomes rugueux).

CULTURE CELLULAIRE

PRINCIPES GÉNÉRAUX DE LA CULTURE CELLULAIRE

• La culture cellulaire permet d'étudier à la fois la structure et la fonction des cellules mais aussi de disséquer les mécanismes, les voies de signalisation et les relations entre les cellules.

• La culture cellulaire peut se faire avec un seul type cellulaire ou plusieurs, en deux dimensions ou en trois dimensions, pour reproduire l'organisation d'un tissu de façon simplifiée.

• La mise en culture de cellules nécessite de les isoler préalablement (en cassant les liaisons qu'elles peuvent établir soit entre elles, soit avec la matrice extracellulaire) soit mécaniquement, soit chimiquement par l'utilisation d'enzymes protéolytiques (collagénase, trypsine), soit en utilisant des chélateurs du Ca (EGTA, EDTA).

• Après leur isolement, les cellules peuvent être sélectionnées (pour n'obtenir qu'un seul type cellulaire) soit selon leur taille, selon leur densité (centrifugation) ou grâce à des anticorps (cytométrie en flux).

• La culture cellulaire peut être soit primaire (cellule isolée d'un tissu), soit secondaire (cellules issues de la culture primaire et remises en culture).

LES DIFFÉRENTS TYPES DE CULTURE CELLULAIRE

• Trois types de cellules peuvent être utilisés pour la culture cellulaire : des cellules normales, des cellules immortalisées et des cellules tumorales.

• Lorsque les cellules occupent la totalité de la boîte de culture, on parle de confluence et il faut alors réensemencer une autre boîte de culture (notion de passage).

• Lorsque des cellules normales arrivent à confluence, elles cessent de croître (inhibition de contact, monocouche), contrairement aux cellules tumorales qui continuent de pousser (plusieurs couches).

• Au fur et à mesure de la culture, les cellules issues d'une culture primaire ont tendance à se dédifférencier (perte de caractères spécifiques).

• Les cultures cellulaires (cellules vivantes) peuvent être observées par un microscope à contraste de phase lié ou non à un appareil photographique et/ou à une caméra pour suivre les phénomènes cellulaires.

• Les cultures de cellules animales se font à 37 °C en présence de milieux de cultures contenant des sels, des éléments nutritifs, des facteurs de croissance, du sérum et en présence d'O_2 et de CO_2.

• Les milieux de culture contiennent aussi des antibiotiques pour empêcher la contamination des cultures cellulaires par des bactéries.

• Pour les cellules adhérentes, un support est souvent nécessaire pour prolonger leur différenciation (boîte de culture recouverte de molécules de la matrice extracellulaire).

• Après un certain nombre de passages (différent selon les types cellulaires), les cellules meurent (sénescence). Dans certains cas des cellules peuvent avoir subi une transformation les rendant immortelles (on obtient alors une lignée cellulaire continue).

• Ce phénomène peut aussi être obtenu volontairement par introduction dans les cellules d'oncogènes (SV 40, myc) qui les rendent immortelles mais pas tumorales.

• Enfin, on peut isoler des cellules à partir de tumeurs (de différentes origines) et obtenir des lignées de cellules immortalisées et tumorales (injectées, elles induisent la formation d'une tumeur).

• La culture cellulaire a un triple intérêt : en recherche fondamentale pour mieux comprendre la vie des cellules, étudier le fonctionnement et les relations entre les cellules, un intérêt diagnostique (caryotype) et un intérêt thérapeutique.

25

Microscopie optique (rappel sur les lois de l'optique) et électronique

MICROSCOPIE OPTIQUE

PRINCIPES GÉNÉRAUX

• La microscopie optique (ou photonique) utilise les photons (UV et visibles) comme source de rayonnement et permet d'observer des cellules et des tissus vivants ou non.

• Le microscope optique permet l'examen d'objets agrandis avec un pouvoir de résolution d'environ 0,2 μm.

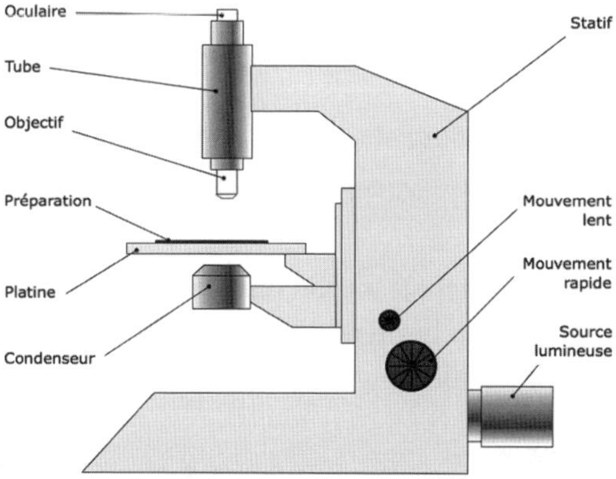

Fig. 25.1 – Schéma d'un microscope optique.

• Un microscope optique comprend une partie mécanique (statif, tube binoculaire, tube porte-objectif) et une partie optique (rayonnement lumineux, système de condenseur-diaphragme, des objectifs 4×/10×/40×/100× et un oculaire10×).

• Quatre propriétés caractérisent un microscope : l'ouverture numérique, la limite de séparation, le pouvoir de résolution et le grossissement.

• L'ouverture numérique (O_N = n.sinα) correspond à une quantité invariante qui régit la quantité de lumière entrant dans un objectif (n étant l'indice de réfraction du milieu).

• La limite de séparation est définie par : $d = 0{,}61*\lambda/O_N$. C'est la plus petite distance en dessous de laquelle deux points voisins ne seront plus distingués (où λ est la longueur d'onde du rayonnement).

• Le pouvoir de résolution est défini par 1/d.

• Le grossissement total est le produit du grossissement (G) de l'objectif (G1) et du grandissement de l'oculaire (G2) : G = G1*G2.

LES DIFFÉRENTS TYPES DE MICROSCOPE OPTIQUE

• Il existe plusieurs types de microscopes selon les utilisations et la source lumineuse utilisée.

• Les microscopes classiques (à fond clair, à fond noir, à contraste de phase) utilisent la lumière dans le visible, tandis que le microscope à fluorescence ou le microscope confocal utilise les ultraviolets.

La microscopie optique « classique »

• Un microscope optique classique (microscopie à fond clair, la plus ancienne) permet d'observer des cellules ou des coupes de tissus préalablement fixés et/ou inclus en paraffine afin de réaliser des coupes (de 1 à 5 µm d'épaisseur).

• La fixation peut être chimique (glutaraldéhyde, formaldéhyde) ou physique (congélation).

• Les cellules et les coupes de tissus doivent être colorées par des colorants spécifiques des constituants cellulaires (hémalun, éolien, trichrome de Masson).

Le microscope à contraste de phase

• Le microscope à contraste de phase permet d'observer des cellules vivantes colorées ou non.

• Le principe du microscope à contraste de phase repose sur les différences d'indices de réfraction rencontrées par la lumière dans une cellule et induisant des différences de contraste lors de l'observation.

Le microscope à fluorescence

• La microscopie à fluorescence repose sur le fait que la préparation (cellules ou tissus) est « éclairée » par une source lumineuse de haute énergie. Si cette source lumineuse rencontre un fluorochrome, celui-ci émet une lumière de plus faible énergie.

• Cette lumière de plus faible énergie est collectée pour former une image. De nombreux fluorochromes de couleurs différentes sont disponibles, permettant de mettre en évidence si besoin plusieurs structures ou molécules dans une même cellule.

• Il existe plusieurs sortes de microscope qui utilise la fluorescence : les microscopes à fluorescence à lumière transmise ou réfléchie et le microscope confocal.

• Le microscope confocal repose sur la collecte d'une image réfléchie au niveau d'un plan focal et permet d'éliminer les images du dessus (dessous) de ce plan par balayage laser.

• Ce type de microscope permet l'observation de coupes de tissu beaucoup plus épaisses que la microscopie à fluorescence classique et permet une résolution meilleure en donnant des images plus nettes des objets en trois dimensions.

MICROSCOPIE ÉLECTRONIQUE

PRINCIPES GÉNÉRAUX

• La microscopie électronique permet de diminuer la limite de séparation en diminuant la longueur d'onde d'excitation en utilisant comme source de rayonnement des électrons à la place des photons.

• Il existe deux types de microscopes électroniques à transmission ou à balayage.

LES DIFFÉRENTS TYPES DE MICROSCOPE ÉLECTRONIQUE

• La limite de séparation de tels microscopes est de l'ordre de d = 1 nm et le grandissement peut aller de × 1 400 à × 500 000.

• Le microscope est constitué d'un canon à électron : une électrode (tungstène) est chauffée à plusieurs milliers de degrés avec émission d'électron.

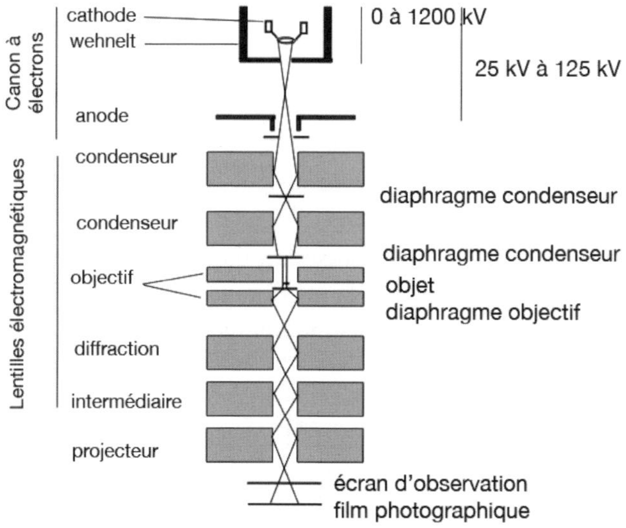

Fig. 25.2 – Schéma d'un microscope électronique.

• Ces électrons sont ensuite accélérés et rassemblés dans un faisceau qui passe à travers des lentilles électromagnétiques puis au travers de la préparation.

• Ensuite, le faisceau vient frapper un écran fluorescent de visualisation.

• Les cellules ou tissus doivent être fixés (chimiquement ou par congélation) et déshydratés. Ils sont inclus dans une résine qui permet de faire des coupes ultrafines (50 nm).

• Le contraste est obtenu par dépôt de métaux lourds (acétate d'uranyl et/ou citrate de plomb).

• Dans le cas du microscope à balayage, le faisceau d'électrons balaye la surface de l'échantillon, ce qui donne un aspect de relief à la préparation. La limite de séparation est de 10 nm et le grandissement de l'ordre de × 20 000.

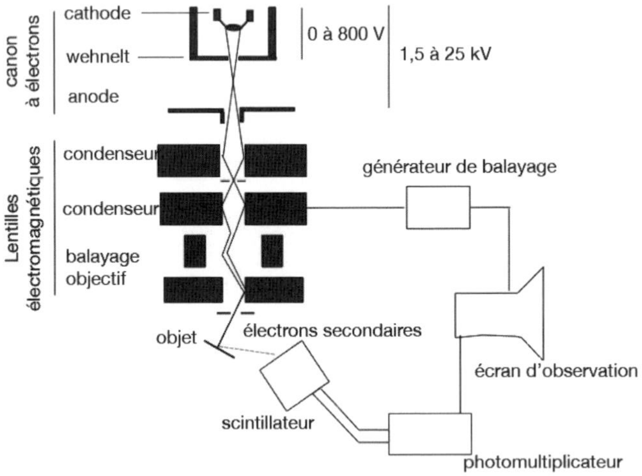

Fig. 25.3 – Schéma d'un microscope électronique à balayage.

• On peut utiliser ces microscopes pour observer des préparations après cryofracture et cryodécapage. Il s'agit de préparation qui consiste à congélation (de façon ultrarapide) un échantillon de procéder à une fracture de l'échantillon et recouvrir la surface de métaux lourds (réplique).

• La zone de fracture dans l'échantillon se fait dans une zone de moindre résistance, c'est-à-dire entre les deux feuillets de la membrane plasmique. Ceci a permis de faire des observations de l'organisation de la membrane.

26

Techniques de marquages cellulaires et tissulaires

• Le principe général du marquage cellulaire et tissulaire repose sur l'utilisation d'une molécule visible en microscopie capable de s'associer avec une cible cellulaire.

• La molécule peut être soit un anticorps (immunomarquage) pour la mise en évidence d'une protéine, soit un acide nucléique (hybridation *in situ*) pour la mise en évidence d'un acide nucléique.

• Cette molécule peut soit être marquée par un fluorochrome, soit par une enzyme, soit par un isotope radioactif.

• Les molécules recherchées peuvent être membranaires ou intracellulaires.

IMMUNOMARQUAGE

• Le principe est d'utiliser un anticorps monoclonal ou polyclonal capable de reconnaître la molécule d'intérêt. Cet anticorps est lui-même associé à une molécule fluorescente (immunofluorescence) soit à une enzyme (immunohistoenzymologie).

• On distingue la technique directe, dans le cas où l'anticorps marqué se fixe à l'antigène directement, de la technique indirecte, dans le cas où un 1er anticorps non marqué se fixe sur l'antigène puis un 2e anticorps (fait chez une autre espèce) marqué se fixe sur le 1er anticorps.

• En immunofluorescence, une fois l'anticorps fluorescent fixé sur la cible, la préparation est directement observable avec un microscope à fluorescence.

• En immunohistoenzymologie, l'anticorps est couplé à une enzyme. Une fois l'anticorps fixé à l'antigène, il faut le mettre en évidence en ajoutant à la préparation le substrat de l'enzyme (en général substance incolore) qui est transformé en produit (visible en microscopie optique classique). Une contre-coloration histologique peut s'avérer nécessaire.

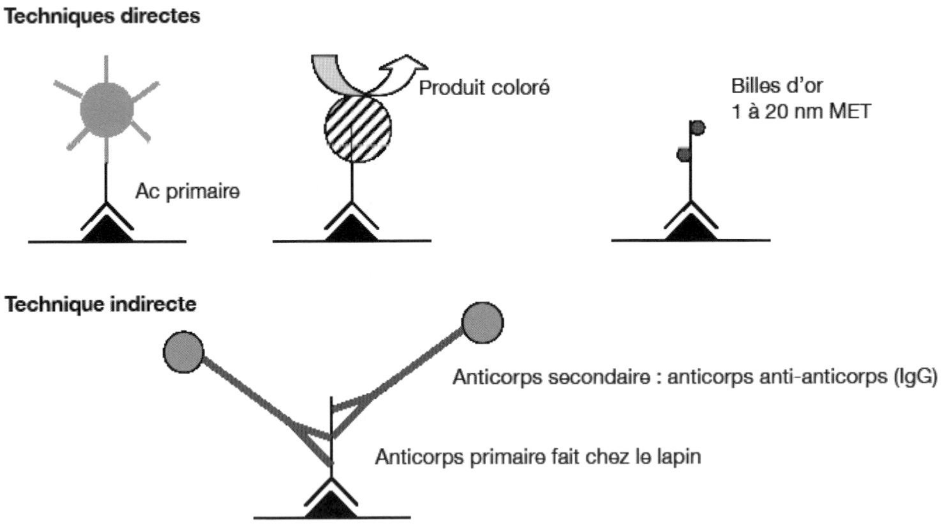

Fig. 26.1 – Immunomarquage direct et indirect.

HYBRIDATION *IN SITU*

• Le principe de l'hybridation *in situ* est le même que celui de l'immunomarquage : une sonde visible en microscopie se fixe sur une cible cellulaire.

• En hybridation *in situ,* l'anticorps est remplacé par une sonde nucléique et la cible (protéine) remplacée par une cible, elle-même, une séquence d'acide nucléique complémentaire à la sonde.

• Le principe repose sur la complémentarité entre les deux séquences d'acides nucléiques.

• La sonde doit être marquée (pour être visible en microscopie) soit par un fluorochrome, soit par des isotopes radioactifs (ce qui implique ensuite une autoradiographie pour les mettre en évidence).

• Tous les types d'acides nucléiques peuvent être mis en évidence (ARN et ADN) avec des sondes qui elles-mêmes peuvent être soit des ARN (ribosondes), soit de l'ADN (ADN complémentaire).

• Des étapes de perméabilisation peuvent être nécessaires pour accroître l'accessibilité de la sonde.

• Dans le cas de l'ADN (double brin), une étape de déshybridation est nécessaire pour permettre l'appariement entre la sonde et la cible.

• Les sondes peuvent être marquées soit par des fluorochromes soit par des isotopes radioactifs (mise en évidence par autoradiographie).

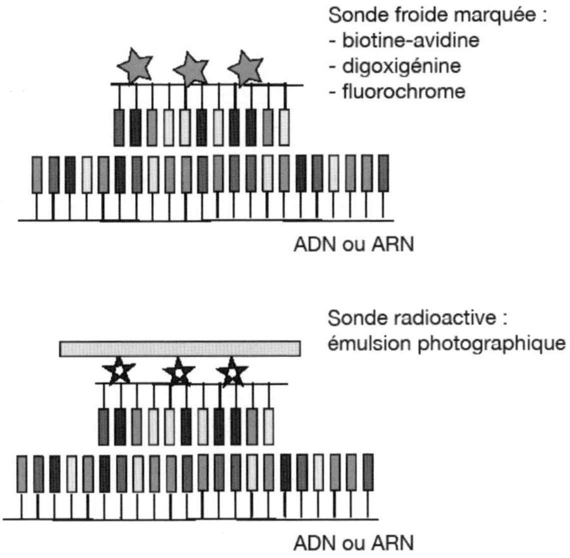

Fig. 26.2 – Principe de l'hybridation *in situ*.

27

Études fonctionnelles sur modèles cellulaires

FACS – CYTOMÉTRIE EN FLUX

• Le principe de la cytométrie en flux consiste à compter sur plusieurs milliers de cellules des cellules marquées préalablement par un fluorochrome.

• Les cellules peuvent être marquées soit par un anticorps couplé par un fluorochrome, soit par une molécule fluorescente incorporée dans une structure cellulaire.

• Cette technique permet de dénombrer très rapidement des cellules possédant tel ou tel type d'antigène.

• Associé à un trieur de cellule, le cytomètre en flux peut aussi trier les cellules en fonction de la présence ou non de l'antigène considéré.

• Cette technique est très utilisée pour détecter des cellules ayant tel ou tel marqueurs membranaires (CD4, CD8).

• En utilisant des marqueurs de l'ADN (iodure de propidium), la cytométrie en flux permet d'étudier les phases du cycle cellulaire (déterminer le nombre de cellules en phase S, G1, G2 et M).

• De même, en utilisant des marqueurs spécifiques (annexine), on peut dénombrer les cellules en apoptose.

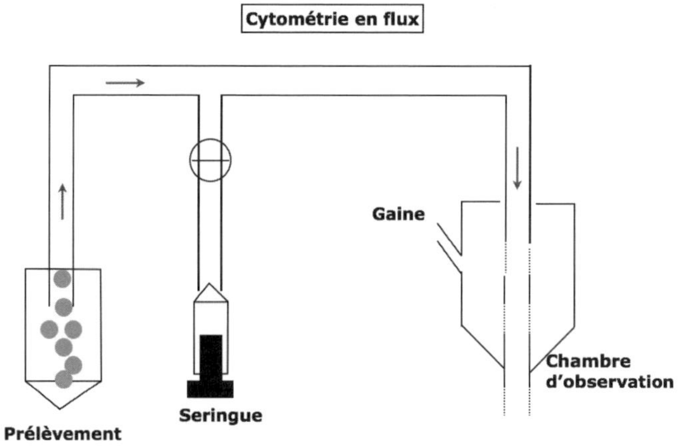

Fig. 27.1 – Cytométrie en flux.

TECHNIQUES DE MARQUAGE ISOTOPIQUE

• Cette technique consiste à suivre le devenir et localiser des isotopes radioactifs dans des cellules et des tissus.

• Des précurseurs isotopiques sont injectés (ou ajoutés à des milieux de culture de cellules) à des animaux pendant un certain laps de temps (pulse). Pendant ce pulse, les isotopes sont incorporés dans les macromolécules en cours de synthèse.

• Les principaux isotopes utilisés en biologie sont soit des isotopes non radioactifs comme le ^{15}N, soit des isotopes radioactifs comme ^{3}H, le ^{14}C, l'^{131}I, le ^{32}P et le ^{35}S.

• Le dosage de la radioactivité se fait dans un compteur à scintillation.

• La détection qualitative de la radioactivité se fait par la localisation de molécules radioactives dans la cellule ou les tissus par autoradiographie après une période de « pulse chasse », la chasse correspondant au laps de temps de culture après l'enlèvement des précurseurs non incorporées à des macromolécules.

• L'autoradiographie consiste à recouvrir la coupe de tissu ou les cellules d'une émulsion photographique.

• Les rayons ionisants provoquent la réduction de grains d'argent (dans l'émulsion) visibles en microscopie photonique et électronique.

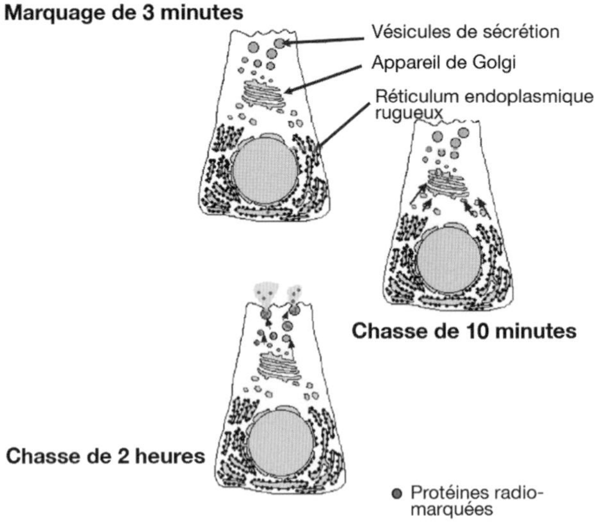

Fig. 27.2 – Autoradiographie.

V

Biologie de la reproduction

28

Méiose et gamétogenèse

LA MÉIOSE

LES DIFFÉRENTES PHASES DE LA MÉIOSE

• La méiose intervient dans la formation des gamètes mâles (spermatozoïde) et femelles (ovules). Elle constitue un mécanisme régulateur préalable à la fécondation.

• Elle ne concerne que les cellules germinales localisées dans les gonades. Elle permet d'obtenir quatre cellules filles haploïdes (n chromosome) à partir d'une cellule diploïde (2n chromosome).

• Elle implique deux divisions successives (deux fuseaux mitotiques) après une seule phase S (phase de réplication).

Première division de méiose

• La 1re division ou division rédactionnelle commence par une longue prophase pendant laquelle s'effectue l'appariement des chromosomes homologues.

• Cette prophase se subdivise en cinq stades : leptotène, zygotène, pachytène, diplotène et diacinèse.

• Au leptotène, les chromosomes se condensent. Des zones limitées de spiralisation apparaissent : les chromomères.

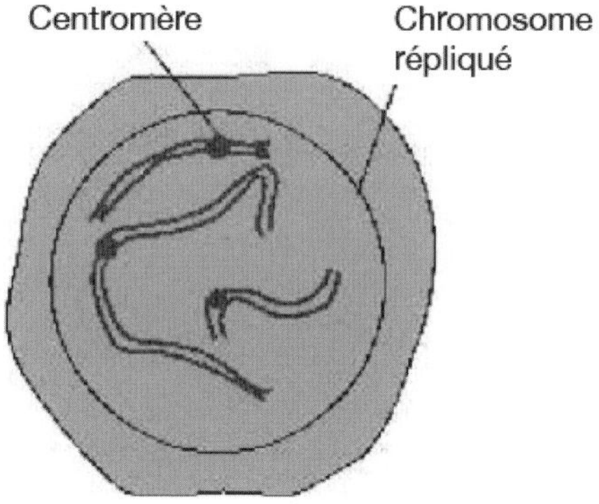

Fig. 28.1 – Leptotène.

• Pour les chromosomes homologues, la taille et la position de ces régions sont identiques.

• Au zygotène, les chromosomes continuent de se condenser et se raccourcissent de plus.

• Les chromosomes s'apparient d'abord du côté de l'enveloppe nucléaire puis sur toute la longueur du chromosome lors d'un phénomène appelé synapsis.

• Les chromosomes prennent alors le nom de tétrades ou chromosomes bivalents.

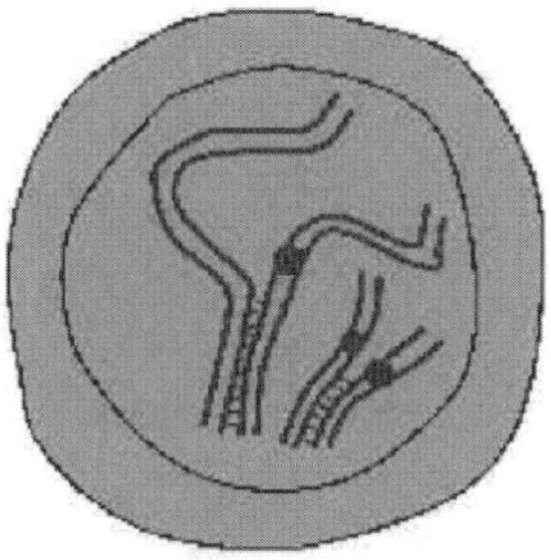

Fig. 28.2 – Zygotène.

• Ce synapsis se forme grâce à la mise en place du complexe synaptonémal fait d'une matrice de protéines unissant les deux chromatides des deux chromosomes homologues.

• Lors du pachytène, surviennent des *crossing over* (enjambements) entre les chromatides de deux chromosomes homologues.

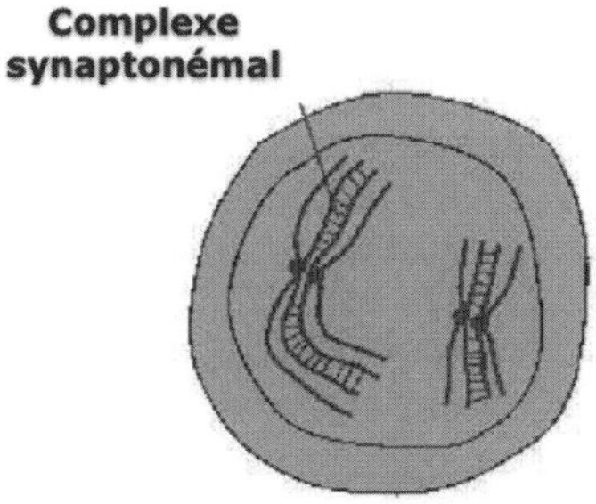

Fig. 28.3 – Pachytène.

• Pendant le diplotène, les paires de chromosomes homologues se séparent partiellement sauf au niveau d'un ou plusieurs points : les chiasmas.

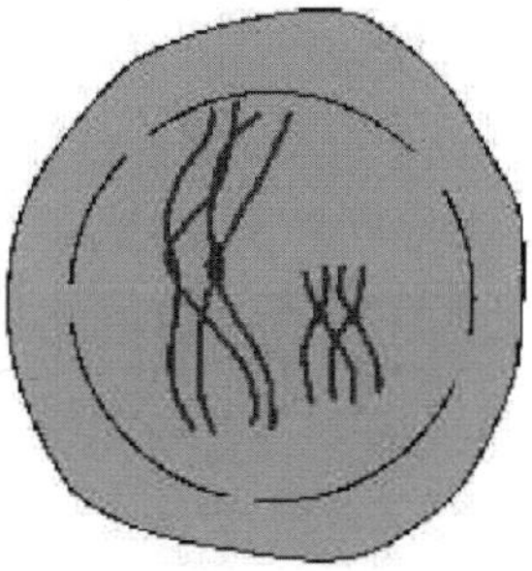

Fig. 28.4 – Diplotène.

• Cette 1re phase a une durée variable de quelques minutes (chez l'homme) à plusieurs jours et même plusieurs années (chez la femme, les ovocytes I sont bloqués en diplotène du 5e mois de la vie fœtale jusqu'à la puberté plusieurs années après).

• Chez l'amphibien, ce stade dure près de 3 ans (de la multiplication des ovogonies jusqu'à la ponte).

• Le dernier stade de la prophase est la diacinèse, au cours de laquelle la condensation des chromosomes est maximale.

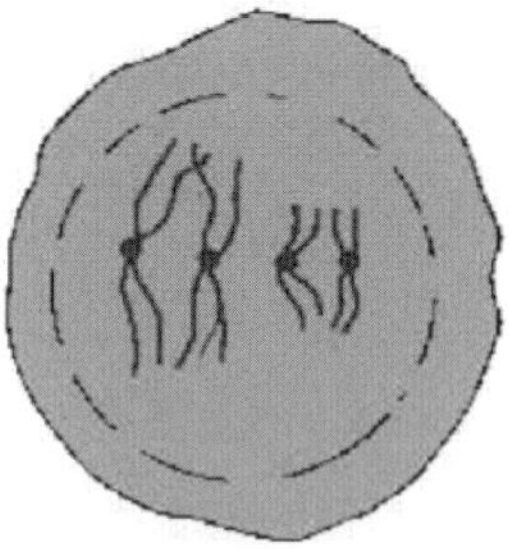

Fig. 28.5 – Diacinèse.

• Les chromosomes migrent vers la périphérie des noyaux. Les chiasmas peuvent se déplacer vers les extrémités des chromosomes : c'est la terminalisation.

• L'enveloppe nucléaire disparaît à la fin de ce stade.

• Lors de la métaphase I, les kinétochores des chromosomes bivalents se placent à équidistances des pôles du fuseau mitotique.

• Les kinétochores des chromatides sœurs sont tournés du même côté tandis que les kinétochores des chromosomes homologues sont orientés en sens inverse chaque jeu vers l'un des pôles du fuseau.

• Les microtubules d'un pôle du fuseau s'arriment à un jeu de chromatides sœurs, alors que les microtubules de chaque pôle du fuseau s'attacheront à un jeu de chromosomes homologues.

• Lors de l'anaphase I, les chiasmas achèvent leur terminalisation.

• Les chromatides désolidarisés sont dirigés vers les pôles. À ce stade, les chromosomes sont toujours constitués de deux chromatides.

• En télophase I, l'enveloppe nucléaire se reconstitue. Chez certains organismes, les nucléoles qui avaient disparus en prophase I peuvent réapparaître. Le fuseau mitotique disparaît.

• La diacinèse se traduit par la séparation de deux cellules filles ayant chacune un nombre haploïde de chromosomes.

• L'interphase est très courte, voire inexistante. Le bilan de la mitose rédactionnelle est double : les chromosomes de chaque paire sont séparés dans une cellule différente et les quatre chromatides sont différents.

Seconde division de méiose

• Lors de la prophase II, le fuseau de division se reconstitue et l'enveloppe nucléaire disparaît à nouveau.

• Pendant la métaphase II, les demi-bivalents migrent vers le plan équatorial du fuseau. Les kinétochores sont orientés vers chacun de deux pôles. comme dans une mitose classique.

• Durant l'anaphase II, chaque chromosome se scinde en deux chromatides qui migrent vers les pôles grâce à la dépolymérisation des microtubules. À ce stade, chaque chromosome est constitué d'une seule chromatide.

• À la télophase II, l'enveloppe nucléaire se reconstitue et les chromosomes se décondensent en hétérochromatine et euchromatine.

• Les deux cellules se séparent ensuite lors de la diacinèse II grâce à la formation de l'anneau contractile.

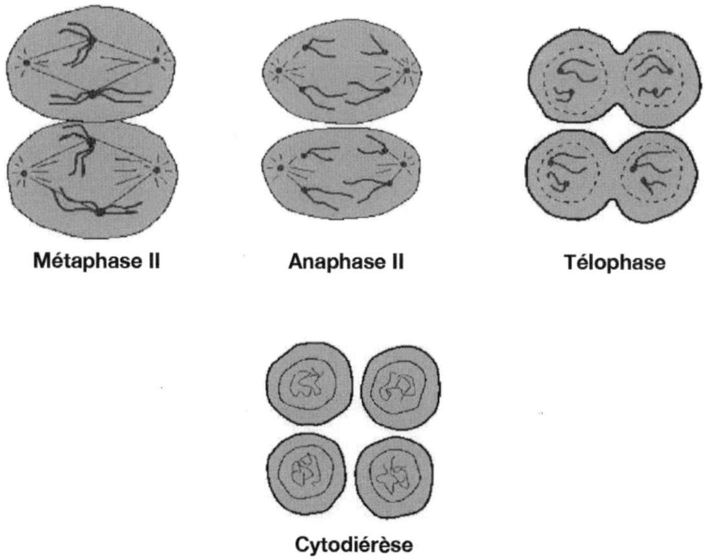

Fig. 28.6 – Deuxième division de méiose.

- Cette seconde division équationnelle permet d'obtenir deux cellules haploïdes dans lesquelles les chromosomes sont constitués d'une seule chromatide.
- La méiose permet la répartition des chromatides des bivalents dans quatre cellules différentes.

RÉSULTATS DE LA MÉIOSE

- Grâce aux phénomènes de recombinaison, les quatre cellules obtenues possèdent chacune un génome différent.
- Les cellules issues de la méiose vont ensuite subir des modifications lors de la gamètogenèse : ovogenèse pour les gamètes femelles et spermatogenèse pour les gamètes mâles.
- Le retour au diploïde se fera lors de la fusion des gamètes lors de la fécondation.

29

La spermatogenèse

• La spermatogenèse est l'ensemble des phénomènes qui des spermatogonies, cellules souches diploïdes, aboutissent à la formation des spermatozoïdes gamètes mâles haploïdes.

• Elle débute à la puberté dans les testicules, ralentit progressivement mais se poursuit jusqu'à un âge avancé.

LOCALISATION DE LA SPERMATOGENÈSE

• La spermatogenèse se déroule dans les tubes séminifères qui sont des tubes pleins dans lesquels les gonocytes primordiaux se divisent par mitoses en spermatogonies. Ces mitoses cessent à la naissance et reprennent à la puberté sous influence hormonale.

• Dans les tubules séminifères, entre les cellules germinales, les cellules de Sertoli ont un rôle nourricier, un rôle de support mécanique et de phagocytose (des cellules germinales qui dégénèrent et du cytoplasme issu de la maturation des spermatozoïdes).

• Dans le mésenchyme situé entre les cordons testiculaires, des cellules glandulaires, les cellules de Leydig, se différencient et sécrètent de la testostérone sous l'action de la LH et de l'HCG.

• Les spermatogonies filles se différencient suivant une chronologie très précise au cours du cycle spermatogénétique.

• Dans les tubules séminifères adultes, la spermatogenèse est centripète (spermatogonie en périphérie et spermatozoïde au centre).

LE CYCLE SPERMATOGÉNÉTIQUE

• Les spermatogonies se multiplient par mitoses somatiques normales pendant toute la durée de la vie sexuelle.

• On distingue deux types de spermatogonies : des spermatogonies à chromatine sombre (Ad) et des spermatogonies à chromatine pâle (Ap).

• Une spermatogonie Ad se divise en deux cellules filles : une cellule Ad (renouvellement des cellules souches) et une cellule Ap qui est la cellule initiale du cycle spermatogénétique.

• La cellule Ap se divise en spermatogonies de type B qui donne ensuite par division somatique un spermatocyte I.

• Les spermatocytes I vont subir la méiose et donner dans un 1er temps un spermatocyte II (méiose réductionnelle) à n chromosomes.

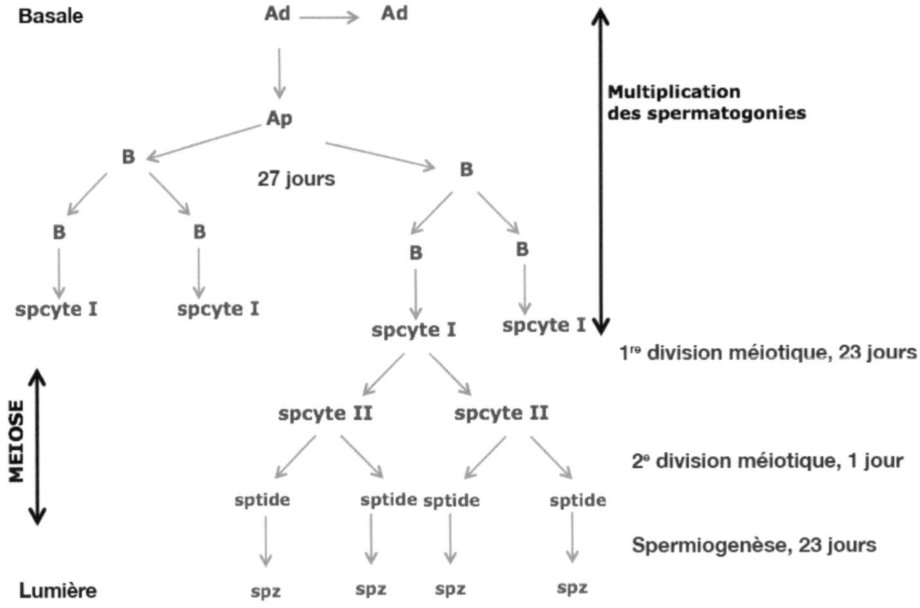

Fig. 29.1 – Cycle spermatogénétique.

• Les spermatocytes II, qui ont une durée de vie très brève (24 heures), subissent la seconde division de méiose (réduction équationnelle) et donnent des spermatides.

• Les spermatides amorcent ensuite leur différenciation en spermatozoïdes au cours d'un phénomène appelé spermiogenèse (série de modifications qui aboutit à la formation des spermatozoïdes libres).

LA SPERMIOGENÈSE

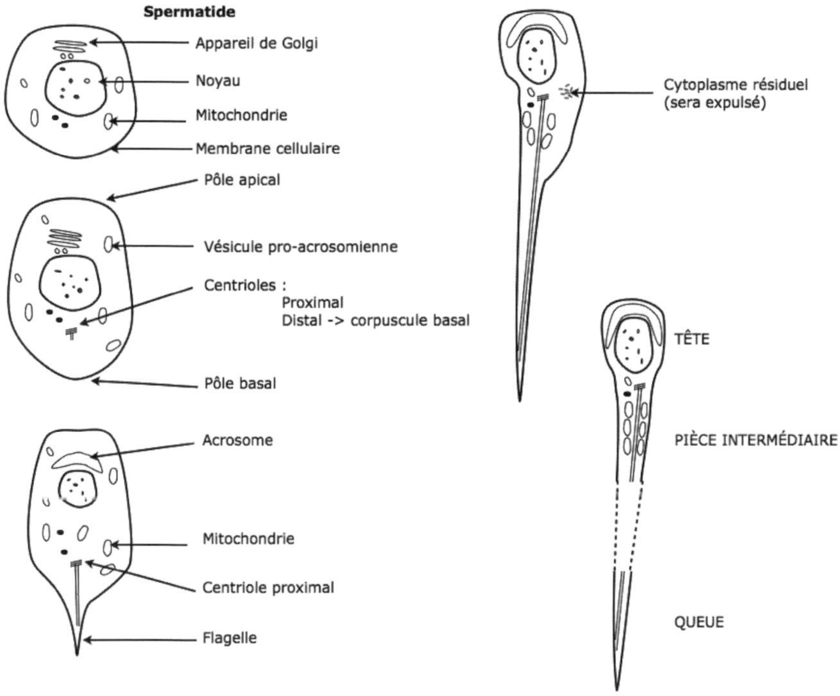

Fig. 29.2 – Spermiogenèse.

• Cette spermiogenèse se caractérise par trois événements majeurs : la condensation du noyau, la formation de l'acrosome et le développement du flagelle.

• On peut distinguer quatre phases : une phase golgienne, une phase de la coiffe, une phase acrosomale et une phase de maturation.

• Au cours de la phase golgienne, l'appareil de Golgi est très actif et élabore un grand nombre de vésicules qui, en confluant, donneront la vésicule acrosomale qui contient des enzymes qui interviendront lors de la fécondation.

• Les mitochondries s'organisent en périphérie du cytoplasme et le réticulum endoplasmique se met de façon concentrique autour du noyau.

• Lors de la phase de la coiffe, la vésicule acrosomale augmente de volume et s'étale au pôle céphalique pour former le capuchon acrosomal.

• Les centrioles se déplacent au pôle caudal : le centriole proximal est inactif tandis que le centriole distal donne naissance à un ensemble de microtubules à l'origine de l'axonème du flagelle. Le cytoplasme commence à glisser le long du flagelle.

• Pendant la phase acrosomale, la spermatide s'allonge, le capuchon acrosomal entoure les deux tiers du noyau qui devient conique.

• La chromatine est très condensée pour ne faire qu'un seul bloc d'hétérochromatine.

• Du côté céphalique le cytoplasme se raréfie considérablement et tous les organites se déplacent à l'autre pôle, le flagelle continue sa croissance.

• Pendant la phase de maturation, la forme du spermatozoïde se précise : elle devient spécifique de l'espèce.

• À ce stade, on distingue la tête et le flagelle. Les mitochondries s'allongent et s'organisent en spirale, ou manchon mitochondrial, le long de l'axonème.

• Le cytoplasme en excès forme alors une gouttelette cytoplasmique qui va se détacher et donner un corps résiduel qui sera phagocyté par les cellules de Sertoli.

• Au cours de toutes ces phases, le noyau se condense, se déshydrate et les histones associées à l'ADN sont au fur et à mesure remplacées par d'autres protéines : les protamines, qui permettent une condensation beaucoup plus importante (facteur 10 par rapport à une cellule somatique).

LA SPERMIATION

• Après toutes ces étapes les spermatides vont subir la spermiation, qui consiste dans le détachement de ces cellules des cellules de Sertoli et la libération des spermatozoïdes dans la lumière des tubes séminifères.

• L'aspect définitif d'un spermatozoïde ne s'acquiert que pendant son transit dans l'épididyme.

• Il est alors constitué de quatre parties : la tête, le cou, la pièce intermédiaire et la queue. Leur taille varie selon les espèces de 40 à 250 µm (53 µm chez l'homme).

• Les spermatozoïdes n'acquièrent leur mobilité et leur pouvoir fécondant que dans les voies génitales mâles.

• La capacitation ne s'acquiert que dans les voies génitales femelles au contact des sécrétions de ces voies et est due à des modifications de la membrane plasmique du spermatozoïde, phénomène réversible.

30

L'ovogenèse

LOCALISATION DE L'OVOGENÈSE

- Elle se déroule au sein des follicules situés dans l'ovaire et débute lors de la vie embryonnaire.
- Elle correspond à l'ensemble des événements nucléaires (méiose), cytoplasmiques (vitellogenèse chez certaines espèces) et physiologiques (production hormonale) qui vont aboutir à la formation des cellules germinales femelles haploïdes.
- À la naissance, il y a un stock d'environ 400 000 ovocytes I. Sur ce stock, à chaque cycle (28 jours), de la puberté jusqu'à la ménopause, 400 à 500 ovocytes vont démarrer leur croissance.
- Cette croissance dure deux mois au terme duquel il ne restera qu'un seul ovocyte, les autres dégénèrent.
- Pendant cette phase de croissance, l'ovocyte va acquérir le matériel cellulaire nécessaire aux premières étapes du développement embryonnaire.
- À cette croissance fait suite une étape de maturation d'environ 36 heures qui précèdent l'ovulation permettant la formation d'un ovocyte II qui est pondu.
- Cette phase est déclenchée par un pic hormonal (pic de LH) permettant à l'ovocyte de devenir fécondable par un spermatozoïde.
- L'ovogenèse a lieu dans les ovaires qui sont une association de follicules de maturation différente entourés par du tissu interstitiel.
- Sur une coupe d'ovaires après la puberté, on peut observer des follicules primordiaux, des follicules primaires, des follicules secondaires, des follicules tertiaires et des follicules mûrs de de Graaf.

LES FOLLICULES OVARIENS

- Le follicule primordial est constitué d'un ovocyte I entouré de cellules somatiques : les cellules folliculaires ou folliculeuses qui forment une enveloppe autour de l'ovocyte.
- Il existe des jonctions desmosomales entre les cellules folliculaires et des jonctions communicantes et adhérentes entre l'ovocyte et les cellules folliculaires.
- La division des cellules folliculaires aboutit à la formation d'un épithélium monostratifié autour de l'ovocyte qui augmente de volume (∅ 30 μm).
- L'espace entre les cellules folliculaires et la membrane de l'ovocyte se creuse et prend le nom de zona radiata.
- À ce stade, le noyau est au stade diplotène. On voit apparaître ces follicules à la naissance.
- Les cellules folliculaires continuent de se diviser et s'organisent en plusieurs rangées. La rangée la plus proche de l'ovocyte prend le nom de corona radiata, les autres constituent la granulosa (follicule secondaire).
- Le volume de l'ovocyte augmente encore (∅ 60 μm) et l'espace entre l'ovocyte et la 1re couche de cellules folliculaires se creuse et se remplit de polysaccharides et de glycoprotéines.
- Chez les mammifères, cette région prend le nom de zone ou membrane pellucide.
- Les tissus conjonctifs de l'ovaire se différencient en une enveloppe double : la thèque interne richement vascularisée et la thèque externe fibreuse.
- Une lame basale épaisse limite les cellules folliculaires et la thèque interne : la membrane de Slavjanski.
- Avant la puberté, les follicules ne dépassent pas ce stade de follicule secondaire, avant ils dégénèrent.
- À partir de la puberté, un lot de follicules secondaires poursuivent leur développement et deviennent des follicules tertiaires.
- Les follicules tertiaires (ou cavitaires) se caractérisent par une multiplication accrue des cellules folliculaires, une augmentation du volume de l'ovocyte (∅ 140 μm) et par le creusement de la cavité qui se remplit de sérum (liquor folliculi).
- L'ovocyte I est à ce stade entouré de la zone pellucide, la corona radiata et les cellules folliculaires : c'est le cumulus oophorus.
- Le stade de maturation ultime avant l'ovulation est le stade follicule de de Graaf ou follicule mûr. La cavité occupe maintenant la presque totalité du volume folliculaire.
- Le noyau de l'ovocyte est en fin de diplotène, la diacinèse va débuter.
- À maturation, la méiose se poursuit avec l'émission du 1er globule polaire (qui contient la moitié de l'information génétique), l'ovocyte passe alors au stade ovocyte II et se bloque à nouveau en métaphase.

• C'est à ce stade que l'ovulation a lieu chez la femme (14e jour du cycle).

• Deux situations sont ensuite possibles : soit il y a fécondation (rencontre du gamète mâle et du gamète femelle) et alors l'ovocyte II est débloqué et poursuit sa méiose ; soit il n'y a pas de fécondation et alors l'ovocyte II dégénère pendant la seconde phase du cycle ovarien.

LES CELLULES GERMINALES

• Au cours de leur croissance, les cellules germinales vont subir des modifications et vont être le siège de nombreuses synthèses.

Temps	Cellules germinales	Follicule
Début vie fœtale	Multiplication par mitose	
Avant naissance (14e-25e semaine chez la femme) Après la naissance (autres mammifères)	Arrêt des mitoses 4-7 x 10^6 ovogonies	Follicule primordial
Naissance	400 000 ovocyte I bloqués en diplotène	Follicule primaire
Puberté (maturation sexuelle)	Début des pontes ovulaires 400 à 500 ovocytes seront pondus	↓ Follicule II
OVULATION ⇨	A chaque cycle : 1 ovocyte I (ou plusieurs selon espèces) ↓ Ovocyte II (méta II) ↙ ↘ Si fécondation → fin méiose Si non → dégénérescence	Follicule II ↓ Follicule III ↓ Follicule de De Graaf ↓ Corps jaune ↓ Corpus albicans (atrésie folliculaire)
Ménopause	Dégénérescence folliculaire	

Fig. 30.1 – Devenir des cellules germinales femelles.

• Chez les mammifères, les ovocytes sont alécithes (dépourvu de réserves) contrairement à de nombreuses espèces qui sont hétérolécithes (amphibiens, poissons avec la vitellogenèse). Néanmoins les ovocytes passent de 30 à 140 µm de diamètre et synthétisent de nombreuses protéines et d'ARNm.

• La croissance des ovocytes est strictement parallèle à la croissance des follicules.

• En fin de croissance, sous l'effet du pic de LH, le follicule va se rompre et expulser l'ovocyte II dans la trompe : c'est l'ovulation.

• Après l'ovulation le follicule de de Graaf se transforme en corps jaune, lieu de synthèse hormonale intense.

• S'il n'y a pas fécondation la durée de vie du corps jaune est de 12 jours, puis il se transforme en corps blanc qui sécrète de la progestérone et de l'œstradiol puis dégénère : c'est la lutéolyse.

• À l'inverse, s'il y a fécondation, le corps jaune persiste alors pendant tout le 1er trimestre.

RÉGULATION ENDOCRINIENNE DE L'OVOGENÈSE

• L'ovaire a une très forte activité de synthèse hormonale : lors des 14 derniers jours de croissance, le follicule synthétise des œstrogènes. Cette synthèse augmente progressivement jusqu'à l'ovulation : c'est la phase folliculaire.

• Après l'ovulation, la synthèse diminue mais persiste. Le corps jaune sécrète essentiellement de la progestérone : c'est la phase lutéale.

• Le fonctionnement des ovaires est contrôlé par deux formations situées à la base du cerveau : l'hypothalamus et l'hypophyse.

• L'hypothalamus secrète la GnRH (*Gonodotrophin Releasing Hormone*), qui stimule l'hypophyse de façon cyclique. En réponse, l'antéhypophyse secrète deux hormones la LH (*Luteinizing Hormon*) et la FSH (*Follicle Stimulating Hormone*), qui vont à leur tour agir sur les ovaires.

• De par leurs sécrétions d'hormones, les ovaires régulent le fonctionnement de l'hypothalamus et de l'hypophyse (rétrocontrôle).

• En fin de phase folliculaire, les fortes concentrations en œstradiol stimulent l'hypothalamus et l'hypophyse, ce qui entraîne une brusque décharge de LH (pic de LH pré-ovulatoire) qui induit la maturation ovocytaire et l'ovulation.

• En phase lutéale, la LH stimule le corps jaune qui synthétise de la progestérone. En fin de phase lutéale, la quantité de LH chute et entraîne la lutéolyse s'il n'y a pas fécondation. Dans le cas contraire, l'embryon secrète de l'HCG (*Human Chorionic Godotrophin*) qui a le même effet que la LH et continue de stimuler le corps jaune en empêchant ainsi la lutéolyse.

• Les hormones ovariennes agissent aussi sur des organes cibles comme l'endomètre et sur la synthèse, la composition et la consistance de la glaire cervicale.

• Sous l'action des œstrogènes, l'endomètre s'épaissit (phase prolifération). La progestérone stoppe le développement de l'endomètre mais favorise la sécrétion des glandes de l'endomètre (phase sécrétoire).

• En fin de vie du corps jaune, lors de la chute de la quantité de progestérone, la partie de l'endomètre qui avait épaissi sous l'effet des œstrogènes se détache de la paroi utérine : c'est la menstruation.

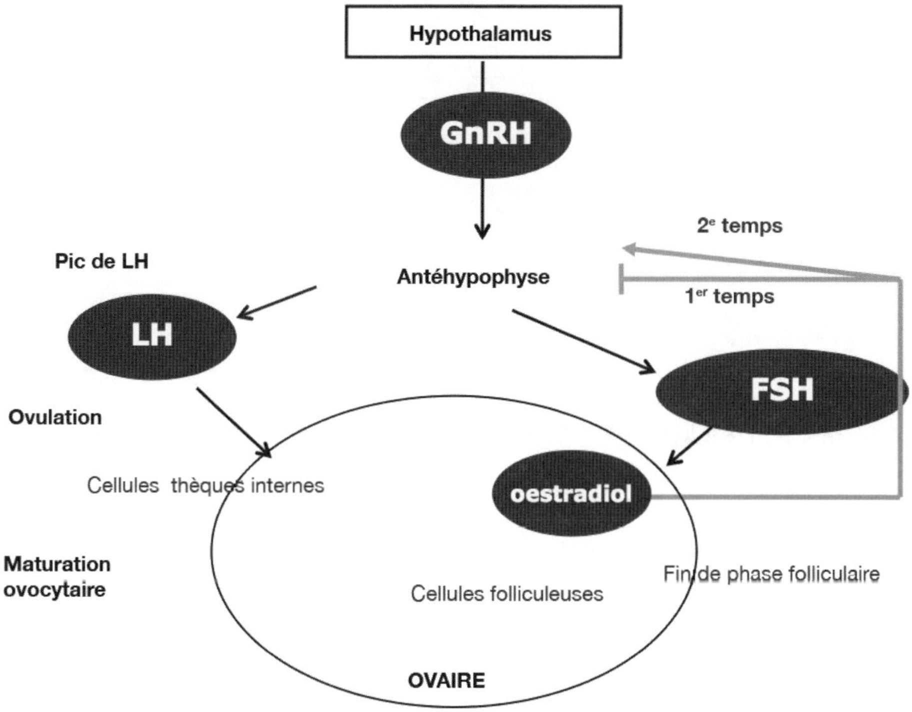

Fig. 30.2 – Régulation hormonale.

31

La fécondation

PRINCIPES GÉNÉRAUX ET LOCALISATION DE LA FÉCONDATION

• La fécondation est le résultat de la fusion des gamètes. Elle est marquée par deux faits marquants : la reprise de la méiose et l'amphimixie (fusion des pronucléus).

• Selon les espèces, elle peut être externe (amphibien, poisson) ou interne (mammifères).

• Plusieurs facteurs vont favoriser ou non la rencontre des gamètes chez les mammifères, comme le pH des sécrétions vaginales, la contraction de l'utérus et de l'oviducte.

• Lors du transit du spermatozoïde dans les voies génitales femelles, les liquides du tractus (glaire cervicale, liquide utérin et liquide tubaire) doivent éliminer le liquide séminal, sélectionner les cellules germinales matures des non matures (mobilité, morphologie) et provoquer la capacitation.

• La fécondation a lieu au niveau de l'ampoule de l'oviducte. C'est le cumulus oophorus entier qui va entrer en contact avec un spermatozoïde.

• Au moment de l'ovulation, les spermatozoïdes gagnent la région ampullaire de la trompe grâce aux contractions de la trompe, en fin de phase folliculaire, depuis les extrémités (isthme et pavillon) vers la jonction isthmo-ampullaire où a lieu la fécondation.

ENTRÉE DU SPERMATOZOÏDE

• Pour permettre l'entrée du noyau du spermatozoïde, celui-ci doit traverser les différentes couches de cellules qui entourent l'ovocyte.

• Pendant leur trajet, les spermatozoïdes ont subi la capacitation qui consiste à l'enlèvement d'un revêtement provisoire de glycoprotéines qui consolidait la tête du spermatozoïde. Ce revêtement disparaît progressivement et laisse apparaître des récepteurs à la surface des spermatozoïdes.

CAPACITATION DES SPERMATOZOÏDES

• La capacitation permet aussi d'augmenter la motilité des spermatozoïdes.

• L'étape suivante consiste dans la traversée de la couronne cellulaire entourant l'ovocyte. Ceci se fait grâce à des enzymes qui dégradent partiellement le ciment intercellulaire, enzymes sécrétées par la paroi de l'ampoule elle-même.

• Ensuite les spermatozoïdes reconnaissent et se fixent à la zone pellucide grâce à des récepteurs (liaison primaire) mettant en jeu des systèmes de liaisons généraux (chez la souris trois glycoprotéines ont été mises en évidence : ZP1, ZP2 et ZP3).

FIXATION DES SPERMATOZOÏDES

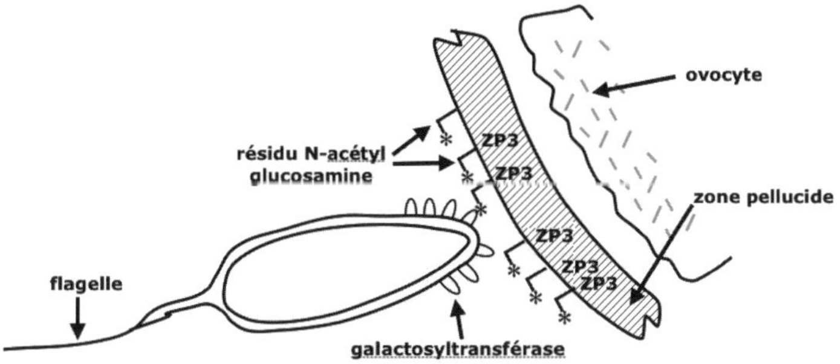

Fig. 31.1 – Fixation des spermatozoïdes sur la membrane de l'ovocyte.

• La réaction acrosomique a lieu après la fixation sur la zone pellucide. Elle se manifeste par la fusion de la membrane externe de l'acrosome et de la membrane plasmique du spermatozoïde.

• Des pores se forment par lesquels les enzymes acrosomales s'échappent (hyaluronidase, acrosine, estérase, neuraminidase).

• La hyaluronidase permet la dégradation de l'acide hyaluronique présent en grande quantité dans les mailles de la zone pellucide ; l'acrosine rompt les ponts disulfures présents entre les glycoprotéines de la zone pellucide.

• La libération des enzymes permet la dégradation locale de la zone pellucide et la pénétration de plus en plus en profondeur du spermatozoïde.

• La réaction acrosomale ayant eu lieu, la liaison secondaire permet l'ancrage du spermatozoïde grâce à ZP2 et à des molécules de la famille des CAM (*Cell Adhesion Molecule*).

FUSION DES MEMBRANES ET ENTRÉE DU NOYA DU SPERMATOZOÏDE

• La fusion des deux membranes plasmiques a lieu. La pièce intermédiaire et le flagelle sont progressivement incorporés puis disparaissent. Au final, seul le noyau persiste dans le cytoplasme de l'ovocyte.

• La fusion du spermatozoïde avec l'ovocyte entraîne l'activation de l'œuf. Celle-ci conduit à des modifications moléculaires du cortex, du noyau et du cytoplasme de l'œuf fécondé. Elle s'achève par la 1re division de segmentation.

• La pénétration du spermatozoïde dans l'œuf provoque une augmentation intracellulaire rapide du Ca^{++}.

• Cette augmentation importante provoque une réaction corticale (émission des granules corticaux) de l'ovule avec modification chimique des molécules de la zone pellucide qui empêche la fixation de nouveaux spermatozoïdes (monospermie).

• De même, elle entraîne un déblocage de l'ovocyte II qui termine sa méiose et libère le second globule polaire. Les chromosomes de l'œuf se décondensent et s'entourent d'une enveloppe nucléaire, c'est le pronucléus femelle.

• Au fur et à mesure que le noyau du spermatozoïde pénètre dans le cortex de l'œuf, il perd son enveloppe, la chromatine se décondense et les protamines associées à l'ADN sont remplacées par des histones. Une nouvelle enveloppe nucléaire se reforme ensuite à partir de vésicules du réticulum endoplasmique de l'œuf.

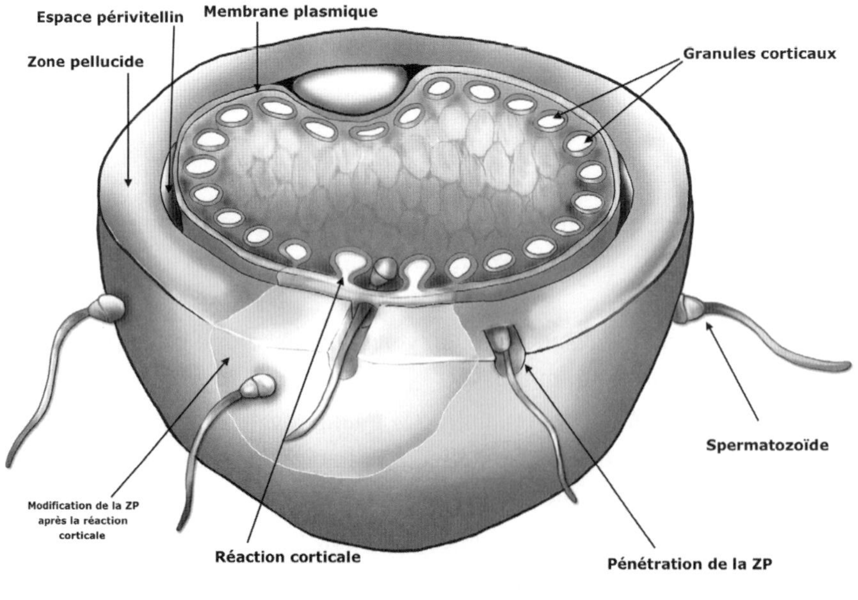

Fig. 31.2 – Schéma de l'entrée du spermatozoïde dans l'ovule.

• Les différents organites cellulaires sont redistribués. Les rares mitochondries issues du spermatozoïde sont rapidement dégradées, seules les mitochondries maternelles persistent.

• Le centriole proximal du spermatozoïde est le seul à entrer dans l'œuf (pas chez la souris). Les centrioles femelles sont perdus dans les globules polaires (variables selon les espèces).

• Le centriole proximal se forme un spermaster (demi-fuseau mitotique) qui s'étend progressivement à l'œuf entier sous forme d'un réseau de microtubules disposés de façon radiaire.

• Ce réseau de microtubules entraîne les deux pronucléus au centre de l'œuf puis disparaît en quelques heures. La réplication de l'ADN a lieu dans chacun des deux pronucléus.

• Les deux pronucléus s'accolent l'un avec l'autre sans fusionner vraiment (amphimixie). Le centriole se dispose entre les deux pronucléus et se duplique. Puis les enveloppes nucléaires disparaissent et les chromosomes se condensent.

• Les centrioles se déplacent aux futurs pôles de la cellule. Les chromosomes paternels et maternels se placent sur le fuseau de 1re division de segmentation.

• La fécondation est achevée, le développement embryonnaire commence.

VI

Embryologie des quatre premières semaines

32

Première semaine du développement

• Après la fécondation et durant la 1re semaine du développement, l'œuf est libre et se déplace dans la trompe en direction de la cavité utérine.

• L'œuf subit des divisions mitotiques, c'est la segmentation. Le nombre des cellules augmente à l'intérieur de la zone pellucide sans accroissement du volume du zygote.

LA SEGMENTATION

• L'œuf se clive selon une chronologie bien précise et les cellules qui en dérivent sont les blastomères. Le temps zéro étant la pénétration du spermatozoïde dans l'ovocyte, il se déroule une division toutes les 24 heures environ : 1er clivage = 2 blastomères, 24-30 heures ; 2e clivage = 4 blastomères, 42 heures et 3e clivage = 8 blastomères, 68-70 heures.

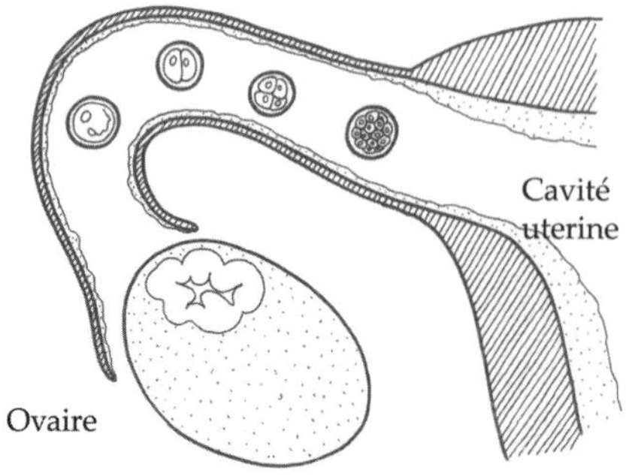

Fig. 32.1 – Première semaine : segmentation de la trompe.

• On peut observer des stades fugaces avec un nombre impair de 3, 5, 7 blastomères.

• Quelques synthèses de protéines destinées à l'activité mitotiques (tubuline, histones, ADN polymérase) ont lieu.

• Il n'y a pas d'augmentation du volume de l'œuf, la morula a, comme l'ovocyte, un diamètre de 120 μm. Les blastomères sont de taille de plus en plus petite.

• Un 1er changement apparaît avec le stade de la morula.

• Au 4e jour, après le 3e clivage, le nombre de blastomères est difficilement observable, on parle de morula qui comporte jusqu'à 60 à 72 cellules.

• À ce stade, l'œuf est localisé dans le segment interstitiel de la trompe, à proximité de l'orifice utérin.

LE BLASTOCYTE ET LA FORMATION DU BLASTOCOÈLE

• Des jonctions cellulaires surtout des *gap junctions* mais également des jonctions serrées, s'établissent entre les cellules assurant la cohésion et les communications intercellulaires ; c'est le stade de la morula compactée.

• L'œuf prend un aspect hétérogène, les cellules périphériques forment une couche continue de cellules aplaties, le trophoblaste.

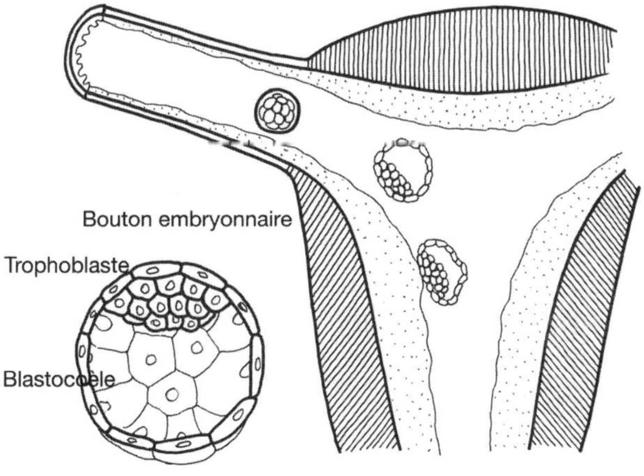

Fig. 32.2 – Le blastocyste.

• Les cellules centrales, plus volumineuses, forment le bouton embryonnaire. Des lacunes apparaissent entre les cellules internes, ces lacunes fusionnent et forment une cavité : le blastocoèle.

• L'œuf devient le blastocyste au 5e jour et parvient alors dans la cavité utérine.

• Le blastocyste augmente de volume avec un diamètre de 30 µm par l'accroissement du blastocoèle.

• La cavité du blastocoèle s'agrandit durant le 6e jour ; des cellules, une dizaine environ, se disposent à un pôle : c'est la masse cellulaire interne ou bouton embryonnaire.

• Les cellules trophoblastiques libèrent des enzymes qui, avec les substances contenues dans le liquide utérin, détruisent la zone pellucide : c'est le stade de l'éclosion du blastocyste.

• Le blastocyste est libre dans la cavité utérine au 7e jour après la fécondation.

• Il va s'accoler à l'endomètre utérin par son pôle embryonnaire.

• Les cellules du trophoblaste forment le placenta et les annexes, les cellules du bouton embryonnaire forment l'embryon avec la vésicule vitelline et l'allantoïde.

33

Deuxième semaine du développement

• L'implantation du blastocyste dans la muqueuse utérine s'effectue du 6e au 12e jour après la fécondation. En même temps, l'embryon continue son évolution de telle manière que le blastocyste devient embryon didermique.

• Chez la femme, le blastocyste pénètre dans la muqueuse utérine, l'implantation est interstitielle.

• La muqueuse utérine au stade progestatif est propre à recevoir le blastocyste. À ce moment, le corps jaune prolifère et devient corps jaune de grossesse.

LES DEUX ÉTAPES DE LA NIDATION

• La nidation se déroule en deux étapes.

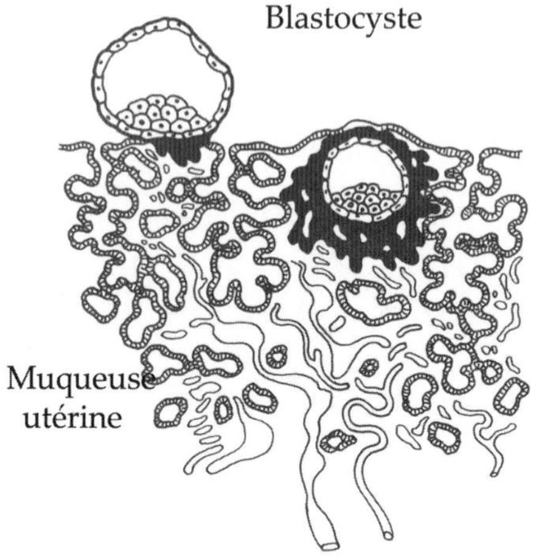

Fig. 33.1 – La nidation.

– La fixation à l'endomètre se fait dans le fond utérin. Au 7e jour après la fécondation, le blastocyste s'attache à l'épithélium endométrial par son pôle embryonnaire, c'est-à-dire la région du trophoblaste la plus proche du bouton embryonnaire. À ce contact, le trophoblaste s'accroît rapidement et passe d'une couche de cellules à deux.

En surface se dispose le syncytiotrophoblaste qui est une masse syncytiale basophile. Immédiatement en dessous se dispose le cytotrophoblaste, formé de grosses cellules polyédriques séparant le syncytiotrophoblaste du bouton embryonnaire.

– La pénétration dans l'endomètre. Au 7e jour et demi après la fécondation, l'œuf est en voie d'implantation, entouré du syncytiotrophoblaste qui commence à envahir la région avoisinante de la muqueuse utérine.

Au 11e jour de son développement, l'œuf est complètement implanté et le syncytiotrophoblaste forme autour de lui des lacunes où commence à circuler le sang maternel.

• Le syncytiotrophoblaste de l'œuf de 13 jours développe des travées radiaires ou villosités primaires contenues dans un axe du cytotrophoblaste qui envahissent de plus en plus l'endomètre.

• La zone de pénétration dans la muqueuse, d'abord obstruée par la fibrine, est bientôt recouverte par l'épithélium endométrial.

FORMATION DE L'EMBRYON DIDERMIQUE ET DES ANNEXES

• Mise en place de l'embryon didermique : sur la face inférieure du bouton embryonnaire celle qui donne sur le blastocoèle, s'isole par clivage **l'entoblaste**.

• Il prolifère par ses bords et vient former une cavité nouvelle, le lécithocèle ou vésicule entoblastique.

• Le bouton embryonnaire se creuse progressivement d'une cavité apparue dans son centre, l'amnios primaire ou vésicule ectoblastique.

• Cette cavité est limitée par une couche de cellules qui, au contact de l'entoblaste, donne l'ectoblaste.

• L'embryon se présente alors comme un disque aplati formé de deux feuillets, l'ectoblaste et l'entoblaste.

• Il est placé entre la cavité amniotique en haut et le lécithocèle en bas. C'est l'embryon didermique.

• En même temps, le développement du trophoblaste l'écarte progressivement de l'embryon planiforme et de ses vésicules ectoblastiques et entoblastiques.

• L'espace ainsi libéré est comblé par le mésoblaste extra-embryonnaire ou mésenchyme primaire.

• Le mésenchyme se creuse d'une cavité, le cœlome externe, qui le sépare en deux feuillets densifiés : le feuillet externe au contact du trophoblaste constitue le chorion.

• La portion du feuillet interne recouvrant le lécithocèle forme la splanchnopleure. La portion de feuillet interne recouvrant l'amnios donne la somatopleure.

34

Troisième et quatrième semaines du développement

• La gastrulation, la neurulation et la délimitation de l'embryon constituent une série d'événements qui se succèdent mais aussi s'imbriquent au cours de la 3e et de la 4e semaine du développement.

• Au cours de la 3e semaine, l'évolution des parties extra-embryonnaires de l'œuf aboutit à la formation d'un placenta et des premières ébauches vasculo-sanguines et sexuelles.

• L'évolution de la plaque embryonnaire didermique correspond à la gastrulation qui met en place le chordo-mésoblaste, ou 3e feuillet, donnant l'embryon tridermique.

• Vers la fin de la 3e semaine, débute la neurulation qui s'achève au cours de la 4e semaine pour édifier le tube neural.

• Au cours de la 4e semaine, la délimitation définit la morphologie externe du corps de l'embryon qui se sépare de ses annexes en restant attaché au placenta par le cordon ombilical.

• En même temps, sa structure interne s'organise grâce à l'apparition, sous forme d'ébauches, des principaux appareils. C'est le début de l'organogenèse.

LA GASTRULATION

• La gastrulation se déroule entre le 15e et le 21e jour.

• Elle résulte d'un mouvement des cellules ectoblastiques de l'embryon didermique qui s'enfonce sous l'ectoblaste pour former le chordo-mésoblaste grâce à un blastopore particulier, la ligne primitive et le nœud de Hensen.

• Apparition de la ligne primitive : le disque embryonnaire, d'abord arrondi, devient bientôt ovoïde, son grand axe correspondant au futur axe crânio-caudal de l'embryon.

• Il est constitué d'un feuillet superficiel, l'ectoblaste et d'un feuillet profond, l'entoblaste.

• L'ectoblaste comporte deux territoires présomptifs : l'un antérieur et central est à destinée neuroblastique.

• L'autre, postérieur, donnera en s'invaginant le chordo-mésoblaste. Au 15e jour, il apparaît sur la moitié postérieure de l'axe crânio-caudal de l'embryon didermique une ligne sombre, la ligne primitive qui s'allonge progressivement vers l'avant jusqu'au 18e jour.

• La ligne primitive est un étroit sillon, limité latéralement par deux légers bourrelets. Épaissis en avant assez fortement, ils forment le nœud de Hensen. Épaissis moins nettement en arrière, ils constituent le nœud postérieur.

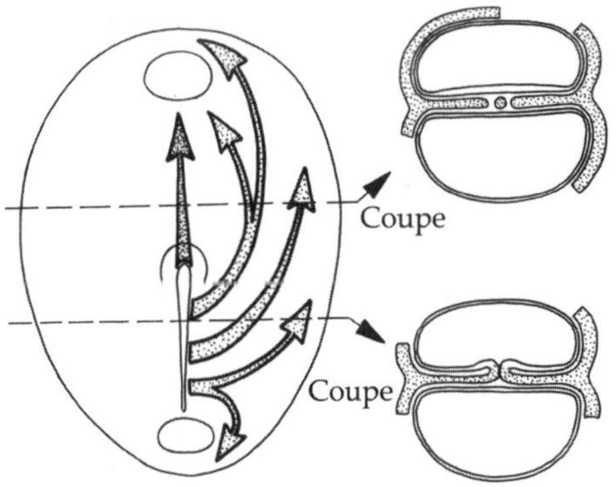

Fig. 34.1 – Mécanisme de la gastrulation.

• Les cellules ectoblastiques qui se divisent activement par mitose migrent en profondeur le long de la ligne primitive et au niveau du nœud de Hensen en s'infiltrant entre l'ectoblaste et l'entoblaste.

• La destination de ces cellules diffère suivant leur point de pénétration. Les cellules qui s'invaginent au niveau du nœud de Hensen glissent vers l'avant de l'embryon selon son axe crânio-caudal.

• Leur migration se fait strictement sur la ligne médiane. Elles donnent d'abord le prolongement céphalique puis le matériel chordal dont il est l'ébauche sous forme du mésoblaste axial.

• Les cellules qui passent le long des bords de la ligne primitive se dirigent :
  – latéralement pour celles qui s'invaginent par la partie postérieure de ligne primitive ;
  – latéralement et en avant pour celles qui cheminent par la portion antérieure de cette même ligne ; elles donnent le mésoblaste latéral.

• La ligne primitive et le nœud de Hensen sont l'équivalent d'un blastopore.

L'ÉVOLUTION DE LA LIGNE PRIMITIVE

• Elle est marquée par le recul progressif de la ligne. Au 18ᵉ jour, l'allongement en avant de la ligne primitive s'arrête.

• Du 18ᵉ au 21ᵉ jour, tandis que le prolongement céphalique augmente de longueur, la ligne primitive se raccourcit, entraînant le nœud de Hensen vers l'extrémité postérieure du disque germinatif.

• Le nœud de Hensen se rapproche progressivement de la région de la membrane cloacale et s'efface au moment de l'atteindre.

• Le raccourcissement progressif s'explique en valeur absolue du fait que le processus finit par s'épuiser, en valeur relative à cause de l'allongement important de la plaque embryonnaire en avant de la ligne primitive, sans que celle-ci s'accroisse.

FORMATION DU CHORDOMÉSOBLASTE

• Les mouvements morphogénétiques de la gastrulation donnent le mésoblaste embryonnaire sous forme d'un feuillet moyen situé entre l'ectoblaste et l'entoblaste. Mais ce feuillet nouveau comporte deux portions dont la constitution diffère.

• Ce sont le mésoblaste axial et le mésoblaste latéral.

• La mise en place du mésoblaste axial se fait tout d'abord sous forme d'un cordon cellulaire plein, le prolongement céphalique, né du nœud de Hensen.

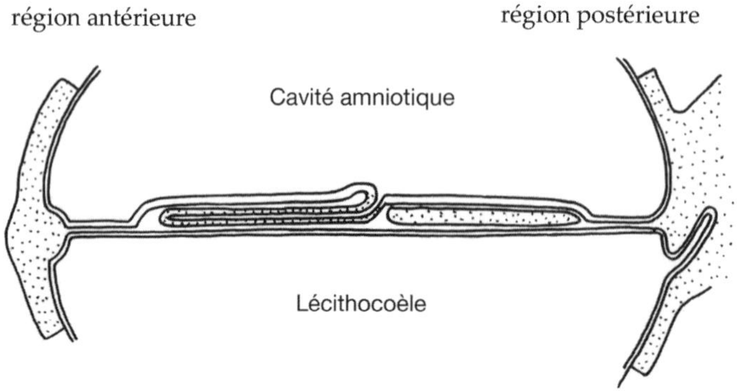

Fig. 34.2 – Mise en place de la chorde.

• Ce cordon se creuse ensuite progressivement, d'arrière en avant, en un canal borgne à son extrémité antérieure, le canal chordal.

• Rapidement, la lumière du canal s'ouvre à travers l'entoblaste dans le lécithocèle et fait communiquer le lécithocèle avec la cavité amniotique par le canal chordal et le nœud de Hensen.

• En avant de l'orifice profond du canal chordal, l'entoblaste s'épaissit et s'infiltre de cellules mésoblastiques provenant du canal chordal : c'est la plaque préchordale.

• La partie résiduelle du canal chordal, très postérieure et presque verticale, forme le canal neurentérique qui s'obture rapidement.

• Enfin la plaque chordale prolifère pour reformer un cordon plein et s'isole en chorde dorsale, tandis que l'entoblaste, en dessous d'elle, rétablit sa continuité.

• La chorde dorsale forme ainsi le squelette primaire de l'embryon.

LA MISE EN PLACE DU MÉSOBLASTE LATÉRAL

• À partir de la ligne primitive et du canal chordal, la migration cellulaire rayonne en tous sens pour donner le mésoblaste latéral.

• Ce mésoblaste se répartit symétriquement de chaque côté de l'axe chordal sur toute l'étendue de la plaque embryonnaire, sauf en deux régions où l'ectoblaste reste accolé, formant :

– en avant de la plaque préchordale, la membrane pharyngienne ;
– en arrière de ce qui reste de la ligne primitive, la membrane cloacale.

• À la périphérie de la plaque embryonnaire, le mésoblaste intra-embryonnaire se raccorde au mésoblaste extra-embryonnaire à la jonction de la somatopleure et de la splanchnopleure.

• Au même niveau, en avant de la membrane pharyngienne, apparaît un épaississement des mésoblastes extra et intra-embryonnaires formant la zone cardiogène.

• Les phénomènes post-gastrulaires qui correspondent à l'évolution du chordo-mésoblaste commencent avant la fin de la gastrulation.

• Du 19e jour au début de la 4e semaine, la chorde s'allonge pour s'étendre de la plaque préchordale jusqu'à la partie caudale de l'embryon.

• Le mésoblaste para-axial se divise rapidement en trois bandes axiales :

– le mésoblaste para-axial, le plus interne, commence dès le 1er jour à se segmenter en somites à partir de sa portion céphalique ;
– en même temps, le mésoblaste intermédiaire, situé immédiatement en dehors du précédent, se divise en néphrotomes ;
– la lame latérale, portion la plus externe du mésoblaste embryonnaire, se clive en deux lames qui rejoignent respectivement la somatopleure et la splanchnopleure tandis que la cavité qui les sépare, ébauche du cœlome interne, s'ouvre sur le cœlome externe.

L'ORGANISATION INTERNE DE L'EMBRYON

• À la fin de la gastrulation, les trois feuillets fondamentaux sont en place. Ils évoluent chacun pour leur propre compte.

• La structure interne de l'embryon s'organise alors avec la mise en place des ébauches des différents appareils.

• Certains organes définitifs commencent à s'individualiser : c'est le début de l'organogenèse.

LA NEURULATION ET SES ÉTAPES

- Le principal dérivé de l'ectoblaste est le tissu nerveux primitif ou neurectoblaste, qui met en place l'ébauche du système nerveux axial.
- Ce qui reste d'ectoblaste devient épiblaste.
- La différenciation de l'ectoblaste en neurectoblaste s'appelle la neurulation qui s'effectue en plusieurs phases successives.
- La neurulation proprement dite débute au 18e jour et se termine au 28e jour.
- Le système nerveux subira par la suite de multiples remaniements tout au long du développement embryonnaire et fœtal.
- Enfin l'histogenèse du système nerveux ne sera terminée que deux ans après la naissance.

LA PLAQUE NEURALE

- Sous l'induction du système chordal et du mésoblaste latéral, il apparaît au 18e jour, un épaississement ectoblastique à partir de l'ectoblate de la région dorso-médiane de l'embryon qui leur est sus-jacent.
- Cet épaississement forme une plaque située en avant du nœud de Hensen : la plaque neurale.

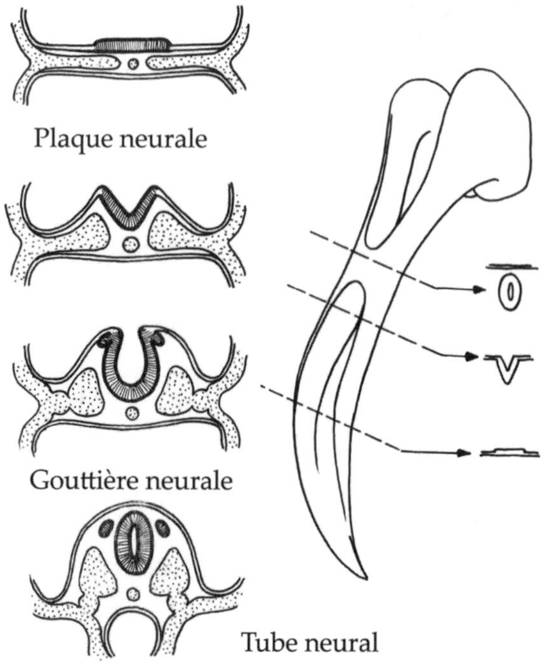

Fig. 34.3 – La neurulation.

• Plus large d'emblée à l'avant, la plaque neurale s'étend progressivement vers l'arrière avec le recul de la ligne primitive et occupe enfin toute la longueur de la plaque embryonnaire.

• La portion antérieure de la plaque fournira le matériel encéphalique et la portion postérieure, le matériel médullaire.

LA GOUTTIÈRE NEURALE

• Le 19ᵉ jour, les bords latéraux de la plaque se soulèvent déterminant la gouttière neurale.

• Ces bords latéraux constituent l'origine des crêtes neurales.

LE TUBE NEURAL

• À la fin de la 3ᵉ semaine, les bords de la gouttière se rejoignent et se soudent sur la ligne médiane pour former le tube neural.

• Cette fermeture débute à la partie moyenne de l'embryon au niveau de la 4ᵉ paire de somites ce qui répond en fait à la future région cervicale.

• La fermeture du tube progresse ensuite de part et d'autre vers les extrémités craniale et caudale.

• Au-dessus du tube, l'épiblaste impliqué dans la neurulation constitue le neurectoblaste.

• Enfin, au moment de la soudure des berges de la gouttière, il se détache de celle-ci des groupes de cellules sous forme de deux bandelettes longitudinales qui vont former de part et d'autre du tube neural, les crêtes neurales.

• La lumière du tube devient le canal épendymaire.

• La soudure des bords de la gouttière neurale aboutit à la formation du tube neural qui reste cependant ouvert à son extrémité antérieure et postérieure au niveau des neuropores.

• La progression de la fermeture est plus rapide en avant et le neuropore antérieur se ferme le 26ᵉ jour.

• Le neuropore postérieur se ferme le 28ᵉ jour. Le développement du système nerveux est un élément déterminant de la délimitation de l'embryon.

ÉVOLUTION DU NEURECTOBLASTE

• La moitié postérieure du tube neural, située en avant de la 4ᵉ paire de somites, forme le segment céphalique qui va rapidement donner les trois vésicules qui sont à l'origine du cerveau, du cervelet et du tronc cérébral.

• On distingue d'avant en arrière : le prosencéphale, le mésencéphale et le rhombencéphale.

• La moitié postérieure du tube neural (située en arrière de la 4e paire de somites), forme le segment médullaire à l'origine de la moelle.

DIFFÉRENCIATION CELLULAIRE

• La paroi du tube neural renferme au début des cellules de type épithélial, toutes identiques entre elles et dont le nombre augmente rapidement par mitose.

• Elles se stratifient ensuite pour donner différents types cellulaires.

• Des cellules restent au contact du canal épendymaire. Elles gardent le type épithélial et forment par leurs divisions successives, la zone de croissance.

• Des cellules migrent dans l'épaisseur de la paroi du tube neural. Elles deviennent étoilées. Ce sont les cellules névrogliques.

• D'autres cellules, enfin, migrent également dans la paroi du tube où elles élaborent un prolongement axonique et des dendrites, devenant les neuroblastes.

ÉVOLUTION DU CHORDO-MÉSOBLASTE

• La mise en place du 3e feuillet ou chordo-mésoblaste se fait par invagination des cellules de l'ectoblaste de surface.

• Toutefois les cellules qui passent par le nœud de Hensen donneront la chorde, charpente initiale de l'embryon, tandis que celles qui cheminent par les bords de la ligne primitive donneront le mésoblaste latéral qui fournira la quasi-totalité des organes fondamentaux de l'embryon.

• La chorde dorsale provient du prolongement céphalique, c'est-à-dire de la plaque chordale qui, s'est détachée progressivement du toit du lécithocèle, d'avant en arrière.

• La chorde se situe dans l'axe de l'embryon entre le feuillet entoblastique du lécithocèle et la gouttière puis le tube neural.

• Son extrémité antérieure se dispose en retrait de la membrane pharyngienne tandis que son extrémité postérieure pénètre dans le bourgeon caudal.

• Elle est formée au début, par un cordon de cellules épithélioïdes à noyau central et est entourée d'une membrane.

• Puis les cellules deviennent volumineuses en se chargeant de vacuoles remplies de « gelée chordale » qui les rendent turgescentes.

• Ainsi s'ébauche le squelette axial de l'embryon : ce squelette est formé au début par ces cellules dont la turgescence transforme la chorde en une tigelle assez rigide.

• Puis au cours du 2e mois, le squelette vertébral se substitue à la chorde dont les vestiges persistent dans les disques intervertébraux (nucleus pulposus).

LE MÉSOBLASTE LATÉRAL

• Le mésoblaste latéral est, au début, une mince lame de tissu lâche qui rejoint le mésoblaste extra-embryonnaire à la périphérie du disque.

• Il glisse en avant de la membrane pharyngienne où il formera l'ébauche cardiaque et en arrière de la membrane cloacale où il rejoint le pédicule embryonnaire.

• Il se différencie rapidement en trois zones de développement inégal :
– une zone interne, le long de la chorde, le mésoblaste para-axial ou somitique ;
– une zone moyenne, la lame intermédiaire ou cordon néphrogène ;
– une zone périphérique ou lame latérale, qui se dédoublera.

LE MÉSOBLASTE PARA-AXIAL : APPARITION DES SOMITES

• Le mésoblaste para-axial s'épaissit considérablement et forme d'abord une colonne continue le long de la chorde.

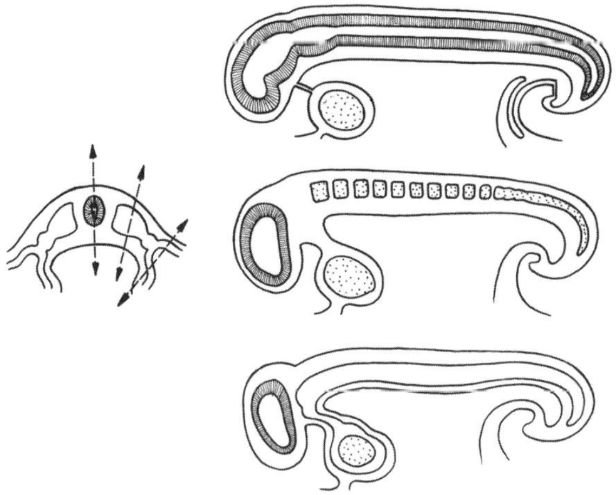

Fig. 34.4 – Mise en place du mésoblaste.

• Cette colonne se segmente ensuite de façon métamérique, d'avant en arrière, en formant des massifs grossièrement cubiques, disposés par paires de part et d'autre de la chorde et empilés les uns derrière les autres : les somites.

• Du 18e au 40e jour, il apparaît 42 à 44 paires de somites. Les somites, creusés d'une cavité presque virtuelle, ont une forme grossièrement triangulaire avec une face interne concave, appliquée contre le tube neural, une face postéro-latérale convexe, et une face antérieure presque plane.

• L'évolution des somites s'effectue, à partir du 2e mois dans le sens antéro-postérieur de l'embryon.

• On voit apparaître le sclérotome, qui dérive de la partie inféro-interne du somite.

• Les cellules de cette région prennent le type mésenchymateux, se divisent, s'isolent et migrent autour de la chorde et du tube neural.

• Elles donnent le mésenchyme axial qui se transforme en corps vertébraux après incorporation de la chorde et en canal vertébral occupé par la moelle.

• Le myotome dérive de ce qui reste du somite. Les cellules qui persistent, se multiplient.

• Les bords supérieur et inférieur du somite prolifèrent pour se rejoindre d'où sa forme en lame recourbée à ses deux extrémités.

• Les cellules du myotome s'allongent ensuite selon l'axe de l'embryon pour donner les muscles du dos.

LA LAME INTERMÉDIAIRE

• Elle est à l'origine du cordon néphrogène. Elle se segmente de façon métamérique et parallèlement aux somites pour donner les néphrotomes.

• Cette segmentation, moins régulière, moins complète et plus lente que celle des somites part des somites occipitaux et s'arrête aux somites lombaires.

• Les premiers néphrotomes cervicaux donnent le pronéphros ou rein primitif.

• Les néphrotomes cervicaux suivants, les néphrotomes dorsaux et les premiers néphrotomes lombaires fournissent le mésonéphros.

• Enfin la portion de lame intermédiaire située entre les derniers somites lombaires et les premiers somites sacrés ne se segmente pas et donne le blastème du métanéphros ou rein définitif.

• La lame latérale ne se segmente pas, mais se divise par clivage pour donner :
  – un feuillet doublant l'entoblaste. Ce feuillet se continue avec la splanchnopleure extra-embryonnaire qui recouvre le lécithocèle ; c'est la splanchnopleure intra-embryonnaire. Il donne la musculature des viscères du tronc ;
  – un feuillet doublant l'ectoblaste. Il se continue avec la somatopleure extra-embryonnaire recouvrant l'amnios ; c'est la somatopleure intra-embryonnaire. Il participe à la formation des parois latérale et ventrale du tronc ;
  – entre les deux feuillets apparaît une cavité prolongeant le cœlome extra-embryonnaire. C'est le cœlome interne. Il donne la future cavité pleuro-péricardo-péritonéale.

ÉVOLUTION DE L'ENTOBLASTE

L'entoblaste reste le feuillet monocellulaire du lécithocèle jusqu'à la délimitation. À la délimitation, il est à l'origine de l'intestin primitif.

MISE EN PLACE DU TUBE DIGESTIF PRIMITIF

• Le soulèvement de l'embryon dans la cavité amniotique au moment de la neurulation entraîne l'entoblaste et forme la gouttière digestive.

• La fermeture de l'ombilic met en place le tube digestif primitif. À la fin de la 4e semaine, le tube a un calibre régulier et sa paroi est revêtue d'un épithélium simple.

• Il est raccordé à la face dorsale du cœlome interne par le mésentère primitif.

L'ÉVOLUTION DU TUBE PRIMITIF SE FAIT SELON TROIS PORTIONS

• L'intestin antérieur, partie la plus développée à ce stade, comporte :
– le pharynx primitif bordé par les formations branchiales ;
– l'œsophage, segment court, en position cervicale ;
– le segment fusiforme, ébauche de l'estomac.

L'ANSE DUODÉNALE

• Il donne naissance en avant à l'ébauche pulmonaire.

• L'**intestin moyen** est formé par l'**anse primitive** qui va s'allonger considérablement. À son sommet s'insère le canal ombilical qui limite les branches prévitelline et post-vitelline de l'anse.

• L'**intestin postérieur** : reçoit le diverticule allantoïdien sur sa face antérieure. Son extrémité postérieure devient le **cloaque**.

• Les membranes pharyngienne et cloacale ferment le tube digestif à ses deux extrémités.

• Ces deux zones d'accolement direct de l'ectoblaste et de l'entoblaste sont destinées à disparaître.

• La résorption de la membrane pharyngienne ouvre la bouche primitive dans l'intestin antérieur.

• La membrane cloacale se divise à la septième semaine en une portion antérieure uro-génitale et postérieure ou anale qui se résorbe à la neuvième semaine.

L'ORGANISATION EXTERNE DE L'EMBRYON

• Jusqu'au début de la neurulation, l'embryon est un disque plat en continuité avec les annexes sur tout son pourtour.

• Pendant les stades qui suivent, une série de phénomènes morpho-génétiques concourent à lui donner un volume, une forme et des parois : c'est la délimitation.

• La délimitation consiste en un enroulement de l'embryon plat qui le transforme en un tube et l'isole de ses annexes auxquelles il ne sera plus relié que par un pédicule étroit, le cordon ombilical.

• Les annexes elles-mêmes, subiront de profonds remaniements.

• La délimitation s'effectue à la fois transversalement et longitudinalement entre le 15e et le 30e jour.

LA DÉLIMITATION

Délimitation dans le sens transversal

• Dès la 3e semaine, la plaque embryonnaire limitée à son pourtour par le sillon amniotique se met à bomber sur son axe transversal dans la cavité amniotique en expansion.

• Ce phénomène qui est dû au grand développement progressif du tube neural et des somites en est le moteur.

• Il entraîne un véritable enroulement des parties latérales sous la plaque embryonnaire.

• Le sillon amniotique se transforme alors en un cul-de-sac circulaire qui contourne l'embryon par en dessous et délimite l'ombilic embryonnaire.

• Le resserrement de l'ombilic qui n'est qu'un phénomène apparent lié au développement du reste de l'embryon, met en place la paroi ventrale.

• Toutefois, la délimitation dans le sens transversal s'accomplit définitivement de façon variable à l'ombilic et de part et d'autre de celui-ci.

Délimitation dans la région ombilicale

• Les bords latéraux, basculant en direction ventrale, commencent à diviser le lécithocèle pour individualiser la vésicule vitelline ombilicale et le canal vitellin qui la joindra à l'intestin.

• La paroi ventrale s'amorce et délimite l'intestin entouré du cœlome interne.

• À l'ombilic, la paroi ventrale ne se ferme pas complètement, livrant passage aux éléments du cordon ombilical.

Délimitation dans la région sous-ombilicale

• La paroi ventrale fermée, l'intestin est relié à elle par un mésentère ventral provisoire, formé par la jonction des deux lames de la somatopleure et de la splanchnopleure.

• Le mésentère ventral se résorbe et le cœlome interne devient cavité péritonéale.

• L'intestin est finalement rattaché à la paroi dorsale par son mésentère dorsal.

• Région sus-ombilicale : l'entoblaste donne à ce niveau les ébauches pancréatiques et hépatiques.

• L'énorme développement de l'ébauche hépatique dans l'épaisseur du mésentère ventral amène au comblement partiel de la cavité cœlomique.

Délimitation dans le sens longitudinal

• L'embryon se courbe sur sa face ventrale dans le sens longitudinal, sa région dorsale s'allongeant plus vite que la région ventrale.

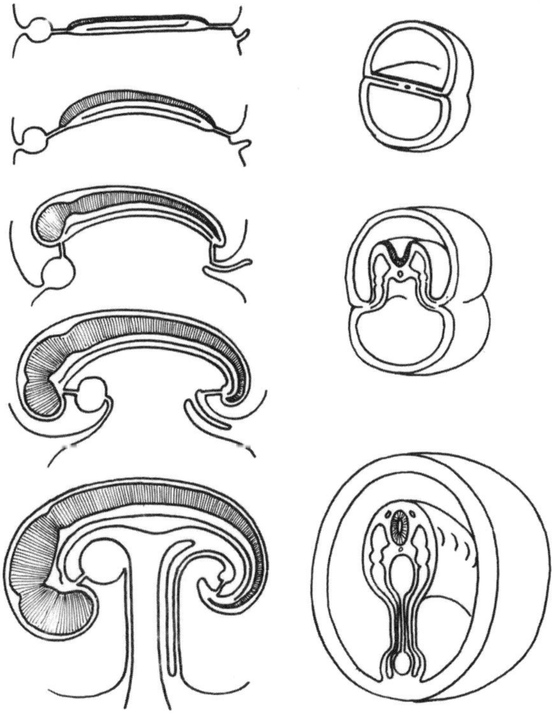

Fig. 34.5 – La délimitation.

• Le développement axial rapide du système nerveux et surtout celui du mésoblaste sont responsables de ce phénomène.

• L'enroulement longitudinal de l'embryon a pour conséquence la bascule vers le bas avec nouvelle orientation des membranes pharyngienne et cloacale tout comme la translation à la face ventrale de l'ébauche cardiaque.

• Toutefois, les régions crâniale et caudale subissent des sorts particuliers.

• Région craniale : le modelage de l'extrémité craniale résulte du développement prépondérant de l'encéphale qui favorise la bascule ventrale de l'ébauche cardiaque et de l'extrémité antérieure du système nerveux.

• La bascule de l'encéphale et de l'ébauche cardiaque donne à la membrane pharyngienne sa nouvelle orientation en mettant en place l'intestin antérieur et la bouche primitive.

• Région caudale : elle subit un enroulement ventral entraîné par le mouvement en avant et en bas du pédicule embryonnaire.

• Ce mouvement délimite le cloaque et le bourgeon caudal destiné à disparaître.

ASPECT EXTÉRIEUR DE L'EMBRYON À LA FIN DU 1er MOIS

- À la fin de la 4e semaine, l'embryon a 4 mm de longueur, mais on admet qu'il est complètement développé à la fin de la cinquième semaine quand il mesure 6 mm.
- L'extrémité céphalique est très volumineuse et elle se rabat sur la face ventrale, entourée par les bourgeons faciaux.
- Les fentes branchiales sont visibles sur les faces latérales de l'extrémité céphalique.
- Les premières ébauches des organes des sens, ou placodes, apparaissent.
- Les ébauches des membres sont en place. L'extrémité postérieure de l'embryon est formée par le bourgeon caudal recourbé sur la face ventrale.
- La face ventrale présente la saillie cardiaque située en avant de l'insertion du cordon ombilical.

LE CORDON OMBILICAL

- Au cours de la délimitation, l'embryon se sépare de ses annexes mais de façon incomplète puisqu'il en reste tributaire jusqu'à la naissance.
- La convergence des plissements de la délimitation forme la paroi ventrale de l'embryon mais laisse persister un orifice central, l'ombilic embryonnaire.
- C'est le lieu de passage des éléments reliant l'embryon à ses annexes.
- À ce niveau, le pédicule embryonnaire se rapproche du pédicule vitellin et vient fusionner avec lui du fait du recourbement de l'extrémité caudale de l'embryon.
- Cette coalescence forme le cordon ombilical.
- Le cordon est limité extérieurement par l'amnios qui, au cours de l'expansion de la cavité amniotique, est venu s'appliquer sur le pédicule mésoblastique enveloppant latéralement le futur canal vitellin.
- Il est donc constitué de mésoblaste extra-embryonnaire qui formait le pédicule embryonnaire et celui qui doublait extérieurement la vésicule vitelline.
- Ce mésoblaste deviendra la gelée de Wharton. Le cordon livre passage aux vaisseaux ombilico-allantoïdiens, futurs vaisseaux placentaires, au canal vitellin et à l'allantoïde.
- Au niveau de l'anneau ombilical, l'amnios se continue directement avec l'épiblaste de l'embryon.
- Le cordon, très épais au début, ira en s'amenuisant au fur et à mesure de la morphogenèse embryonnaire.

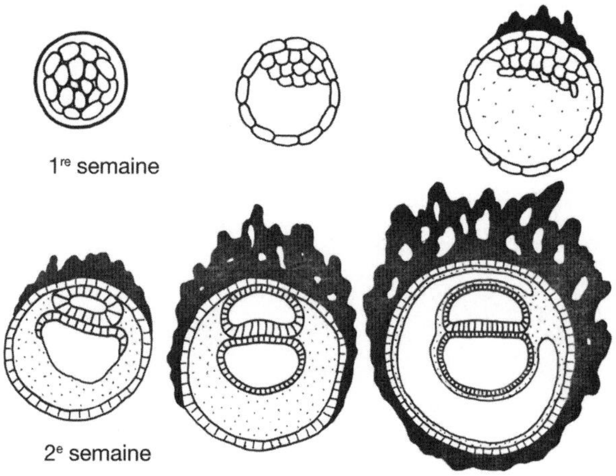

Fig. 34.6 – Implantation et développement embryonnaire des 15 premiers jours.

QCM

STRUCTURE GÉNÉRALE DE LA CELLULE

1. À propos de la chromatine, toutes les propositions suivantes sont vraies, sauf une, laquelle ?

A. L'hétérochromatine constitutive est constituée de séquences répétées appelées ADN satellite
B. L'hétérochromatine constitutive contient des histones hypoacétylées
C. L'hétérochromatine facultative est pauvre en gène
D. Les gènes codants pour les ARN messagers ne sont pas localisés que dans l'euchromatine
E. La plus grande partie du génome nucléaire est sous forme d'euchromatine

2. D'après vos connaissances, quelle est l'origine des mitochondries présentes de l'œuf de mammifères ?

A. Maternelle
B. Paternelle
C. Maternelle et paternelle
D. Bactérienne
E. Virale

3. Parmi les propositions suivantes relatives à l'ADN mitochondrial, toutes les propositions suivantes sont vraies sauf une, laquelle ?

A. L'ADN mitochondrial est bicaténaire
B. L'ADN mitochondrial est attaché à la membrane interne
C. L'ADN mitochondrial est circulaire
D. L'ADN mitochondrial est non associé aux histones
E. L'ADN mitochondrial code pour toutes les protéines mitochondriales

4. À propos de la production d'énergie, toutes les propositions suivantes sont vraies, sauf une, laquelle ?

A. La transformation du glycéraldéhyde en acide pyruvique produit deux molécules d'ATP
B. La transformation du pyruvate en acétylCoA ne consomme pas d'ATP
C. Les fermentations (alcoolique et lactique) permettent la régénération du FAD
D. Au cours du cycle Krebs, deux molécules de CO_2 sont libérées
E. Le NADH issu de la glycolyse peut être considéré comme une source d'énergie supplémentaire

5. À propos des échanges transmembranaires, toutes les propositions suivantes sont vraies, sauf une, laquelle ?

A. En raison de leur hydrophobie, les gaz respiratoires peuvent aisément franchir la bicouche lipidique
B. Le cotransport Na^{+}/glucose est un transport de type symport
C. Les petites molécules diffusent d'autant plus vite que leur taille est faible
D. En raison de leur petite taille, les molécules d'eau arrivent à franchir assez aisément la bicouche lipidique
E. Les lois de l'osmose prévoient que l'eau passe du milieu le moins concentré en molécules dissoutes vers le milieu le plus concentré

6. À propos du cytosquelette, toutes les propositions suivantes sont vraies, sauf une, laquelle ?

A. La tropomyosine permet de stabiliser les microfilaments d'actine
B. L'actine G peut se lier de façon covalente à de l'ATP
C. Une protofibrille est un intermédiaire dans la formation des filaments intermédiaires
D. Sur un microtubule la dynéine et la kinésine permettent de transporter des vésicules dans des sens opposés
E. Les molécules constituant le cytosquelette sont synthétisées dans le cytosol

7. À propos du cytosquelette, toutes les propositions suivantes sont vraies, sauf une, laquelle ?

A. Les filaments intermédiaires résistent aux fortes concentrations ioniques
B. Les microtubules ne sont pas nécessaires pour les transports dans les prolongements atonaux
C. Les lamines sont uniquement présentes dans le noyau
D. Les microtubules sont des édifices macromoléculaires polarisés avec un pôle positif et un pôle négatif
E. On peut retrouver des organisations de cytosquelette sous forme contractile ailleurs que dans les cellules musculaires

8. La biosynthèse d'un ARNr par une unité de transcription nucléolaire nécessite la mise en œuvre de tous les éléments suivants, sauf un, indiquez lequel :

A. Un facteur de transcription : TF1
B. Une ARN pol. I
C. Un facteur d'initiation
D. Une polynucléotide-ligase
E. Un facteur d'élongation

9. La pompe Na^+, K^+-ATPase possède les caractéristiques suivantes, sauf une, laquelle ?

A. Sa déphosphorylation s'accompagne de la libération des ions K^+
B. Elle est constituée de quatre sous-unités (2 α et 2 β)
C. Elle participe à l'homéostasie du sodium et du potassium
D. Elle nécessite des ions Mg^{++} pour fonctionner
E. Sa phosphorylation/déphosphorylation provoque des changements de sa conformation

10. D'après vos connaissances, quel est le site de début de synthèse des hydrolases lysosomales ?

A. Saccules cis-golgiens
B. Polysomes hyaloplasmiques
C. Saccules trans-golgiens
D. Polysomes liés au RER
E. Polysomes mitochondriaux

INTÉGRATIONS DES SIGNAUX MEMBRANAIRES ET PROGRAMME FONCTIONNEL DE LA CELLULE

11. La communication intercellulaire possède toutes les caractéristiques suivantes, sauf une, laquelle ?

A. Les signaux chimiques hydrosolubles ont généralement une durée de vie courte
B. Les signaux liposolubles n'ont pas besoin de récepteurs membranaires
C. La signalisation cellulaire peut aboutir à la modification de l'expression de certains gènes et à la modification de protéines intracellulaires
D. Les jonctions communicantes comme presque toutes les jonctions sont dépendantes du cytosquelette
E. Les récepteurs de type enzyme ont souvent une extrémité Nter glycosylée

12. À propos des récepteurs cellulaires, toutes les propositions suivantes sont vraies, sauf une, laquelle ?

A. Les récepteurs « enzyme » ne traversent qu'une seule fois la membrane plasmique
B. Les facteurs de signalisation extracellulaire sont tous reconnus au niveau de la membrane plasmique par des récepteurs transmembranaires
C. Les sélectines ont pour ligand des molécules portant des résidus glucidiques
D. L'adrénaline et la noradrénaline se lient à un récepteur de type protéine G
E. Les radicaux libres gazeux n'entrent pas dans les cellules grâce à des récepteurs

13. Les transports perméatifs peuvent être caractérisés par les propositions suivantes, sauf une, laquelle ?

A. Ce sont des transports transmembranaires
B. Ils n'impliquent pas de modifications de la membrane plasmique
C. Certains nécessitent de l'énergie pour fonctionner
D. Ils nécessitent l'intervention du cytosquelette
E. Il en existe plusieurs sortes dont la diffusion passive facilitée ou ceux faisant appel aux aquaporines

14. À propos des récepteurs cellulaires, toutes les propositions suivantes sont vraies, sauf une, laquelle ?

A. Les récepteurs de facteurs de signalisation extracellulaire sont des molécules protéiques (glycosylées ou non) qui, après liaison de leur ligand spécifique, déclenchent unc cascade de signalisations intracellulaires
B. Certaines voies intracellulaires de transduction du signal font intervenir des seconds messagers qui seront capables d'activer un effecteur secondaire
C. Un récepteur transmembranaire en général ne peut fixer spécifiquement qu'un seul et unique ligand
D. Les hormones liposolubles peuvent être reconnues par des récepteurs nucléaires
E. La communication de type paracrine permet la transmission d'information locale dans un même compartiment cellulaire

15. À propos de la communication cellulaire, toutes les propositions suivantes sont vraies, sauf une, laquelle ?

A. Les récepteurs canaux-ioniques appartiennent à une famille de récepteurs à quatre segments transmembranaires
B. L'AMPcyclique est un nucléotide qui intervient comme second messager dans la transduction de signaux
C. Le monoxyde d'azote diffuse librement à travers la membrane plasmique
D. La connexine forme une famille de six membres différents
E. Une jonction neuromusculaire est une jonction de type synaptique

16. À propos de la mitose, toutes les propositions suivantes sont vraies, sauf une, laquelle ?

A. Pendant la phase finale de la prophase, les centrosomes frères se séparent
B. Les deux centrioles du centrosome sont déjà dédoublés bien avant que la prophase soit engagée
C. Lors de la métaphase les bras des chromosomes sont dirigés vers l'un ou l'autre pôle de la cellule

D. La prophase est de loin le stade le plus fréquemment observé parmi les stades de la mitose
E. Lors de l'anaphase, les kinétochores sont le siège de dépolymérisation rapide des microtubules

17. À propos des cyclines toutes les propositions suivantes sont vraies, sauf une, laquelle ?

A. La cycline B s'associe à une cdk pour former le MPF (MPF = cycline B + CDK1)
B. Le MPF active le système de dégradation de la cycline B
C. La quantité de cycline B ne varie pas pendant l'interphase
D. Le cytoplasme de cellules en G0 ne contient pas de cycline
E. L'activation du complexe cdk2-cycline E est nécessaire pour l'entrée en phase S

18. La diminution de la concentration en MPF à la fin de la mitose n'est pas due aux événements suivants, sauf un, lequel ?

A. La dégradation de l'enzyme cdk
B. La dégradation de la cycline
C. La synthèse d'ADN
D. La modification du rapport volume cellulaire/volume du génome
E. La dégradation de la sécurine

19. L'anaphase B est caractérisée par un seul des événements suivants, lequel ?

A. Les chromatides sœurs migrent vers les pôles grâce à la dépolymérisation des microtubules kinétochoriens : définition de l'anaphase A
B. La rupture de l'enveloppe nucléaire permet aux microtubules kinétochoriens d'avoir accès aux chromosomes : définition de la prométaphase
C. Les microtubules polaires s'allongent, permettant l'écartement des deux pôles du fuseau
D. Les centrosomes migrent pour former chacun un des pôles du fuseau prométaphase
E. Chaque chromosome est constitué deux molécules d'ADN à la fin de G2

20. À propos de la mitose, toutes les propositions suivantes sont vraies, sauf une, laquelle ?

A. Lors de la 1re division de segmentation, les chromosomes paternels et maternels sont mélangés
B. Les centrosomes frères se séparent progressivement pendant toute la durée de la prophase

C. Le fuseau mitotique, constitué de faisceaux parallèles de filaments intermédiaires, part des deux centrosomes
D. Tout au long de la prophase, la taille du noyau augmente en même temps que la chromatine se condense
E. Les fibres du fuseau qui s'associent aux kinétochores se lient par leurs extrémités « plus »

21. À propos du cycle cellulaire, toutes les propositions suivantes sont vraies, sauf une, laquelle ?

A. La cycline A-cdk1 intervient en phase S
B. L'isoprénylation des lamines pendant la phase G1 a lieu dans le cytosol
C. La cellule ajuste sa taille tout au long du cycle cellulaire
D. Des synthèses de protéines ont lieu pendant toute la durée du cycle cellulaire
E. Le cytoplasme des cellules en G0 contient des cyclines en quantité insuffisante pour leur permettre de passer dans la phase suivante du cycle cellulaire

22. À propos de la mitose, toutes les propositions suivantes sont vraies, sauf une, laquelle ?

A. En anaphase, les microtubules kinétochoriens se raccourcissent provoquant la migration des chromosomes
B. Un aster est l'ensemble : centrosome et microtubules
C. En télophase, la déphosphorylation de lamines permet le réassemblage de l'enveloppe nucléaire
D. Les microtubules astraux tirent les centrosomes vers le côté opposé de l'axe de division
E. En télophase, les kinétochores des chromatides sœurs sont orientées vers le plan médian du fuseau mitotique

23. À propos de l'apoptose toutes les propositions suivantes sont vraies, sauf une, laquelle ?

A. C'est un processus involontaire et dommageable pour les tissus
B. Elle peut déclencher par des signaux intracellulaires
C. Elle n'intervient pas au cours du développement embryonnaire
D. Des agents anticancéreux peuvent induire l'apoptose
E. Les perforines et les granzymes sont des enzymes qui interviennent dans ce phénomène

24. La migration cellulaire nécessite spécifiquement tous les éléments suivants, sauf un, lequel ?

A. Les lamines
B. Les microfilaments d'actine

C. Les cadhérines
D. Les intégrines
E. Les chimiokines

25. À propos du cycle cellulaire, toutes les propositions suivantes sont vraies, sauf une, laquelle ?

A. La prophase se situe avant la métaphase
B. Le MPF est à l'origine de sa propre dégradation
C. Les télomères sont indispensables pour maintenir l'intégrité du génome pendant le cycle cellulaire
D. Pour un même type cellulaire, la durée du cycle est variable
E. La phase G1 correspond à une phase de synthèse intense pour la cellule

STRUCTURE ET FONCTIONS DES TISSUS

26. Parmi les propositions suivantes concernant les épithéliums malpighiens, toutes sont exactes, sauf une, laquelle ?

A. Ce sont des épithéliums pluristratifiés
B. Leurs cellules superficielles sont aplaties
C. Leur renouvellement se fait à partir de cellules de leur couche basale
D. La cohésion des cellules les plus superficielles est assurée par des jonctions serrées
E. Les cellules basales reposent toujours sur une lame basale

27. Parmi les propositions suivantes relatives aux neurones, toutes sont exactes, sauf une, laquelle ?

A. Il existe des synapses entre un neurone et une cellule glandulaire
B. Une synapse peut se trouver au niveau du corps cellulaire d'un neurone
C. Les épines dendritiques correspondent à de très nombreuses synapses
D. La fente synaptique est virtuelle
E. Le bouton présynaptique est riche en mitochondries

28. Les unités glandulaires des glandes exocrines peuvent avoir plusieurs des formes suivantes, sauf une, laquelle ?

A. Tubulaire simple
B. Tubulaire contournée
C. Vésiculaire
D. Acineuse
E. Alvéolaire

29. Toutes les cellules suivantes peuvent être trouvées dans les tissus conjonctifs communs, sauf une, laquelle ?

A. Fibroblaste
B. Mastocyte
C. Astrocyte fibreux
D. Adipocyte
E. Plasmocyte

30. Parmi les propositions suivantes concernant la substance fondamentale des tissus conjonctifs communs, toutes sont exactes, sauf une, laquelle ?

A. Elle est homogène et amorphe
B. Elle comble les espaces existant entre les cellules et les fibres
C. Elle est riche en protéoglycanes
D. Elle est élaborée par les cellules
E. Elle contient de très nombreux cristaux

31. On trouve des étranglements de Ranvier dans :

A. Le myocarde
B. Les nerfs périphériques
C. Les artères musculaires
D. La vésicule biliaire
E. Les glandes salivaires

32. Chez l'homme, les tubules T du muscle strié squelettique sont :

A. Des saccules du réticulum endoplasmique lisse
B. Des invaginations du sarcolemme
C. Situés dans la bande H
D. Situés au niveau de la strie Z
E. Au contact des noyaux superficiels

33. Les épendymocytes des plexus choroïdes :

A. Sont des cellules étoilées
B. Sont dépourvues de microvillosités apicales
C. Sécrètent les constituants du liquide cérébro-spinal
D. Sont des cellules localisées au sein d'un épithélium pseudostratifié
E. Dérivent des neuroblastes

34. La névroglie périphérique est constituée :

A. D'oligodendrocytes
B. De microgliocytes

C. D'épendymocytes
D. De neuroblastes
E. De cellules capsulaires ganglionnaires

35. La chromatolyse se traduit par :

A. Une augmentation du système neurofibrillaire
B. Une diminution des corps de Nissl
C. Une diminution de l'activité macrophagique
D. Une disparition des pigments
E. Une disparition du réticulum endoplasmique

MÉTHODES D'ÉTUDES DES CELLULES ET DES TISSUS

36. Parmi les propositions suivantes relatives à la microscopie, toutes sont vraies, sauf une, laquelle ?

A. La microscopie à contraste de phase permet d'observer des cellules vivantes
B. La microscopie électronique nécessite la « fixation » préalable des cellules
C. La microscopie électronique à balayage permet l'observation d'insectes entiers
D. Le pouvoir de résolution d'un microscope électronique à transmission est de l'ordre de 0,2 μm
E. La microscopie confocale permet de faire des coupes optiques

37. À propos de techniques utilisées en biologie cellulaire, toutes les propositions suivantes sont vraies, sauf une, laquelle ?

A. La cytométrie en flux permet la quantification de cellule en phase S
B. L'autoradiographie permet de localiser des protéines
C. L'hybridation *in situ* permet de localiser un ADN viral
D. La microscopie photonique permet l'observation de cellules vivantes
E. La microscopie photonique nécessite des préparations avant l'observation

38. À propos de techniques utilisées en biologie cellulaire, toutes les propositions suivantes sont vraies, sauf une, laquelle ?

A. Le fractionnement subcellulaire permet la séparation moléculaire
B. Un ribosome est visible en microscopie électronique
C. La cytométrie en flux permet le tri des cellules
D. Un microscope confocal est un microscope qui peut être utilisé pour la fluorescence
E. Le microscope électronique à balayage utilise une source d'énergie plus faible que la microscopie électronique à transmission

39. À propos de techniques utilisées en biologie cellulaire, toutes les propositions suivantes sont vraies, sauf une, laquelle ?

A. L'immunohistochimie est basée sur la reconnaissance antigène/anticorps
B. L'autoradiographie peut être adaptée à la microscopie électronique à transmission
C. L'hybridation *in situ* fonctionne sur le principe de complémentarité entre les bases nucléotidiques
D. La trypsine et l'EDTA permettent de décoller des cellules d'une boîte de culture
E. L'apoptose ne peut pas être quantifiée par cytométrie en flux

40. À propos de la culture cellulaire, toutes les propositions sont vraies, sauf une, laquelle ?

A. Une culture cellulaire secondaire est une culture à partir de cellules issues de culture primaire
B. On peut séparer des cellules vivantes grâce à la centrifugation
C. Le phénomène d'inhibition de contact est dû à des protéines d'adhésion
D. Les antibiotiques permettent de se débarrasser de cellules non désirables
E. On peut obtenir une lignée continue grâce à des virus

BIOLOGIE DE LA REPRODUCTION

41. Pendant la spermiogenèse, tous les événements suivants se réalisent, sauf un, lequel ?

A. Le centrosome se positionne au pôle antérieur de la spermatide et fabrique des granules pro-acrosomiaux
B. Les granules pro-acrosomiaux fusionnent et constituent la coiffe
C. La chromatine se décondense de plus en plus
D. Le centriole distal initie la polymérisation de l'axonème
E. L'appareil de Golgi se positionne au pôle antérieur de la spermatide et fabrique le contenu des granules

42. La fécondation chez les mammifères nécessite l'intervention de toutes les substances suivantes, sauf une, laquelle ?

A. Hyaluronidase
B. Liquide utérin
C. Acrosine
D. Vitelline
E. Neuraminidase

La vitelline est une protéine de réserve synthétisée dans les œufs hétérolécithes.

43. Chez l'homme, le centriole proximal qui apparaît pendant la phase golgienne de la spermiogenèse présente toutes les caractéristiques suivantes, sauf une, laquelle ?

A. Il provient de la duplication des centromères dans les spermatocytes primaires
B. Il est perpendiculaire au corpuscule basal du flagelle de la spermatide
C. Il accompagne le noyau mâle lors de la fécondation
D. Il se duplique au stade spermaster, après l'émission du second globule polaire
E. Il génère les centrosomes de toutes les cellules d'un organisme

44. À propos de la méiose, toutes les propositions suivantes sont vraies, sauf une, laquelle ?

A. Les centromères des chromosomes homologues sont clivés pendant la 1re division de méiose
B. Concernant les microtubules, un seul mécanisme (raccourcissement) est mis en œuvre lors de la séparation des deux lots de chromatides sœurs
C. Chez l'homme, le stade diplotène ne dure que quelques minutes
D. À la métaphase 1, les kinétochores des chromatides sœurs sont tournés du même côté
E. Un enjambement consiste en un échange de segments entre deux chromatides de deux chromosomes homologues

45. L'amphimixie suppose que tous les événements suivants soient achevés, sauf un, lequel ?

A. Rencontre des deux pronucléus
B. Anaphase II du pronucléus femelle
C. Diploïdie de chaque pronucléus
D. Réplication prémitotique
E. Duplication du centriole proximal

46. À propos de la méiose, toutes les propositions suivantes sont vraies, sauf une, laquelle ?

A. Un brassage intrachromosomique a lieu en prophase I
B. En anaphase I, chaque chromosome d'une paire de bivalent migre vers l'un des pôles
C. En anaphase I, des brassages interchromosomiques s'accomplissent
D. En début de prophase I, les chromosomes homologues formés d'une chromatide (deux chromatides) s'attachent à l'enveloppe nucléaire.
E. En anaphase II, un brassage interchromosomique est possible, les deux chromatides de chaque chromosome n'étant plus équivalentes

47. Au cours de la métaphase de 1re division de méiose, tous les événements suivant se produisent, sauf un, lequel ?

A. Mise en place des microtubules du fuseau
B. Les kinétochores des chromatides sœurs d'un chromosome ont leurs microtubules kinétochoriens dirigés tous les deux vers le même pôle
C. Séparation des chromosomes constituant le bivalent
D. L'enveloppe nucléaire et les nucléoles disparaissent
E. Les centromères des chromosomes homologues se placent de part et d'autre du plan équatorial

48. Au cours de l'ovogenèse chez les mammifères, tous les événements suivants se produisent, sauf un, lequel ?

A. Les ovogonies se multiplient selon un programme mitotique
B. La phase S a lieu pendant la phase d'accroissement de l'ovocyte I
C. L'émission du 1er globule polaire a lieu dans l'ovocyte II
D. La méiose reste bloquée en métaphase II s'il n'y pas fécondation
E. L'émission du second globule polaire et l'entrée en stade ovotide sont simultanées

49. Chez les mammifères, la fécondation s'accompagne de tous les événements suivants, sauf un, lequel ?

A. Le spermatozoïde fécondant est capacité par le liquide utérin
B. Le spermatozoïde fécondant rencontre l'ovocyte II dans le follicule de de Graaf
C. Le spermatozoïde fécondant traverse le cumulus oophorus
D. Le spermatozoïde fécondant stimule la rétraction des pédoncules cellulaires de la corona radiata
E. L'aire pellucide s'épaissit d'un espace péri-ovocytaire lorsque les granules corticaux exocytent leur contenu

50. À propos de la fécondation, toutes les propositions suivantes sont vraies, sauf une, laquelle ?

A. 98-99 % des spermatozoïdes sont éliminés dans les voies génitales femelles
B. La monospermie est le résultat d'une transformation chimique de la zone pellucide qui devient imperméable aux spermatozoïdes
C. Lors de l'amphimixie, les chromosomes paternels et maternels s'apparient
D. Les protamines persistent même après les premières divisions de segmentation
E. La libération de calcium provoque l'exocytose de granules corticaux

EMBRYOLOGIE DES QUATRE PREMIÈRES SEMAINES

51. Parmi les événements suivants, lequel ne survient pas à la 3e semaine du développement ?

A. L'implantation
B. La gastrulation
C. L'apparition des cellules sexuelles
D. L'apparition du diverticule allantoïdien
E. L'induction neurale

52. Parmi les propositions suivantes concernant la neurulation, toutes sont exactes, sauf une, laquelle ?

A. La gouttière neurale se ferme au 21e jour
B. La plaque neurale provient de l'ectoblaste
C. La plaque neurale est à l'origine de la moelle spinale
D. Les crêtes neurales dérivent du tube neural
E. Le tube neural reste ouvert sur le lécithocoèle

53. Les zones de l'implantation normale sont :

A. L'ovaire
B. La trompe utérine
C. La muqueuse utérine
D. Le col utérin
E. Les glandes endo-cervicales

54. La masse cellulaire interne du blastocyste :

A. Comporte une centaine de cellules
B. Se transforme en trophectoderme
C. Se creuse pour donner le blastocoèle
D. Se transforme pour donner l'embryon
E. Tapisse la cavité amniotique

55. Le mésoblaste intermédiaire :

A. Se clive pour donner les somites
B. Devient le cordon néphrogène
C. Tapisse le cœlome extra-embryonnaire
D. Se clive en deux lames latérales
E. Entoure la plaque pharygienne

56. Parmi les propositions relatives à la formation de la ligne primitive, toutes sont exactes, sauf une, laquelle ?

A. Elle se déroule durant la 3e semaine
B. Elle détermine l'axe crânio-caudal de l'embryon
C. Elle se forme à partir de l'ectoblaste
D. Dans sa partie antérieure elle forme le nœud de Hensen
E. Elle aboutit à la formation de dérivés entoblastiques

57. Parmi les propositions suivantes concernant la segmentation toutes sont exactes, sauf une, laquelle ?

A. Les divisions entraînent une diminution de la taille des blastomères
B. Elle se produit dans la trompe utérine
C. Elle nécessite la rupture la zone pellucide
D. Elle aboutit à la formation de la morula
E. Les premières divisions surviennent toutes les 24 heures

58. Parmi les propositions suivantes relatives à la cavité amniotique toutes sont inexactes, sauf une, laquelle ?

A. Elle se forme au cours de la 3e semaine
B. Elle est tapissée par le cytotrophoblaste
C. Elle est tapissée par le mésoblaste extra-embryonnaire
D. Elle est tapissée par l'amnios recouvert de la somatopleure
E. Elle dérive de l'entoblaste

59. Le mésoblaste axial :

A. Forme dans sa partie antérieure le prolongement céphalique
B. Participe à la formation du canal chordal
C. Se met en place au cours de la 4e semaine
D. Migre très en avant de la région d'invagination
E. Correspond au 3e feuillet embryonnaire

QCM – Corrigés

STRUCTURE GÉNÉRALE DE LA CELLULE

1. À propos de la chromatine, toutes les propositions suivantes sont vraies, sauf une, laquelle ?

Réponse : E
C'est l'inverse (hétérochromatine).

2. D'après vos connaissances, quelle est l'origine des mitochondries présentes de l'œuf de mammifères ?

Réponse : A

3. Parmi les propositions suivantes relatives à l'ADN mitochondrial, toutes les propositions suivantes sont vraies sauf une, laquelle ?

Réponse : E
De nombreuses protéines présentes dans les mitochondries ont un codage nucléaire et/ou pour partie nucléaire et pour partie mitochondrial.

4. À propos de la production d'énergie, toutes les propositions suivantes sont vraies, sauf une, laquelle ?

Réponse : C
Pas du FAD mais du NADH.

5. À propos des échanges transmembranaires, toutes les propositions suivantes sont vraies, sauf une, laquelle ?

Réponse : D
Les molécules d'eau ne peuvent franchir « aisément » la barrière que constitue la membrane plasmique à cause de leur polarité.

6. À propos du cytosquelette, toutes les propositions suivantes sont vraies, sauf une, laquelle ?

Réponse : B
Non, pas de façon covalente !

7. À propos du cytosquelette, toutes les propositions suivantes sont vraies, sauf une, laquelle ?

Réponse : B
Au contraire, ces éléments du cytosquelette sont particulièrement importants pour permettre le déplacement des vésicules et des molécules dans le long de l'axone.

8. La biosynthèse d'un ARNr par une unité de transcription nucléolaire nécessite la mise en œuvre de tous les éléments suivants, sauf un, indiquez lequel :

Réponse : E

9. La pompe Na^+, K^+-ATPase possède les caractéristiques suivantes, sauf une, laquelle ?

Réponse : A
Non, c'est la phosphorylation et retour à l'état de départ qui permet la libération des ions K^+.

10. D'après vos connaissances, quel est le site de début de synthèse des hydrolases lysosomales ?

Réponse : D
Les hydrolases comme les protéines sécrétées ont un début de synthèse sur les poly somes liés au RER.

INTÉGRATIONS DES SIGNAUX MEMBRANAIRES ET PROGRAMME FONCTIONNEL DE LA CELLULE

11. La communication intercellulaire possède toutes les caractéristiques suivantes, sauf une, laquelle ?

Les jonctions communicantes de Type Gap sont indépendantes du cytosquelette.

12. À propos des récepteurs cellulaires, toutes les propositions suivantes sont vraies, sauf une, laquelle ?

Réponse : B
Non, ils ne sont pas tous reconnus, certains le sont aussi dans la cellule sur des récepteurs intracytoplasmiques et nucléaires.

13. Les transports perméatifs peuvent être caractérisés par les propositions suivantes, sauf une, laquelle ?

Réponse : D
Non, contrairement au phénomène de transport par endocytose et exocytose.

14. À propos des récepteurs cellulaires, toutes les propositions suivantes sont vraies, sauf une, laquelle ?

Réponse : E
Pas dans un même compartiment cellulaire, mais à l'extérieur de la cellule.

15. À propos de la communication cellulaire, toutes les propositions suivantes sont vraies, sauf une, laquelle ?

Réponse : D
Non, mais il faut six connexines pour former une connexion.

16. À propos de la mitose, toutes les propositions suivantes sont vraies, sauf une, laquelle ?

Réponse : A
Ce n'est pas pendant la prophase mais à l'anaphase.

17. À propos des cyclines toutes les propositions suivantes sont vraies, sauf une, laquelle ?

Réponse : C
La quantité varie. Elle est synthétisée en permanence.

18. La diminution de la concentration en MPF à la fin de la mitose n'est pas due aux événements suivants, sauf un, lequel ?

Réponse : B
C'est la dégradation de la cycline, constituant du MPF, qui induit la disparition du MPF en fin de mitose (provoque la sortie de la mitose).

19. L'anaphase B est caractérisée par un seul des événements suivants, lequel ?

Réponse : C
C'est la définition même de l'anaphase B !

20. À propos de la mitose, toutes les propositions suivantes sont vraies, sauf une, laquelle ?

Réponse : C
Pas des filaments intermédiaires mais de microtubules.

21. À propos du cycle cellulaire, toutes les propositions suivantes sont vraies, sauf une, laquelle ?

Réponse : C
Faux pas pendant la mitose.

22. À propos de la mitose, toutes les propositions suivantes sont vraies, sauf une, laquelle ?

Réponse : E
Pas vers le plan médian mais vers les pôles de la cellule.

23. À propos de l'apoptose toutes les propositions suivantes sont vraies, sauf une, laquelle ?

Réponse : C

Au contraire, de nombreux phénomènes d'apostose ont lieu pendant tout le développement embryonnaire (disparition de certains cantus par exemple).

24. La migration cellulaire nécessite spécifiquement tous les éléments suivants, sauf un, lequel ?

Réponse :A

A priori les lamines qui ont un rôle dans le maintien de la forme du noyau n'interviennent pas dans la migration cellulaire.

25. À propos du cycle cellulaire, toutes les propositions suivantes sont vraies, sauf une, laquelle ?

Réponse : D

Pour un même type cellulaire, les cellules ont un cycle identique.

STRUCTURE ET FONCTIONS DES TISSUS

26. Parmi les propositions suivantes concernant les épithéliums malpighiens, toutes sont exactes, sauf une, laquelle ?

Réponse : D

27. Parmi les propositions suivantes relatives aux neurones, toutes sont exactes, sauf une, laquelle ?

Réponse : D

28. Les unités glandulaires des glandes exocrines peuvent avoir plusieurs des formes suivantes, sauf une, laquelle ?

Réponse : C

29. Toutes les cellules suivantes peuvent être trouvées dans les tissus conjonctifs communs, sauf une, laquelle ?

Réponse : C

30. Parmi les propositions suivantes concernant la substance fondamentale des tissus conjonctifs communs, toutes sont exactes, sauf une, laquelle ?

Réponse : E

31. On trouve des étranglements de Ranvier dans :

Réponse : B

32. Chez l'homme, les tubules T du muscle strié squelettique sont :

Réponse : B

33. Les épendymocytes des plexus choroïdes :

Réponse : C

34. La névroglie périphérique est constituée :

Réponse : E

35. La chromatolyse se traduit par :

Réponse : B

MÉTHODES D'ÉTUDES DES CELLULES ET DES TISSUS

36. Parmi les propositions suivantes relatives à la microscopie, toutes sont vraies, sauf une, laquelle ?

Réponse : D
MO 0,2 µm, ME 2 nm pour des échantillons biologiques.

37. À propos de techniques utilisées en biologie cellulaire, toutes les propositions suivantes sont vraies, sauf une, laquelle ?

Réponse : E
Non, la microscopie à contraste de phase permet d'observer des cellules sans aucune préparation.

38. À propos de techniques utilisées en biologie cellulaire, toutes les propositions suivantes sont vraies, sauf une, laquelle ?

Réponse : A
Non, que les différentes fractions (organites) d'une cellule.

39. À propos de techniques utilisées en biologie cellulaire, toutes les propositions suivantes sont vraies, sauf une, laquelle ?

Réponse : E
Si, l'utilisation d'iodure de propidium et de marqueurs spécifiques (annexine V) permet la quantification de cellules apoptotiques.

40. À propos de la culture cellulaire, toutes les propositions sont vraies, sauf une, laquelle ?

Réponse : D
Les antibiotiques servent à éviter les contaminations par des bactéries.

BIOLOGIE DE LA REPRODUCTION

41. Pendant la spermiogenèse, tous les événements suivants se réalisent, sauf un, lequel ?

Réponse : C
La chromatine, au contraire, se condense de plus en plus grâce à un phénomène de remplacement des histones par des protamines.

42. La fécondation chez les mammifères nécessite l'intervention de toutes les substances suivantes, sauf une, laquelle ?

Réponse : D
La vitelline est une protéine de réserve synthétisée dans les œufs hétérolécithes.

43. Chez l'homme, le centriole proximal qui apparaît pendant la phase golgienne de la spermiogenèse présente toutes les caractéristiques suivantes, sauf une, laquelle ?

Réponse : A
Centromères = point d'attache des MTs kinétochoriens sur le chromosome.
Centrosome = deux centrioles + matériel péricentriolaire.

44. À propos de la méiose, toutes les propositions suivantes sont vraies, sauf une, laquelle ?

Réponse : B
Pas seulement le raccourcissement, l'allongement est aussi nécessaire.

45. L'amphimixie suppose que tous les événements suivants soient achevés, sauf un, lequel ?

Réponse : C
Chaque pronucleus est haploïde (n chromosomes), mais après la phase S (qui a lieu avant l'amphimixie), ils auront 2c d'ADN.

46. À propos de la méiose, toutes les propositions suivantes sont vraies, sauf une, laquelle ?

Réponse : D

En début de prophase I, chaque chromosome est constitué de deux chromatides.

47. Au cours de la métaphase de 1re division de méiose, tous les événements suivant se produisent, sauf un, lequel ?

Réponse : C

La séparation des chromosomes a lieu en anaphase pas en métaphase.

48. Au cours de l'ovogenèse chez les mammifères, tous les événements suivants se produisent, sauf un, lequel ?

Réponse : C

Dans l'ovocyte I avant le passage au stade ovocyte II.

49. Chez les mammifères, la fécondation s'accompagne de tous les événements suivants, sauf un, lequel ?

Réponse : B

Seul le cumulus oophorus est pondu.

50. À propos de la fécondation, toutes les propositions suivantes sont vraies, sauf une, laquelle ?

Réponse : D

Les protamines sont remplacées par des histones après la fécondation, dans le cytoplasme de l'œuf.

EMBRYOLOGIE DES QUATRE PREMIÈRES SEMAINES

51. Parmi les événements suivants, lequel ne survient pas à la 3e semaine du développement ?

Réponse : A

52. Parmi les propositions suivantes concernant la neurulation, toutes sont exactes, sauf une, laquelle ?

Réponse : C

53. Les zones de l'implantation normale sont :

Réponse : C

54. La masse cellulaire interne du blastocyste :

Réponse : D

55. Le mésoblaste intermédiaire :

Réponse : B

56. Parmi les propositions relatives à la formation de la ligne primitive, toutes sont exactes, sauf une, laquelle ?

Réponse : E

57. Parmi les propositions suivantes concernant la segmentation toutes sont exactes, sauf une, laquelle ?

Réponse : C

58. Parmi les propositions suivantes relatives à la cavité amniotique toutes sont inexactes, sauf une, laquelle ?

Réponse : D

59. Le mésoblaste axial :

Réponse : C